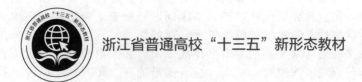

浙江省普通高校"十三五"新形态教材

循证护理

XUNZHENG HULI

沈建通 **主编**

沈旭慧 **主审**

化学工业出版社

·北京·

内容简介

全书分为循证护理基础理论与方法、循证护理临床实践和循证护理研究方法三个部分，重点教会学生针对护理临床问题开展查证用证和创证用证的方法与技能，培养学生批判性思维和解决护理问题的能力。针对国内护理临床实践和护理教育的现实问题与未来挑战，本书集成了国内多家高校的一线循证护理教学、研究、实践与管理者的经验和成果，引进前沿的理念和方法，以满足护理教学改革和学科发展的需求。

本书为读者提供更丰富和立体的教学资源。本书既适合作为护理专业本科生和硕士研究生的教材，同时适合护理工作者、管理者和研究者作为工具书。

图书在版编目（CIP）数据

循证护理/沈建通主编. --北京：化学工业出版社，2024.6
ISBN 978-7-122-45760-8

Ⅰ.①循… Ⅱ.①沈… Ⅲ.①护理学-教材 Ⅳ.①R47

中国国家版本馆 CIP 数据核字（2024）第 108087 号

责任编辑：张　蕾　　　　　　　文字编辑：何　芳
责任校对：王　静　　　　　　　装帧设计：史利平

出版发行：化学工业出版社
　　　　　（北京市东城区青年湖南街 13 号　邮政编码 100011）
印　　装：河北延风印务有限公司
710mm×1000mm　1/16　印张 17¾　字数 349 千字
2024 年 6 月北京第 1 版第 1 次印刷

购书咨询：010-64518888　　　　售后服务：010-64518899
网　　址：http://www.cip.com.cn
凡购买本书，如有缺损质量问题，本社销售中心负责调换。

定　　价：59.80 元

编写人员

主　编　沈建通

副主编　陈忠兰　李雨粼　周　旭　吴　超

编　委　沈建通（湖州师范学院医学院·护理学院）

　　　　陈忠兰（四川大学华西医院）

　　　　肖　政（遵义医科大学附属医院）

　　　　范彩丽（遵义医科大学附属医院）

　　　　汪成琼（遵义医科大学附属医院）

　　　　陈群飞（兰州大学第二医院）

　　　　李雨粼（成都中医药大学医学与生命科学学院）

　　　　贺丽芳（湘南学院护理学院）

　　　　何凌霄（四川大学华西医院）

　　　　张　奕（浙江大学医学院附属邵逸夫医院）

　　　　刘　欢（四川大学华西医院）

　　　　吴　超（解放军总医院第五医学中心）

　　　　张秋实（郑州大学护理与健康学院）

　　　　周　旭（江西中医药大学中医学院）

　　　　刘佳鑫（江西中医药大学护理学院）

　　　　盖琼艳（南京鼓楼医院）

　　　　拜争刚（南京理工大学公共事务学院）

　　　　喻佳洁（四川大学华西医院）

　　　　张庆华（湖州师范学院医学院·护理学院）

　　　　黄维肖（湖州师范学院医学院·护理学院）

　　　　刘珊珊（四川大学华西医院）

　　　　王庆华（滨州医学院护理学院）

主　审　沈旭慧

前言

随着医药卫生体制改革的深化，《"健康中国2030"规划纲要》的实施，"一带一路"卫生合作战略的部署，人民群众多层次、多样化健康需求的释放，护理在全周期、全过程、全方位保障人民健康的作用更加凸显，对高素质护理专业人才的需求更加迫切，这极大地推动了护理事业的变革和护理教育的改革。在国家大力创建一流学科和专业、培养创新人才的关键时刻，浙江省普通高校新形态教材《循证护理》面世了。

本书旨在帮助护理专业学生树立循证护理理念，掌握实践方法，培养查找和应用最佳护理证据指导护理决策的能力。本书汇集湖州师范学院、四川大学、成都中医药大学、浙江大学、南京理工大学、郑州大学、江西中医药大学、遵义医科大学、湘南学院等院校一线教学、研究和临床工作者的经验与成果，引进前沿理念、方法和成果，力争编写一本适合新时代我国护理专业和护理教育发展需求的实用教材。

全书分为17章。第一部分循证护理基本理论与方法（第一～六章），介绍了问题构建、证据查找、证据分级与评价、患者价值观等循证护理基本方法、步骤与技能。要求学生正确理解相关理论，掌握实践方法，培养学生的循证理念与基础。第二部分循证护理临床实践（第七～十章），介绍了病因、诊断、干预和预后相关护理证据评价与使用的步骤与案例。要求学生根据掌握的循证方法提出护理相关问题，查找、评价和使用证据解决护理临床问题，培养学生查证用证的能力。第三部分循证护理研究方法（第十一～十七章），介绍了定性系统评价、系统评价再评价、卫生技术评估、护理量表工具研制、研究注册与报告规范等方法学内容，培养学生创证用证的能力。

本书在编写过程中得到了湖州师范学院教务处、研究生院及浙江省优秀研究生课程建设项目的大力支持，也得到了各位编者、师长和同行的支持与帮助，在此表示诚挚的感谢！

本书主要供本科护理专业师生使用，也可供护理专业硕士研究生和从事护理教学、临床、管理、科研的护理人员参考。由于编者水平有限，若教材内容有疏漏和不妥之处，敬请读者指正。

编者
2024 年 1 月

目录

40 | 第四章
护理证据的来源与检索

54 | 第五章
护理研究文献的评价

68 | 第六章
患者参与护理实践决策

178 | 第十四章
系统评价再评价

194 | 第十五章
卫生技术评估

212 | 第十六章
护理量表工具的研制与评价

235 | 第十七章
医学研究注册与报告

265 | 参考文献

学习目标

识记：能准确描述循证护理的定义与特点。

理解：能理解循证护理的主要实践模式。

运用：根据循证护理的步骤开展循证实践。

　　循证护理是循证医学在护理领域的应用和发展，改变了传统以经验为依据的护理决策模式，强调以证据为决策依据，综合考虑患者意愿和护理人员的专业知识与经验，对促进护理决策的科学性、提升护理实践质量、提高患者健康结局和满意度有重要意义，是每个护理从业者应掌握的基本知识和技能。

第一节　循证护理的定义与特点

一、循证护理的起源

　　1992 年 Gordon Guyatt、David Sackett、Brian Haynes 等领导成立了循证医学工作组，并在 JAMA 杂志上发表了题为"Evidence-Based Medicine：A New Approach to Teaching the Practice of Medicine"的文章，强调循证医学是一种综合证据、临床医生经验和患者价值观进行临床决策的新范式，标志着循证医学正式诞生，其理念和方法被广为接受。受循证医学的影响和启发，加拿大 McMaster 大学 Alba DiCenso 教授提出了循证护理（evidence-based nursing，EBN）的理念。她认为护理人员进行护理实践时需要判断证据的相关性，根据护理人员的专业知识权衡利弊并且要考虑患者的特殊性和个人意愿。1996 年，英国 York 大学护理学院成立了全球第一个"循证护理中心"，旨在为循证护理提供系统评价、临床决策和当前最新的信息。同年，澳大利亚阿德莱德大学的 Joanna Briggs 循证卫生保健中心（Joanna Briggs Institute，JBI）成立，旨在生产、传播和转化医疗卫生决策证据。该中心以护理为起点，逐步发展到公共卫生等其他领域，先后有十多个国家加入，成立全球 JBI 循证护理协作网（Joanna Briggs Collaboration，JBC），致力于循证护理的全球推广。2006 年在澳大利亚政府资助下，JBI 与 Cochrane 协作网合作，欲在 Cochrane 协作网下组建护理工作组。2009 年，Cochrane 护理工作网（Cochrane Nursing Care Network）正式成立，2010 年更名为护理专业组（Cochrane Nursing Care Field）。

1996 年我国开始有文章正式介绍循证医学，1999 年四川大学华西医院成立中国 Cochrane 中心，开始对全院护理人员普及培训循证思想、理念和方法，正式将循证护理引入中国。澳大利亚 JBI（Joanna Briggs Institute）循证护理协作网也先后在香港中文大学、复旦大学、台湾阳明大学、北京大学、北京中医药大学、青岛妇女儿童医院、南方医科大学等单位设立 JBI 循证护理分中心，致力于推动循证护理理念、方法和证据在中国的传播与推广。

二、循证护理的定义

循证护理指护理人员在其护理活动过程中，审慎、明确、明智地应用当前可得的最佳外部研究证据，对不同患者做出不同护理决策。循证护理是循证医学理念和方法在护理领域的应用，要求护理人员针对护理问题进行系统全面地收集和评价相关证据，将研究证据与护理经验、患者意愿相结合，使护理决策更科学、合理、有效，从而规避风险、提高护理质量、降低护理成本，决策模式如图 1-1。其核心思想是护理决策应尽量以客观研究证据为依据。护理人员和管理决策部门在开展护理评估、构建护理方案与路径、制定护理政策时都应参考最佳证据进行决策。

三、循证护理决策要素

循证护理是循证科学的分支之一，也是指导护理人员科学、有效地开展制定护理决策的理论及技术体系（图 1-1）。循证护理的核心要素为：①实际情境（context）；②患者及家属的认知与价值观，信念与行为，需求与期望（cognition and values，beliefs and behavior，needs and expectations）；③护理人员的实践及管理能力（clinical skills）；④最新最佳内/外证据（the best available internal and external evidence）。

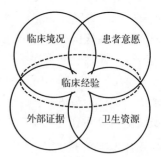

图 1-1　循证护理决策模式

1. 实际情境

任何一种医疗行为、护理实践、管理及研究均在特定情境下完成。特定情境可以理解为宏观、中观与微观情境及个体情景，包括特定的国家、区域（省市）、医院及护理单元等层次；也包括自然环境、政治环境、经济环境及文化环境等。从证据、专业人员及患者角度剖析，护理实际情境具有如下特征：①生活的自然环境、文化环境及经济与政治环境存在差异性。②情境间的经济与医疗资源、医疗卫生保障政策及技术体系（指南、规范、路径及质控标准等）存在差异性。③情境间患者及家庭的生活习惯、生活方式、习俗、健康观、疾病观、家庭内资源及家庭外资源等微观环境存在差异性。④情境间证据资源存在差异性。发达地区的证据丰富，而落后地区的证据则匮乏。⑤区域内外医疗及护理单元的决策及实施能力存在差异性。

2. 患者及家属

患者及家属是问题的主体，是整个护理实践与研究问题的焦点，既是护理实践的起点，也是护理实践的终点，无需求即无护理实践。患者及家属为复杂群体，不同情境背景下，其认知与行为、价值观与信念、需求与期望等具有高度多样性。因此，在开展循证护理过程中，护理实践及管理人员必须充分把握患者及家属要素特性，秉持以"患者"为中心的观念，具备关怀照护的人文素质和利他主义的精神，注重对患者个体需求的评估和满足，提高护理效能。患者及家属具有如下特征：①家庭的外部结构与内部结构，家庭内资源及家庭外资源存在差异性；②患者与家属的生活习惯与生活方式，认知与价值观（健康观、疾病观及生死观），信念与行为，需求与期望存在差异性；③患者及家属的求医能力、医患/护患沟通能力及依从性存在差异性；④患者/家属的主动施救能力存在差异性。患者及家属把握证据的能力，表现为认知能力。认知能力的差异决定患者及家属具有主动施救与被动待救双重属性。患者及家属对疾病类型、严重程度、当前诊治及护理效能认知能力高、寻求最佳证据的能力强，则表现为其主动施救能力则强，否则表现为被动待救。

3. 护理人员的实践及管理

护理人员的实践及管理是指护理人员把握患者及家属要素，萃取护理问题，运用丰富的知识与经验，挖掘、评价并应用证据，制定有效的专业决策、实施并达成护理目标的能力。从证据、专业人员及患者角度剖析，护理人员的实践及管理能力具有如下特征：①开展循证护理时，护理实践及管理人员应具备敏锐的洞察护理问题、把握问题本质的技能与经验。②针对护理问题，具备娴熟系统检索、筛选、评价情境内、外不同层次的证据，并结合自身临床知识、技能及经验，权衡利弊，以寻求最佳方案解决护理问题的技能与经验。③护理实践及管理人员应具备充分把握患者及家属的认知与价值观，信念与行为，需求与期望的技能与经验。④护理实践及管理人员应具备规范的实际操作技能。临床护理实践及管理人员是实施循证护理的主体，其实施技能是构成解决护理问题的核心要素，实施能力高低也是实践循证护理成败的关键环节。⑤护理实践及管理人员应具备对实际情境的敏感性。不同地域、不同层次的实践及管理人员对医疗卫生相关政策、制度、规范、指南、质量控制、路径等敏感度存在差异，其把握及实施的能力也具有差异性。因此，护理实践及管理人员需要不断更新和丰富自己的知识与技能，提高将证据与临床经验有机融合的能力，提高具体的护理实际操作能力，成为循证护理实践的保障。⑥护理实践及管理人员应具备生产高质量证据的能力，将自身经验转化为证据。

4. 最新最佳证据

证据是指来自设计严谨且具有理论及实践意义的最新科学研究成果。证据是经过系统检索、严格筛选并评价后所获得的。在循证护理中，经过系统全面地检索，获取护理实践及管理的研究成果，并应用基于临床流行病学、循证科学的基本理论和方法学而构建的多层次质量评价工具（如指南、系统评价/Meta 分析、随机对照试验及质性研究等）严格评价证据的科学性、可行性、适宜性、临床有效性及经济性，而界定的最新、最佳证据。其具有如下特征：①证据具有区域性。护理实践注重实际情境，而在不同国度、不同地域，其资源、价值观、实践能力、文化等具有差异性，这也决定证据具有区域性，据此界定区域内部证据或区域外部证据。②证据具有多层次性。依据研究设计，其层次包括实践指南、共识、路径、质量控制标准、系统评价/Meta 分析、随机双育对照试验、队列研究、病例对照、质性及叙事性研究等；依据使用者层面，包括政策制定者、研究者、卫生保健人员及患者和公众相关证据。③证据具有多维度性。护理学科广泛包容医学、健康、教育、心理、行为、社会及管理等学科领域，这决定其证据来源的多维度特征。因此在实践中，尤其要重视人文社会科学和行为科学领域的质性、叙事性及行为研究成果。

四、循证护理的特点

（一）证据是核心

证据是循证护理的核心，应符合以下要求。

1. 科学真实

用于指导护理实践的证据需以人为研究对象，经科学严谨的设计、实施、测量与评价。分子生物学、动物实验等基础研究结果指导临床决策有较大的间接性，通常不直接用于护理实践，需经临床流行病学或流行病学研究证实后方可使用。

2. 分类分级

不同研究设计方案的结果可靠性不同，适用的护理问题也不同。不同人群对证据的需求不同，对同一证据的理解也不同，故其对证据分类的标准也不同。循证护理实践将证据按研究者和使用者关注的问题先进行分类，再在同类证据中按事先确定的标准经科学评价后严格分级。英国牛津大学、澳大利亚JBI等多个组织与机构制定了不同的证据分级标准。如美国纽约州立大学的州医学中心根据研究设计将证据级别由高到低依次分为系统评价/Meta分析、随机双育对照试验、队列研究、病例对照研究、病例系列、个案报道、专家意见/个人观点、动物实验和体外研究九个等级。证据的分级并不绝对，如果一项干预措施的疗效显著而稳定，则设计良好的观察性研究证据质量反而高于不严谨的随机对照试验。

3. 严格评价

护理证据种类繁多、来源复杂，不同来源、不同类型的研究在设计、实施、测量、分析和报告等方面质量不一。证据使用者在应用研究证据前需严格评价证据的真实性、结果的重要性和适用性，从海量证据中找到所需信息，避免偏倚信息的误导，提高护理决策的科学性。

4. 系统综合

针对某一健康问题，通常会有多个不同护理研究证据，且研究证据间因人群、样本量、测量指标、研究方法等限制导致其结论不一。因此，循证护理实践需要系统全面检索所有相关证据，在严格评价证据的基础上进行汇总，指导护理实践。

5. 动态更新

证据的结论可以是肯定、否定和不确定。人类对健康和疾病的认识处于不断的探索与发展中，基于一定时期、一定人群、一定条件下生产出来的研究证据会随着条件、人群、方法与手段变化，研究结论发生改变。因此，循证护理实践需要不断更新证据才能科学指导护理决策。

（二）证据不等于决策

仅有证据还不足以做出决策，循证护理决策要素包括：①当前可得最佳证据。质量是证据的核心，不同质量的证据指导实践的价值不同。只有经过科学设计、严格实施、客观分析、系统评价与综合的研究证据才能正确指导护理决策。②临床护理人员的经验和技能。护理专业技能和经验是循证护理实践的基础，可帮助判断患者的健康状况、评价证据的质量与结果、权衡护理措施的利弊，更好地与患者及其家属交流沟通，起着综合最佳证据和患者意愿的作用。③患者的价值观与意愿。经济条件、文化、家庭、社会关系、职业、个人经历与价值观等因素均影响患者的决策，即使相同疾病的患者也会因个人价值观与意愿不同而做出不同的决策。因此，循证护理决策需要决策者根据证据结果，利用自身的临床专业技能和经验权衡护理措施的安全性、有效性、经济性和适用性，充分考虑患者的价值观和意愿做出决策。

第二节　循证护理的实践模式与方法

一、循证护理实践模式

不同机构和专家对循证护理这一复杂的系统过程构建了不同的实践模式，如JBC协作网的 JBI 循证卫生实践模式、约翰霍普金斯大学护理学院 Newhouse 等专家提出的约翰霍普金斯循证护理实践模式、Graham 等提出的 KTA 知识转化模式、复旦大学胡雁教授提出的复旦循证护理实践路径图等。

（一）　JBI 循证卫生保健实践模式

该模式于 2005 年由澳大利亚 Joanna Briggs 循证卫生保健中心提出，并于2016 年更新（图 1-2）。复旦大学 JBI 循证护理合作中心胡雁教授于 2009 年将其引入中国，作为指导中国护理人员开展循证护理实践的理论框架。该模式认为循证实践是针对临床情景，结合卫生保健人员的专业知识和经验、最佳研究证据和患者的价值观与意愿进行决策的临床实践过程，宗旨是促进全球健康。循证卫生保健实践需要对证据进行可行性（feasible）、适用性（appropriate）、临床重要性

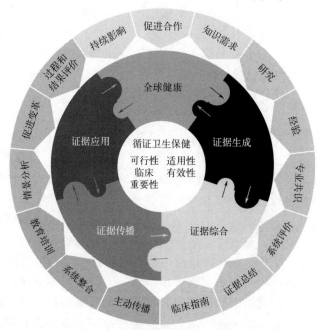

图 1-2　JBI 循证卫生保健新模式

（meaningful）和有效性（effectiveness）评价，这是整个模式的核心，构成内圈。模式图的中圈是循证卫生保健的宗旨和 4 个实践环节，即通过证据生成、证据综合、证据传播及证据应用，最终实现全球健康。外圈是各环节的具体实施策略与方法。

JBI 模式对如何促进全球健康这一宗旨进行了明确界定，包括持续影响（sustainable impact）、促进合作（engagement）及知识需求（knowledge need）。JBI 模式指出，将证据应用于决策是一个非常具有挑战的变革过程，因此，需要明确公众、患者、职业者、管理者的证据需求，寻求所有利益相关者的支持、参与及合作，促进证据应用并持续转化，缩短研究和实践间的距离，以不断提升人群健康。

在证据生成（evidence generation）阶段，JBI 认为研究（research）、经验（experience）和专业共识（discourse）均可作为证据的来源，所有的证据均需要通过严格的质量评价和筛选。

在证据综合（evidence synthesis）阶段，JBI 认为系统评价（systematic review）、证据总结（evidence summary）和临床指南（clinical guideline）是证据综合的主要类型。由于研究设计不同，系统评价近年来不但包括量性和质性研究的系统评价，还涵盖了经济学研究、预后研究、诊断性研究等系统评价，以及范畴综述、系统评价再评价等。但由于系统评价仅局限于特定问题，因此，针对某一临床问题及某一专科领域问题的证据总结及临床指南成为证据综合的重要形式。

在证据传播（evidence transfer）阶段，JBI 认为应将证据通过期刊、电子媒介、培训等形式传递到卫生保健机构及人员中，才能促进证据应用。证据传播包括主动传播（active dissemination）、教育培训（education programs）及系统整合（system integration），强调通过周密的计划、针对特定的目标人群及情景、将证据组织成简洁易读且可操作性强的形式、以最经济的方式、通过多种途径将证据传播到卫生保健人员及机构中，使证据成为决策支持系统、政策制定及操作规范的依据。

证据应用（evidence implementation）旨在促进利益相关人群知证决策及持续质量改进。该阶段包括情景分析（context analysis）、促进变革（facilitation of practice change）及过程和结果评价（evaluation of process and outcome）三部分，强调证据应用前应对特定情景进行分析，明确促进和制约因素，从而采取有效的应对策略，促进实践变革；通过过程及结果评价，巩固变革效果；针对新问题不断引入证据，动态循环，持续提高质量。

（二）约翰霍普金斯循证护理实践模式

约翰霍普金斯循证护理实践模式（Johns Hopkins nursing evidence-based practice model，JHNEBP）由护理实践、教育和研究 3 个基本要素构成，以最佳证据作为理论框架的核心元素，并受内部和外部因素共同影响，如图 1-3 所示。实践是所有护理活动的基本组成部分，反映了护理人员将知识转化为行动。教育反映了护理人员获得护理专业知识与技能，并保持自身所需的知识和能力水平。研究可产生新的专业知识和证据，进一步指导决策，提高患者健康结局，推动护理实践的发展。证据是整个模型的核心，护理实践、教育和研究均需要证据。证据分为研究型和非研究型两类，研究型证据包括实验性、类实验性、非实验性和质性研究等，非研究型证据包括临床指南、文献综述、国家和地方组织的建议、规范、质量改进数据、项目评估、专家意见、临床判断、患者意愿等。研究型证据强度高于非研究型证据，但当研究型证据难以利用或数量有限时，可考虑非研究型证据。JHNEBP 模型是一个各组成因素相互作用的开放系统，护理实践、教育和研究不仅受证据的影响，还受内部、外部因素的影响。外因包括认证、法规、质量评价和标准等；内因包括组织文化、价值观和信仰、实践环境（如组织领导、资源配置、患者服务、组织使命和优先事项、技术及资源支持）、设备和物资、人事、机构标准等。

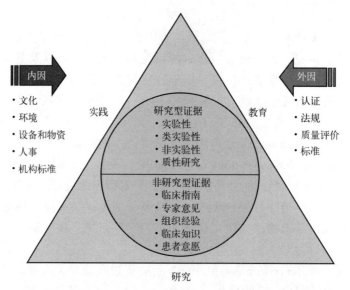

图 1-3　约翰霍普金斯循证护理实践模式

该模式的实践流程包括实践问题、证据生成和证据转化三个阶段共 18 个步骤，体现了从问题提出到应用的完整过程，为研究证据向实践的转化提供了明确而清晰的概念框架（图 1-4）。①实践问题包括 5 个步骤：建立多学科团队、构建循证问题、界定问题范畴、分配职责、召开团队会议。②证据生成包括 5 个步骤：检索证据、评估单个证据、总结证据、对证据总体质量和强度进行分级、给出推荐意见。在 John Hopkins 循证护理实践模式将证据划分为 Ⅰ～Ⅴ级，Ⅰ代表证据级别最高，而 Ⅴ 最低；把证据质量划分为高、中、低三级。③证据转化包括 8 个步骤：评估证据转化路径的适宜性和可行性、构建方案、获得资源和支持、实施方案、评估效果、向利益相关者汇报结果、明确后续计划、传播和交流实践结果。

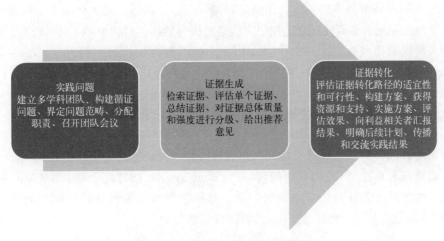

图 1-4　JHNEBP 模式的实践流程

二、循证护理实践步骤

循证护理是 21 世纪护理的新模式，掌握循证护理实践的方法是现代护理培养的基本要求，也是护理工作者的基本岗位胜任能力。循证护理实践主要包括以下五个步骤（图 1-5）。

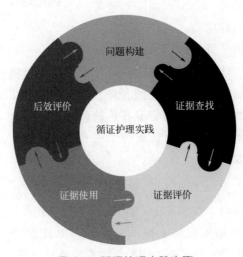

图 1-5　循证护理实践步骤

（一）问题构建

提出明确可回答的问题是循证护理实践的第一步。护理问题来源于护理实践中关于疾病和健康问题的病因、预防、诊断、干预、预后、患者体验等。问题的性质往往决定采用定量研究还是定性研究。定量研究的问题可按PICO原则构建：P指特定人群或健康问题（population/health），I指干预措施或暴露因素（intervention/exposure），C指对照组或另一种可用于比较的干预措施（comparison/control），O为结局指标（outcome）。例如，机械通气患者进行密闭式吸痰还是开放式吸痰护理？转化为PICO问题：P——机械通气患者，I——密闭式吸痰，C——开放式吸痰，O——呼吸机相关性肺炎发生率。最终形成可回答的循证问题为：与开放式吸痰相比，密闭式吸痰是否可降低机械通气患者呼吸机相关性肺炎发生率。

定性研究可按PS原则构建问题：P（population）指特定人群，S（situation）指关注的体验、条件和情景。例如，重症监护室产妇的家属会担忧哪些问题？转化为PS问题，P——家属，S——产妇滞留重症监护室。

（二）证据检索

证据的检索可分5步（图1-6）：①明确问题；②选择数据库；③制定检索策略；④评估检索结果，调整检索策略；⑤获得证据。

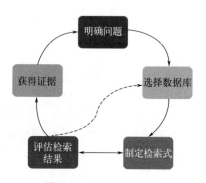

图1-6　证据检索步骤

1. 明确问题

按PICO原则提出临床问题，明确问题类型，有助于选择合适的证据来源。临床问题可分为背景问题和前景问题两类：背景问题是关于患者及其健康问题的一般性知识问题，如疾病的发病机制、临床症状等；前景问题是医护人员在患者的诊治照护过程中从专业角度提出的问题，如某一干预措施的利弊权衡、检查结果的解读等。背景问题的答案常见于教材，而前景问题的答案在传统教材中不易找，需从原始研究、系统评价、临床指南、循证知识库等证据类型中查找，可检索PubMed、CINAHL、JBI、UpToDate等数据库。

2. 选择数据库

对数据库的合理选择，按照Brain Haynes等提出的5S模型自上而下进行选择：①优先选择计算机辅助决策系统（System）类数据库，如ZynxCare；②若System类数据库不可获得或不能解决问题，再依次选择循证知识库（如UpToDate、Dynamed、Clinical Evidence）、系统评价摘要与评论（如ACP Journal Club）、系统评价（CDSR、JBI）和原始研究（如CENTRAL、PubMed、EMBASE）类资源；③问题一旦解决就不需再检索下一级数据库。

3. 制定检索式

循证知识库的信息经过临床和循证医学专家的评价与总结，高度浓缩，只需输入简单关键词就可获得想要的结果。若通过循证知识库不能解决问题，按 PICO 原则构建问题，结合问题和数据库特征考虑检索词的选择及其组合。有关检索式制定的基本方法与技巧请参阅本书第三章和其他相关文献检索书籍。

4. 评估检索结果

获得检索结果后，首先应判断该结果能否回答提出的问题，若不能满足需求，则需调整检索式或选用其他数据库。如此反复，直到得到满意的答案或证明该证据是当前可得的最佳证据。

5. 获得证据

从数据库中下载所需的证据，并把相关信息导入 Endnote 等文献管理软件进行管理使用。

（三）证据评价

利用获取的研究证据回答临床护理问题需进行三方面评价。

1. 研究结果的真实性

真实性取决于研究设计是否合理，研究方案执行是否严格。干预性研究应考虑研究对象是否随机分配？分配方案是否隐藏？是否实施盲法？研究对象随访时间是否足够长？是否所有的研究对象都进行了随访？统计分析时是否按随机分配的组别将全部研究对象进行分析等？

2. 研究结果的重要性

重要性是指研究结果的效应量大小是否具有临床价值。重要性评价需评价效应值大小及其精确性，研究结果的置信区间越窄，精确性越高。

3. 研究结果的适用性

适用性是指研究结果是否适用于当前患者。需考虑患者与证据的研究对象是否相似？是否考虑了所有重要结局？干预措施的利弊如何？条件与环境是否满足？你的患者的期望和价值意愿如何？

（四）证据应用

经过真实性、重要性和适用性评价后的证据应用于个体患者时，需要考虑患者与文献中的研究对象是否存在：①生物学差异。判断是否存在病理生理学差异，对干预措施的反应是否存在差异，如药物的体内代谢、免疫反应等。②社会经济学差异。家庭收入、文化程度、职业、社会关系、医疗保险等均会影响患者对干预措施的依从性，同时卫生服务提供机构的条件、设备、技术水平等也会直接影响干预措施的有效性与安全性。因此，还需评估卫生服务提供者和患者的依从性是否存在差异。③干预措施疗效与风险的影响因素差异。例如老年人的手术风险往往较高，手术死亡率增加。此外，要权衡干预措施的利弊，判断患者与研究对象基线风险是否相同？干预措施不良事件发生的风险与疗效间的关系如何？

（五）后效评价

循证实践的最后一步是评估实践结果。评估的内容可分为两部分：①评估循证实践能力。评估问题构建、证据查找、证据评价是否正确，决策的科学性是否提高，阻碍循证实践的因素有哪些。②评估实践的效果。评价应用当前最佳证据指导解决问题的效果如何，是否成本效果最佳，患者、实践者和管理者的满意度如何。若与预期结果一致，可形成新的证据进一步指导类似决策；反之，应分析原因，找出问题，再针对问题进行新的研究和实践。

实践过程中，也并非完全遵照上述五个步骤开展。在检索最佳证据时，若只检索经过证据评价后的循证知识库，可省略上述第 3 步。若依据来自循证实践积累的权威专家意见进行决策，可省略第 2～3 步。

第三节　循证护理实践条件与新时代的发展

一、循证护理实践的基本条件

1. 政府的需求和支持

政府的需求和支持是开展循证护理实践的前提。纵观全球，凡是循证实践做得好和用得好的国家和地区，都是政府提出亟待解决的重要问题，借助循证医学相关组织生产证据，利用研究证据直接指导决策，成功后制定政策指导全局。

2. 循证决策的环境和文化

医疗卫生管理与服务机构需要倡导和推行循证决策，营造和树立循证文化，制定相关战略和制度将循证决策纳入政策制定、临床诊疗和护理、患者选择等医疗卫生服务全方位、全周期、全过程环节中；同时还需要建立有利于证据生产、传播和使用的知识管理系统，加强团队证据获取、评价和使用的能力建设。

3. 高素质的循证护理实践者

高素质的护理人员是循证护理实践的主体，循证护理决策模式要求护理人员具备：①扎实的护理基础知识和技能。循证护理以护理实践为基础，以解决护理问题为出发点，通过循证的方法解决问题，最终回到护理临床实际中。因此，开展循证护理必须扎实掌握护理基础知识和相关技能。②掌握临床流行病学、医学统计学等方法学。循证护理以临床流行病方法为学科方法学基础，证据的生产和质量的判定需要熟练运用临床流行病学的方法。③信息检索能力。证据查询是循证护理实践的重要环节，检索和查阅文献的能力是循证护理的基本功。④英文文献阅读能力。目前，循证护理查询和使用的高质量证据主要来自国外的研究，英文阅读能力是必备的能力。

二、循证护理在新时代的发展

近 20 年，循证方法扩展到卫生政策制定、教育学、社会学等领域。中国循证医学中心创始主任李幼平教授据此提出了"广义循证观"，认为循证医学是一个管理理念上的飞跃，强调做任何事情都应该以事实为根据、不断补充新证据、后效评价实践效果，这标志着循证医学进入"循证科学"的范式。以智能科技为代表的新技术革命蓬勃发展，深刻影响人类社会各方面，导致医疗卫生模式和健康管理模式的变革。为迎接循证医学发展的新时代，抓住机遇，应对挑战，在第十届亚太地区循证医学研讨会上中国循证医学中心牵头发起"新时代循证医学发展"天津宣言，提出以下四点倡议。

1. 共建学术平台

"循证医学＋中医药学＋人工智能"的学术交流模式需要规范化、常态化，聚焦医学发展的需求、科技发展的前沿和融合发展的模式，加强战略研讨、技术交流和协作攻关。同时要加强与循证医学、中医药学和人工智能各领域的全球知名学术组织的互学互鉴。

2. 加强方法研究

目前循证医学的研究方法还存在诸多挑战。人工智能技术的发展应用、医疗和健康管理新模式的形成、中医药科学内涵的诠释等，均呼唤方法学创新。应围绕关键技术创新，搭建协同创新平台，培养具有多学科知识背景的复合型人才。

3. 注重信息安全

随着医疗大数据、云计算、物联网和人工智能等技术突破，信息安全和隐私保护将是新的挑战和威胁。因此必须在确保信息安全的前提下，实现人类健康数据的实时获取、存储、分析、转化应用、持续改进、全程质控和安全保障。

4. 服务协同发展

推进产、学、研融合发展，创新医疗实践模式、健康管理模式和协同发展模式，推进医疗服务能力提升、中医药产业提质增效和智能产业服务拓展。

　　循证的决策已成为我国实现"健康中国 2030"国家战略最重要的决策理念和方法，深刻影响我国医疗卫生教育、实践和研究。我国护理人员相对短缺，学历层次和科研能力低于医学其他学科，用于指导护理实践的高质量本土化证据不多，急需培养护理人员和护理学生查证用证的循证实践能力，提高护理实践质量。同时针对我国和当地的健康照护问题开展护理研究，生产高质量证据用于指导护理实践。

（沈建通　沈旭慧　肖政　吴超）

思 考 题

1. 什么是循证护理？
2. 简述循证护理的主要实践模式。
3. 简述循证护理的实践步骤。

扫码观看本章
课程视频

第二章
循证护理问题构建

 学习目标

识记：能准确描述 PICO 和 PIC 问题构建要素。

理解：能理解循证护理问题的主要来源、特征及构建方法学。

运用：根据问题构建的方法提出循证问题。

循证护理则是针对特定问题，基于证据的临床实践及研究的决策范式，强调在实际情境下基于证据、经验、患者的价值取向及愿望而决策，最终回应问题，实现质量持续改进，提高护理水平，并节约卫生资源。因此，提出问题是循证实践的起点，也是终点。

第一节　基于循证决策模式的问题构建

一、护理问题特点

护理学（nursing）是一门以自然科学和社会科学为理论基础，以研究维护、促进、恢复人类健康的护理理论/知识/技能及其发展规律为主要任务的综合性应用科学。其融合生物医学、心理学、行为学、家庭学、社会学、管理学、教育学及信息学等多学科特性。其学科特征决定护理问题的复杂性及特殊性。依据其概括水平，护理问题可分为具体性问题及抽象性问题。具体性问题属于结构良好性问题（well-structured problem），即初始状态、目标和解答方法都明确的问题，常常是封闭性问题，按步骤解答即可。例如，明确规范的护理诊断、护理技术、护理方案的效能、负担及不利结局。抽象护理问题则属于结构不良性问题（ill-structured problem），即初始状态、目标和解答方法都不明确的问题，常需通过发散思维来解决。例如，患者及家庭成员对某疾病（肺癌、肝癌或糖尿病等）所持有的认知、价值观、信念、期望值及行为等均可能存在的诸多问题，往往属于结构不良性问题，问题的本质往往不清楚。在护理学理论及技术发展道路上，护理学具有典型的学科融合及跨学科特征，问题复杂多样，常在结构良好与结构不良间转换，因此客观把握护理学学科特征提炼并构建问题，成为实践循证护理的难点及关键点。

二、循证护理问题内涵

循证实践与研究已成为当今护理学科发展的关注热点。问题是循证实践与研究的起点和终点。基于循证护理的基本概念及其决策模式，实际情境、患者及家属、实践及管理人员的知识、技能与经验及证据等要素构成循证护理决策模型。决策框架中，实际情境不同，则问题不同，患者及家属的认知与价值观、信念与行为、需求与期望也不同；情境不同，护理实践及管理人员的知识经验与技能则不同；特定问题在不同实际情境下，其内涵可能不同，相对应的证据资源也不同。实际情境、患者及家属（认知与价值观，信念与行为，需求与期望）、护理实践及管理人员（知识、技能与经验）、证据资源（情境外部证据与情境内部证据）四要素在不同问题中权重不一，因此，根据其问题的侧重不同可分为实际情境问题、患者及家属问题、护理实践及管理能力问题，内部或外部的证据问题。

1. 实际情境问题

实施情境具有共性，也具有差异性。诸多共性及差异性决定循证护理实践及研究问题的价值取向及定位。护理问题根据实际情境可分为宏观、中观及微观三个层次，宏观问题关注国家及区域性护理问题，中观问题关注地区或群体性护理问题，微观问题关注单元或个体性护理问题。根据实际情境的不同护理问题可为全球层面的，也可为国家、省级层面，甚至不同医院乃至护理小组层面。不同层面其决策环境及实施要素具有客观差异性，例如不同地区、医院甚至不同护理小组在实施气管插管技术时，其相关的护理诊断、干预与结局等均可能存在客观异质性。

2. 患者及家属问题

患者及家属是问题的主体，也是决策主体；是实施主体，也是回应对象。基于不同角度其问题不同。

（1）基于临床问题主体的角度　患者问题包括临床诊断、病因、临床预防及干预、干预效能、不良事件及经济成本、影响预后的因素。

（2）基于护理问题主体的角度　患者问题包括护理诊断、相关因素、护理目标、护理干预、评价、不良事件及经济成本等。

（3）基于决策角度　问题则包括患者及家属的动机、认知与价值观、信念与行为、需求与期望。

（4）基于实施角度　患者认知、价值取向、行为或意愿等将影响医疗/护理决策质量，同时也影响依从性等环节，因此属于实施科学范畴性问题。

（5）基于结局的角度　患者认知、行为及价值观等直接决定患者满意度等问题，属于循证护理实践结局的回应取向范畴，任何护理实践均需回应患者价值取向、需求与期望；满意度的高低决定循证护理实践的成败。

3. 实践及管理能力问题

实践及管理能力问题也属于护理教育问题或者人力资源管理性问题。医护管理或实践人员的知识、技能及实践经验，是解决问题的核心。无论是有证或无证，均需要解决问题。若在实施科学上投入多，对医生认知、技能及实施经验等领域研究成果丰富，也能形成丰富的证据资源，其目的在于提高实践与管理能力。特定情境下，基于证据的角度，实践及管理能力问题属于证据转化性问题，也属于证据生产性问题；基于实践/管理本身，实践及管理能力问题属于决策与实施性问题；基于患者及家属角度，实践及管理能力问题属于医/患、护/患沟通性问题。

4. 证据问题

基于证据层面，证据为护理实践的基础，针对特定护理问题，可能证据已相对丰富，也可能匮乏；证据层面侧重于用证或创证；决策权重可体现为证据主导、经验或患者意愿主导。根据实际情境，证据丰富，则属于用证问题；证据匮乏，则衍生出创证问题，实践与研究并重。基于使用者层面，包括政策制定者、研究者、卫生保健人员及患者和公众，不同层面，证据问题则不同。政策制定者包括政府官员、机构负责人、团体领袖等，关注宏观层面，侧重国计民生，解决复杂重大问题；研究者包括基础、临床、教学研究者等，关注中观层面，侧重科学探索，解决研究问题；卫生保健人员包括临床医生、护士、医学技术人员等，关注微观层面，侧重实际应用，解决专业问题；患者和公众包括患者群和健康人群，关注微观层面，侧重个人保健，解决自身问题。

第二节　循证护理问题的提出与构建方法

一、经典的临床问题

循证问题来源于临床问题，通常在于探析病因、诊断、治疗及预后问题。遵循临床研究设计原则，基于PICO的原则，对临床问题进行结构化的整理和分析。PICO的原则，即研究对象（population/patient）、干预措施或暴露因素（intervention/exposure）、对照措施/因素（control/comparator）以及结局指标（outcome）。例如，针对非小细胞肺癌患者，艾迪注射液辅助诺维本联合顺铂化疗的疗效及安全性问题。按照PICO原则提出以下问题：对非小细胞肺癌患者（P），与单纯诺维本联合顺铂化疗（C）比较，艾迪注射液辅助诺维本联合顺铂化疗（I）能提高疗效而降低不良反应吗？针对机械通气的呼吸道传染病患者，如何进行高质量的气道护理是最需要解决的护理问题。按照PICO原则提出以下问题：对机械通气的重症患者（P），进行密闭式吸痰（I）是否较开放式吸痰（C）能有效减少呼吸机相关性肺炎的发生率（O_1）及呼吸道传染病的传播（O_2）吗？再如，针对大手术后患者，采取何种措施能有效降低压疮发生率呢？问题可结构化为：在降低成人外科大手术后（P）压疮发生率（O）的问题上，与医院的标准手术床垫（C）相比，水凝胶床垫（I）是否更有效？该问题的PICO包括P——成人大手术患者，I——水凝胶床垫，C——标准床垫，O——压疮的发生率。

综上可见，一个优质的问题应要求准确定义P、I、C、O四大要素，准确地解决临床实践问题，同时具有创新性。

P为特定的人群，主要描述什么是目标人群，其临床、组织、细胞及分子病理类型，社会人口学特征、治疗学特征等要素，研究或实践中需要关注的特征是什么？

I为干预或暴露，准确描述干预措施、暴露因素、影响预后的因素或诊断试验等详细特征。例如干预措施类型、时机、剂量、时间。

C为对照组或另一种可用于比较的干预措施，需准确定义。

O为结局，描述感兴趣的结局是什么。例如艾迪注射液辅助诺维本联合顺铂化疗非小细胞肺癌，其研究结局包括近期疗效、远期疗效、不良反应及中间指标的准确定义及检测工具等。

依据完整而准确定义的PICO四大要素，组配检索策略，确保系统、全面、准确检索到该临床问题的全部研究信息；此外，PICO原则也是设计纳入与排除标准的关键要素。

二、质性问题构建

质性研究（定性研究）是以研究者本人作为研究工具，在自然情境下，采用多种资料收集方法（访谈、观察、实物分析），对研究现象进行深入的整体性探究，从原始资料中形成结论和理论，通过与研究对象互动，对其行为和意义建构获得解释性理解的一种活动。质性研究是社会学、心理学及行为学等学科领域中常见的研究方法。在护理学领域中，关注患者疼痛、丧失劳动力或功能等体验，对疾病认知、态度、行为、价值观及信念，对疾病治疗、护理的依从性；面对疾病的焦虑、紧张及恐惧等心理性问题。诸多要素广泛渗入疾病诊治前、疾病诊治及疾病康复等环节，对患者预后及家庭成员健康等产生直接或间接性影响，需要通过开展质性研究以回答这些研究问题,如新生儿重症监护室早产儿的家属担忧、紧张、焦虑等问题?参加药物试验患者的治疗体验是什么?某些糖尿病患者为什么不能按期如约来医院复诊?糖尿病患者的药物依从性问题,等诸多临床问题也需要转化为相应的循证问题。质性研究领域的循证问题一般包括 PIC 三要素。

P:患者、服务对象(patient)或利益相关者。

I:感兴趣的现象(interest of phenomena),疼痛、失功/失能、焦虑、紧张、恐惧及丧亲等。

C:具体情境(context),医院、社区及家庭等。

三、基于集束化策略的问题构建

集束化护理策略(care bundles)指当患者在难以避免的风险下进行治疗及护理时,由医护人员提供一系列安全有效的护理干预措施的集合,是在护理临床实践中针对复杂问题常用的技术。其核心即使用最明确的护理措施为患者提供尽可能优化的医疗护理服务,使患者得到满意的临床结局。基于"护理诊断—护理干预—护理结局评价—持续改进诊断或措施"模式特征剖析,护理问题除了具有结构良好/不良的属性外,护理诊断、干预及结局相关问题还具有多维性、复杂性及多重性。因此,在问题构建方法学中,常采用集束化策略,即问题的集束化、干预措施的集束化及评价结局的集束化,对有效解决问题,提高绩效具有重要价值。

例如,集束化护理对预防血液净化患儿下肢深静脉血栓形成有效吗?P——血液净化患儿,I——集束化护理,C——常规护理,O——下肢深静脉血栓;集束化问题为血液净化患儿发生下肢深静脉血栓复杂的病因问题;集束化干预为评估筛查、血管保护、评估腿围、营养支持、体液管理、体温管理、肢体运动及体位管理等干预手段,目的在于提高干预效能、降低成本、提高绩效。

四、基于系统评价的问题构建

由于经典方法容易产生对问题的碎片化理解,可采用系统评价方法构建问题。Scoping Review 是基于循证理念的证据总结方法,通常与文献初步调查过程同义,是研究者识别某一知识领域的研究进展、证据范围和性质的研究准备工作,有助于明确研究问题和论证研究计划的可行性和创新性,能很好地适用于尚未被广泛研究或具有复杂异质性的主题。

在护理领域,Scoping Review 的操作步骤如下。

(1)明确研究问题本质。确定相关概念、目标人群和健康结局,阐明并关联研究目的和研究问题。

(2)制订文献搜索计划,确定文献来源、主题词、资料类别、时间跨度和语言，平衡文献查找的广度和深度，考虑时间、财力和人力投入，提高研究可行性。

（3）制订资料纳入和排除标准，使用重复反馈的团队策略开展文献筛选和数据提取工作。

（4）前期开展预试验（练习5～10篇文献数据处理），评价纳入文献对研究问题的解释力度，对提取的文献资料进行定量统计和定性主题分析。

（5）形成分析框架或构建主题展现研究结论。并应用图表来呈现具体统计结果，鉴别研究结果对政策、实践和研究的后续指导作用。

（6）将对利益相关者的咨询作为必须的研究内容，并搜集相关资料，促进研究结果转化。

总之，护理实践及管理人员若要提出一个好的循证护理问题，需具备：①良好的临床观察及思考能力；②专业的实践与研究能力；③科学把握方法学的能力，即提出、分析、结构化问题的能力。只有准确把握临床实践，突出创新，诸多要素有机结合，才能真正提出好的循证问题。

第三节 护理学专业/学科内涵及问题构建

一、学科发展特征及问题构建

随着老龄化社会的到来、疾病谱的改变等问题的出现，重大公共卫生事件、老年护理、慢性病护理及临终关怀等护理服务均蕴含着巨大的需求。社会对健康服务的需求日益增长，护理必然将是医疗卫生及健康服务体系的支柱。学科是具有特定领域的科学知识分支体系。我国护理学在2011年成为一级学科，其二级学科的分类还不够成熟和完善，不同地域、不同高校，其二级学科设置存在差异，专业设置分散，缺乏二级学科设置缺乏宏观指导和监管机制。推动护理理论与技术体系相关研究，深化学科知识与技术体系建设与发展，探索并构建科学优化的二级学科体系已成为我国护理学科建设的重点。

护理学学科体系建设及不同二级学科的理论、技术、实践及评价相关问题来源于国家、区域的社会经济发展、健康中国及学科发展需求，并回应需求。在健康中国战略，新医改、突发重大公共危机背景下，护理学与社会学、健康学、教育学及管理学诸多学科交融，护理学科体系重塑与发展、护理人力资源保障与优化、教育体系优化与改革等结构不良性问题突出，其国家、区域战略特征及价值显著，富有宏观战略及政策等属性，但缺乏相关政策、理论及机制支撑。基于护理学学科及内涵特征，研究方法则更多选择质性研究，构建循证问题则选择PIC原则：①P——社会经济、健康需求及医改需求；②I——学科发展体系、护理人力资源及教育体系等；③ C——国家、区域。

二、基于临床护理特征及问题构建

基于"护理诊断—护理干预—护理结局评价—持续改进"模式的临床护理实践相关问题包括理论性问题及实践性问题。护理学理论是从 20 世纪 50 年代开始逐渐形成和发展的，国外已形成较为成熟的护理理论及知识体系。目前，在护理学科发展进程中，我国护理学相关理论及技术研究尚未摆脱滞后于发达国家的窘境，指导临床的护理理论（行为理论、学习理论、教育理论及管理学理论等）还不成熟，现有的知识体系和理论框架难以支撑解决新问题、新挑战。

护理实践性问题则包括护理诊断、干预及结局评价。依据疾病特性，护理诊断是关于个人、家庭或社区人群对现存的或潜在的健康问题或生命过程所产生的反应的一种临床判断。护理诊断提供了选择护理干预的基础，以达到健康管理、生命照护、疾病诊治及康复的预期结果。护理措施是护理人员基于自身的临床判断或知识背景所执行的旨在达成健康管理、生命照护、疾病诊治及康复的任何处理措施，既包括独立执行的或团队执行的措施，也包括直接的和间接的措施。护理结局是护理敏感性患者结局的简称，是在一个连续体上测量的对护理措施有反应的个体、家庭或社区人群的状态、行为或感知。此外，尚需考虑对临床结局的贡献，例如近期、远期有效性、并发症、毒副作用及经济花费等。

三类实践性问题均具有结构良好与结构不良双重属性，具有护理学科共性，同时具备极强临床专业属性。这些问题常以揭示护理诊断、验证干预效果或构建护理结局评价体系为研究目的，采用经典的临床流行病学方法、质性研究或叙事研究等方法进行研究。因此建议在循证护理问题构建实施中，强化护理与临床的有机融合，依据问题结构选择经典 PICOS 或 PIC 模式构建问题。

例如音乐疗法能缓解初产妇在分娩过程的疼痛与焦虑吗？护理问题为初产妇分娩过程的疼痛与焦虑；P（初产妇分娩）、I（音乐疗法）、C（常规分娩）、O（疼痛与焦虑）四大要素定义清楚，属于结构良好性护理问题。

再如，分娩产妇对恐惧的真实体验问题，其护理问题则为分娩产妇对恐惧的真实体验？P 为女性，不限年龄、产次；I 为女性分娩恐惧的真实体验和内心需求，若研究将分娩恐惧作为一个亚主题，则也纳入，但只提取分娩恐惧相关的内容；评价内容包括恐惧、害怕与焦虑，孤独无助，矛盾纠结，采取应对措施，寻求并渴望外界的帮助；C 包括正在妊娠或已经分娩；S 为研究设计，包括现象学研究、叙事研究、民族志/人种学研究、行动研究、扎根理论研究等各类质性研究方法。要素中，真实体验则无法定义清楚，属于结构不良性护理问题。

护理学属于开放性学科，也是发展中的学科。循证护理实践一方面强调研究与实践的融合，促进成果转化，另一方面针对新问题，开展定量或定性研究，形成新研究成果，并全面质量持续改进。遵循复杂问题的系统分析、理论与实践结合，综合干预（集束化），系统评价有利及不利结局，重视持续改进、效益与成本等原则。如何客观地明晰问题是循证护理实践与研究的起点，也是难点。本章节从循证决策理论与技术、护理学学科内涵等层面探析循证护理问题的特征及构建方法学，抛砖引玉，期望为护理、临床、科研、管理同仁的实践与研究工作提供方法学借鉴。

（肖政　范彩丽　张莉　汪成琼）

思　考　题

1.循证护理问题来源主要有哪些？

2.问题构建的方法是什么？

扫码观看本章
课程视频

学习目标

识记：能准确描述常见证据类型和分级推荐体系。
理解：能理解证据分级与推荐系统的严谨过程及内容。
运用：利用常见的证据分级与推荐系统对证据进行分级。

护理证据来源复杂，形式多样。不同研究设计的证据可靠性不同，适用的护理问题也不同。不同人群对证据的需求不同，对同一证据的理解也不同。因此，在证据使用之前首先需要对证据进行分类和分级。

第一节　研究证据的分类

研究证据种类较多，目前尚无公认、统一的分类方法，且不同人群对证据的需求存在差异，研究者可根据目的和要求归类。

一、按研究方法分类

研究证据按研究方法分为原始研究证据、二次研究证据和非研究证据。

（一）原始研究证据

原始研究证据（primary research evidence）是指将直接在受试者中进行有关病因、诊断、预防、治疗和护理等研究所获得的第一手数据，采用定性和定量的方法进行分析、处理、总结后得出结论。根据研究方法，原始研究证据可分为定性研究证据和定量研究证据两大类。

定量研究的设计类型主要包括横断面调查设计、队列研究、病例对照研究、随机对照试验等，适用于评估护理干预措施安全性和有效性、护理诊断与评估措施的准确性、预后指标的效能、因果关联的强度、干预措施的成本效果等。不同研究设计适用的研究问题不同，验证因果关系的强度和潜在偏倚风险大小也不同。按照研究性质，定量研究可分为观察性研究和实验性研究（表 3-1）。Cochrane 协作网根据随机方法的实施将临床研究分为随机研究、非随机研究和专家意见（表 3-2）。

表 3-1　原始研究证据的基本设计类型

观察性研究		实验性研究
描述性研究	分析性研究	
病例报告	队列研究	随机对照试验
病例分析	病例对照研究	交叉试验
横断面研究		非随机同期对照试验

表 3-2　Cochrane 协作网的临床研究分类

随机实施	类型
随机研究（randomized study）	随机对照试验（randomized controlled trial）
非随机研究（non-randomized study）	半随机试验（semi randomized trial）
	历史性对照试验（historically controlled trial）
	同期对照试验（simultaneous controlled trial）
	有对照组的前后对比研究（controlled before-after study）
	前瞻性队列研究（prospective cohort study）
	间接对比试验（indirect comparisons）
	回顾性队列研究（retrospective cohort study）
	前瞻性病例对照研究（prospective case-control study）
	回顾性病例对照研究（retrospective case-control study）
	前后对比研究（before-after study）
	时间干扰性研究（interrupted time series study）
	病例系列研究（case series study）
	单个病例研究（single case study）
专家意见	

定性研究（qualitative research）是一种以文字叙述为材料、以归纳法为论证步骤、以构建主义为前提，通过系统、客观的方法描述生活体验并赋予其含义的研究方法，注重过程而不是结果，非常适合用于患病体验的研究。由于患者对生活、健康问题、死亡的处置方式往往由其自身对疾病和生活意义的理解所决定，

定量研究往往不注重个人意义和体验等问题，这些问题需要定性研究来解决。定性研究的常见类型有个案研究、民族志、扎根理论、现象学等。

真实世界研究（real-world study，RWS）是指针对预设的临床问题，对临床常规产生的真实世界数据进行系统性收集并进行分析的研究。真实世界数据是指来源于日常所收集的各种与患者健康状况和诊疗及保健有关的数据，包括但不限于卫生信息系统、医保系统、疾病登记系统、前瞻性研究设计中主动收集的反映患者健康状况的数据等。并非所有的真实世界数据经分析后都能成为真实世界证据，只有满足适用性的真实世界数据才有可能产生真实世界证据。真实世界研究包括观察性研究和试验性研究，其中观察性研究进一步分为描述性研究（病例个案报告、单纯病例、横断面研究）和分析性研究（队列研究、病例对照研究），试验性研究即实效性临床试验（pragmatic randomized clinical trial，PRCT）。除此以外，一些新型的研究设计如病例交叉设计和序贯设计等也被用在基于现有数据的研究中。真实世界研究证据与其他证据的本质区别不在于研究方法和试验设计，而在于获取数据的环境。把 RWS 的证据级别简单划分在金字塔证据分级法中的某个或某几个级别并不适合，也不意味着通过 RWS 所产生的证据等级一定低于RCT 证据，两者往往是为了回答不同临床问题而产生的不同研究设计，在证据级别上不具备简单的可比性。

（二）二次研究证据

二次研究证据（secondary research evidence）将尽可能全面收集某一临床问题的全部原始研究证据，进行严格评价、整合、分析、总结后所得出的综合结论，是对多个原始研究证据再加工后得到的证据。主要包括系统评价、系统评价再评价、证据图谱、临床实践指南、临床决策分析、临床证据手册、卫生技术评估等。

1.系统评价

系统评价（systematic review，SR）是一种针对有意义的医疗卫生保健问题（如各种临床问题，包括病因、诊断、治疗、预防和护理等），系统全面地收集国内外所有发表或未正式发表的研究结果，遵循正确的文献评价原则，采用恰当的文献评价方法和流程，筛选出符合纳入标准的研究文献及相关数据，并对其进行定量和定性的分析、综合，最终得出综合可靠的结论。

Cochrane 系统评价是 Cochrane 协作网按照统一的标准、流程和方法组织制作的系统评价，是现有各类系统评价中撰写格式最规范、学术审核最严谨、质量保证措施最完善的系统评价。Cochrane 协作网成立了由临床流行病学家、生物医学统计学家、医学专家和编辑专家等组成的方法学组，组织编写了《系统评价者手册》和用于完成系统评价的软件 RevMan。

2. 系统评价再评价

系统评价再评价（overviews of reviews，简称 Overviews）指系统、全面地收集某一主题的所有系统评价，按照恰当的方法和流程筛选并评价符合纳入标准的系统评价，对系统评价重要结果再次进行评价和分析，最终得出全面、综合和可靠的结论。

3. 证据图谱

证据图谱（evidence mapping，EM）是系统收集相关研究领域的现有证据，进行综合分析、科学评价，整合凝练、简明直观地呈现其研究现状、存在问题、发展方向和证据差距的一种新型综合证据。与系统评价、系统评价再评价相比，证据图谱突破了仅针对具体问题证据的局限，着眼于对更为广泛的某一研究领域中的证据进行评价和综合，并更直观地呈现。证据图谱主要包括证据图（evidence map）和差距图（gap map）两种研究类型。证据图主要描述某一特定领域的研究性质、特点和数量，并通过比较所研究问题的相关文献来确定不同证据的样本量和结论等信息（证据差距），一般不对纳入研究进行质量评价，是证据图谱中的一种较为常见的类型。差距图通过可视化特定领域中现有证据，为政策和实践提供信息，主要为干预性证据图谱，即对疾病干预措施有关的证据进行评价整合分析，不涉及预防和预后等。

4. 临床实践指南

临床实践指南（clinical practice guidelines，CPG）是由各级政府、卫生行政主管部门、专业学会、学术团体等针对特定的临床问题，收集、综合、概括和分析各级临床证据，系统制定出恰当的指导意见，为临床工作人员处理专业问题提供参考。有基于专家共识的指南（consensus based guidelines），也有基于证据的循证临床实践指南（evidence-based clinical practice guidelines）。指南的制定程序不同，质量也不同，目前循证临床实践指南逐渐成为指南制定的趋势。循证临床实践指南是一种基于系统检索和系统评价各级证据后制定的一种指南，通常包括评价证据的强度，明确来自证据的观点。对不同干预措施的陈述不是评价哪个更好，而是重点对干预效果的差异进行量化评价。具体内容包括提出临床问题，说明系统检索的方法和证据评价方法以及根据证据的级别和强度提出推荐意见。

5. 临床决策分析

临床决策是临床工作者针对患者的具体问题，运用国内外科学、先进的研究证据，在自身的专业知识与经验基础上，结合患者意愿，通过定性、定量分析各种备选方案的利弊，最终选择治疗和处理方案的过程。临床决策分析（clinical decision analysis）是运用决策分析方法，研究临床决策过程中各环节的一般规律，分析影响决策的各种因素，探讨做出正确决策的方法，并按照正确决策的一般规律对现有的临床决策进行分析评估后所得的结论。

6. 临床证据手册

临床证据手册（handbook of clinical evidence）是由临床专家对国内外各种原始研究证据和二次研究证据进行严格评价后，将这些证据汇总撰写而成，对于临床工作人员应用循证资源具有指导意义。如《临床证据》就是一部针对临床常见病、多发病有无证据及证据强度评价的临床证据手册。

7. 卫生技术评估

卫生技术是指为了促进健康、提高生存质量和生存期，用于疾病预防筛查、诊断、治疗、康复和护理等的技术手段。卫生技术评估（health technology assessment，HTA）对卫生技术的技术特征、安全性、有效性、经济学特性和社会适应性进行全面、系统的评价，为从事临床医学和卫生保健的决策者提供合理、科学选择卫生技术的证据。

（三）非研究证据

非研究证据（non-research evidence）指未按照研究设计开展研究的证据，主要包括专家意见、个人经验以及当地的"智慧""诀窍""常识"等。在缺乏研究证据的情况下，非研究证据可提供决策依据，并可在一定条件下对其进行进一步的研究验证，从而转化为高级别的研究证据。

二、按研究问题分类

临床研究证据可按研究问题分为病因与危害研究证据、诊断与评估研究证据、预防与干预研究证据、预后临床研究证据、经济学评价证据、意义研究证据（对研究现象的描述、探索和解释）。

三、按获取渠道分类

按获取证据渠道可分为已发表研究证据、灰色文献、在研临床研究证据。已发表研究证据指公开发表在期刊等出版物上的原始研究和二次研究证据。灰色文献（也称零次文献）是指已完成但尚未公开发表的研究证据，包括未公开出版的政府文献、学位论文、会议记录、科技报告、技术档案等。在研临床研究证据指正在进行尚未完成的原始研究和二次研究证据，如正在注册开展的临床试验和系统评价。

四、按使用对象分类

立足于使用对象的角度，可将证据分为政策制定者、研究者、卫生保健人员和其他用户四种类型（表3-3）。

表3-3　从使用对象角度的证据分类

项目	政策制定者	研究者	卫生保健人员	其他用户
代表人群	政府官员、机构负责人	基础、临床、教学研究者等	临床医生、护士、医学技术人员等	患者、健康人群
证据形式	法律、法规、报告	原始证据为主（原始研究、方法学研究等）	二次证据为主（指南、摘要、手册等）	科普材料、健康宣传教育材料、大众媒体信息
证据特点	简明概况、条理清晰	想尽细致、全面系统	方便快捷、针对性强	形象生动、通俗易懂
证据目的	侧重国计民生，解决重大问题	侧重科学探索，解决研究问题	侧重实际应用，解决专业问题	侧重个人保健，解决自身问题

第二节　证据分级系统

任何关于事件之间联系的观察都可以是循证护理的潜在证据，但并非所有的证据都是同等可靠。对证据进行科学的等级划分可反映研究的适用性、可重复性和普遍性，有助于临床研究证据的转化，提高护理决策质量和患者结局。1979年，加拿大定期体检工作组（CTFPHE）提出了首个医学证据分级体系，将证据分为三级。此后，多种证据等级系统被研发和使用，这些证据等级系统大致可归纳为以下三个主要类型。

一、基于研究设计类型的证据分级体系

1979年，加拿大定期体检工作组将设计良好的RCT作为最高级别证据，其次是设计良好的队列或病例对照研究和具有重大意义的非对照研究，专家意见级别最低。同时把推荐意见分为"支持证据充分""支持证据尚可""支持证据缺乏""不支持证据尚可""不支持证据充分"共5个，但其与证据分级无关联。1986年，David Sackett教授在此基础上将证据分为5个等级，并首次将证据质量与推荐强度一一对应（表3-4）。

表 3-4　David Sackett 五级证据体系

证据级别	描述	推荐强度	描述
I	有确定结果的大样本 RCT	A	至少一项 I 级证据支持
II	结果不确定的小样本 RCT	B	至少一项 II 级证据支持
III	非随机的同期对照试验	C	只有 III、IV、V 级证据支持
IV	非随机的历史对照试验		
V	无对照的系列病例报道		

随后，美国卫生保健政策研究所（现为 Agency for Healthcare Research and Quality,
AHRQ）、英格兰北部循证指南制定项目组、美国预防服务工作组、澳大利亚国家
卫生与医学研究委员会、苏格兰院际指南网络等机构和组织提出了各自的证据分
级系统。这些系统的建模与证据分层结构类似，以研究设计类型（包括 RCT、非
RCT、队列研究、病例对照研究、病例系列、个案报告等）为分级依据，配合对
研究质量的要求，实现对纳入证据的分级过程，并形成推荐强度。

2001 年，美国纽约州立大学下州医学中心推出证据等级金字塔，首次将动物
研究和体外研究纳入证据分级系统，增加了证据的类型。但该证据金字塔并未形
成相对应的推荐级别标准（图 3-1）。

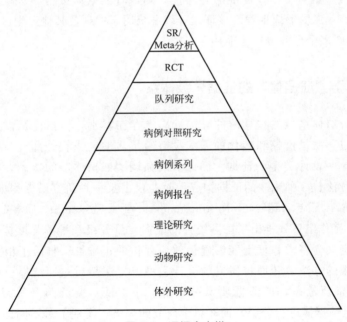

图 3-1　证据金字塔

二、基于临床问题分类的证据分级体系

1. 牛津证据分级体系

1998 年，英国 Cochrane 中心联合循证医学和临床流行病学权威专家首次将证据分类的概念整合到证据分级体系中，把证据分成了病因、诊断、预防、治疗、危害、预后、经济学分析等 7 个类别，对每类证据分别进行分级，使其更具针对性和适应性。该体系于 2001 年正式在牛津循证医学中心发表，因其内容详细具体，成为目前最为经典和权威的证据分级体系。但该标准过于复杂和深奥，初学者不易理解和掌握，工作组分别在 2009 年和 2011 年对其进行了修改和更新（表 3-5）。

2. JBI 证据预分级体系

2003 年，澳大利亚 JBI 循证卫生保健中心基于护理证据的多元性提出了证据的 FAME 结构（证据的可行性、适宜性、临床意义和有效性），制定了证据等级系统，并于 2006 年和 2010 年进行了更新。2014 年，JBI 结合 GRADE 系统以及原有的 JBI 循证卫生保健模式制订了证据预排序及推荐等级系统（表 3-6、表 3-7）。该系统在对单项研究进行严格评价后，按照研究类别基于研究设计分别进行 level 1~5 的预分级，再根据 GRADE 标准的升降级原则，对证据体进行等级调整，最后按照 JBI 证据推荐强度形成推荐。该证据分级系统用于护理及其他卫生保健领域，已在 JBI 及其 50 多个国际分中心应用。

三、基于"证据体"的证据分级体系

前两类分级体系虽然在具体的分级标准上存在差别，但都注重设计类型及研究质量，对过程质量监控和转化的需求没有给予足够的重视。此外，在这些分级系统中针对单一设计类型的证据。循证实践强调"证据体"的概念，即证据体是由多种研究方法、多种来源的证据构成，而非仅由某一种研究所获得的证据构成。2004 年，GRADE（Grades of Recommendations Assessment, Development and Evaluation）工作组正式推出了国际统一的证据质量分级和推荐强度标准。此标准把证据质量定义为多大程度上能够确信效应评估的正确性，打破了根据研究设计类型制定等级的方法，转而将研究的设计类型、方法学质量、结果一致性和证据直接性进行综合考虑，把证据质量分为高、中、低、极低四个等级（表 3-8）。GRADE 是对证据体进行分级，而非单个研究的分级，实现了对不同证据类型的综合评价。

表 3-5　牛津循证医学中心证据分级系统（2011 版）

问题	1 级	2 级	3 级	4 级	5 级
现患率问题	当地和当前的随机抽样调查或人口普查	与当地实际情境匹配的随机抽样调查的系统评价	当地非随机抽样的调查	病例系列	N/A
诊断问题	与金标准对照且应用盲法的横断面研究的系统评价	与金标准对照且应用盲法的横断面研究	未连续纳入患者或研究未与参考标准对照的横断面研究	病例对照研究，或无独立参考标准质量的横断面研究	机制研究
预后问题	基于前瞻性队列研究的系统评价	前瞻性队列研究	队列研究，或随机试验的对照组	病例对照研究，或低质量预后队列研究	N/A
疗效问题	基于随机对照试验的系统评价或单病例随机对照试验	随机对照试验，或疗效显著的观察性研究	非随机对照队列/随访研究	病例系列，或病例对照研究，或历史对照研究	机制研究
常见危害问题	基于随机对照试验的系统评价，或基于巢式病例随机对照研究的系统评价，疗效显著的观察性研究	单个随机对照试验，或疗效显著的观察性研究	有足够样本量，能发现常见危害的非随机对照队列/随访研究（上市后监测）	病例系列，或病例对照研究，或历史对照研究	机制研究
罕见危害问题	基于随机对照试验的系统评价或单病例随机对照试验	单个随机对照试验，或疗效显著的观察性研究		病例系列，或病例对照研究，或历史对照研究	
筛查问题	基于随机对照试验的系统评价	随机对照试验	非随机对照队列/随访研究	病例系列，或病例对照研究，或历史对照研究	机制研究

注：证据的级别会因研究质量低、不精确、间接性、间断性，研究间不一致绝或绝对效量大而升高；因效应量小而降低；因效应量大而升高。
N/A＝不使用。

表 3-6 JBI 研究证据预分级系统（2014 版）

证据等级	疗效研究	诊断实验	预后研究	经济学评价	质性研究
1 级	• 实验性研究 1a—基于 RCT 的系统评价 1b—基于 RCT 及其他干预性研究的系统评价 1c—单项随机对照试验 1d—准随机对照试验	• 连续性纳入患者的诊断试验 1a—连续性纳入患者的诊断试验的系统评价 1b—单个连续性纳入患者的诊断试验	• 起始队列研究 1a—基于起始队列研究的系统评价 1b—单个起始队列研究	基于系统评价形成的决策模型，并根据决策模型进行了调整	基于质性研究或混合设计的系统评价
2 级	• 类实验性研究 2a—基于类实验研究的系统评价 2b—基于类实验研究有前瞻性对照组的类实验研究 2c—单项前瞻性对照的类实验研究 2d—前后对照/回顾性对照组的类实验研究	• 非连续性纳入患者的诊断 2a—基于诊断试验的系统评价 2b—单个非连续性纳入患者的诊断试验	• "全或无"研究 2a—基于"全或无"研究的系统评价 2b—全或无研究	与决策者所在情景类似的场景下开展的经济学评价	基于质性设计研究或混合设计的整合
3 级	• 分析性观察研究 3a—基于队列研究的系统评价 3b—基于队列研究与其他低质量观察性研究的系统评价 3c—单项有对照组的队列研究 3d—单项病例对照研究 3e—单项无对照组的观察性研究	• 基于病例对照设计的诊断 3a—基于病例对照设计试验的系统评价 3b—单个病例对照设计的诊断试验	• 队列研究 3a—基于队列研究的系统评价 3b—单个队列研究	与决策者所在情景类似的场景下开展的高质量健康效果和成本测量（高质量经济学评价要求对成本和健康效果进行综合的、可信的测量，开展足够长的时间周期，进行贴现，开展敏感性分析）	单项质性研究

证据等级	疗效研究	诊断实验	预后研究	经济学评价	质性研究
4级	•描述性观察研究；基于描述性研究的系统评价 4b—单项横断面研究 4c—病例系列研究 4d—个案研究	•诊断率研究 4a—基于诊断率研究的系统评价 4b—单个诊断率研究	•病例系列、病例对照研究、历史对照研究 4a—基于病例对照研究、历史对照研究的系统评价 4b—病例对照研究、历史对照研究	与决策者所在情景类似的场景下开展的单个高质量经济学评价（见3级）	基于专家评价的系统评价
5级	•专家意见、基础研究 5a—专家共识 5b—基础研究的系统评价 5c—基础研究、单个专家意见	•专家意见、基础研究 5a—专家共识 5b—基础研究系统评价 5c—单个专家意见、基础研究	•专家意见、基础研究 5a—专家共识 5b—单个专家意见 5c—基础研究	中低质量经济学评价的整合（中低质量的经济学评价指对成本和健康效果测量不充分、未开展敏感性分析；时间同期不够长）	单个专家意见
6级				单个中低质量经济学评价（见5级）	
7级				关于干预和对照组间的增量成本效果分析的专家意见	

表 3-7　JBI 推荐级别（2014 版）

推荐级别	判断标准
A 级推荐（对健康管理策略强推荐）	1. 明确显示干预措施利大于弊
	2. 有高质量证据支持
	3. 有益或不影响资源的利用
	4. 考虑了患者的价值观、意愿和体验
B 级推荐（对健康管理策略弱推荐）	1. 干预措施似乎利大于弊，但不明确
	2. 有证据支持，但证据质量不高
	3. 对资源利用有益、不影响或影响较小
	4. 部分考虑或没有考虑患者的价值观、意愿和体验

表 3-8　GRADE 证据质量分级标准

证据等级	描述	研究类型
高	非常确信真实的效应值接近效应估计	RCT，质量升高二级的观察性研究
中	对效应估计值有中等程度的信心，真实值有可能接近估计值，但仍存在二者人不相同的可能性	质量降低一级的 RCT，质量升高一级的观察性研究
低	对效应估计值的确信程度有限，真实值可能与估计值大不相同	质量降低二级的 RCT，观察性研究
极低	我们对效应估计值几乎没有信心，真实值很可能与估计值大不相同	质量降低三级的 RCT，质量降低一级的观察性研究，系列病例观察，个案报道

2010 年，GRADE 工作组开发了针对质性系统评价证据的分级工具——CERQual，从方法学局限性、相关性、结果一致性和数据充分性四个方面将质性研究证据分为高、中、低、极低四个等级。澳大利亚 JBI 循证卫生保健中心的专家也借鉴 GRADE 方法开发了质性研究 Meta 整合证据的评估工具 ConQual。

第三节　基于"证据体"的证据分级推荐系统

一、GRADE 工具

2004 年，针对当时证据分级与推荐系统存在的不足，包括临床专家、方法学专家、卫生政策专家在内的 GRADE 工作组推出了证据质量和推荐强度标准——GRADE 系统。与其他系统相比，GRADE 系统具有下列优点：①由一个具有广泛代表性的国际指南制定小组制定；②明确定义了证据质量和推荐强度；③清楚评价不同方案的重要结局；④对不同级别证据的升级与降级有明确、综合的标准；⑤从证据评级到推荐意见强度全过程透明；⑥明确承认患者价值观和意愿；⑦就推荐意见的强弱，分别从临床医生、患者、政策制定者角度做了明确实用的诠释；⑧适用于制作系统评价、卫生技术评估及指南。因其更加科学合理、过程透明、适用性强，目前已被 WHO、Cochrane 协作网等 100 多个组织采用。

如表 3-9 所示，GRADE 系统将无严重缺陷的随机对照试验定为高质量证据，无显著优势的观察性研究定为低质量证据，同时参考偏倚风险、不一致性、间接性、精确性和发表偏倚 5 个降级因素和大效应量、剂量-效应关系、潜在的混杂因素降低疗效 3 个升级因素将每一结局相应的证据质量归属于从高到极低的四类之一。证据体总的质量取决于关键结局中证据质量最低的结局。升降级需考虑不同研究间、不同分级条目及同一条目内不同方面的权重，从总体考虑升降级的级数，无需严格量化。

表 3-9　GRADE 证据分级方法与原则

研究设计	证据群初始等级	质量影响因素		证据群质量等级
		降级因素	升级因素	
随机试验 ——→ 高		偏倚风险	大效应量	高
		−1 严重	+1 大	
		−2 非常严重	+2 非常大	
		不一致性		中
		−1 严重		
		−2 非常严重		
观察性研究 ——→ 低		间接性	可能混杂因素降低效应	低
		−1 严重	+1 降低所展示的效应	
		−2 非常严重	+1 未观察到效应是一种假效应	
		不精确性		极低
		−1 严重		
		−2 非常严重		
		发表偏倚	剂量-效应关系	
		−1 可能	+1 梯度量效证据	
		−2 非常可能		

来源：Guyatt G, Oxman A D, Akl E A, et al. GRADE guidelines：1. Introduction-GRADE evidence profiles and summary of findings tables. J Clin Epidemiol. 2011，64(4)：383-394.

GRADE 系统根据证据质量、利弊平衡、患者价值观和意愿、医疗资源四个方面对干预措施做出推荐，推荐强度分为强和弱两级，但在系统评价中不做推荐。

GRADE 的证据推荐强度

强推荐的含义

　　对患者——多数患者会采纳推荐方案，只有少数不会；此时若未予推荐，则应说明

　　对临床医生——多数患者应该接受该推荐方案

　　对政策制定者——该推荐方案在大多数情况下会被采纳作为政策

弱推荐的含义

　　对患者——绝大多数患者会采纳推荐方案，但仍有不少患者不采用

　　对临床医生——应该认识到不同患者有各自适合的方案，帮助每个患者做出体现他（她）价值观和意愿的决定

　　对政策制定者——制定政策需要实质性讨论，并需要众多利益相关者参与

可能降低随机对照试验证据质量的因素

偏倚风险	包括隐蔽分组缺失、盲法缺失（特别是结局指标为主观性指标且对其评估极易受偏倚影响时）、失访过多、未进行意向性分析、观察到疗效就过早终止试验或未报道结果（通常是未观察到疗效的一些研究）
不一致性	不同研究间大相径庭的疗效评估（异质性或结果的差异）意味着各种疗法的疗效确实存在差异。差异可能源于人群（如药物对重症人群的疗效可能相对显著）、干预措施（如较高药物剂量会使疗效更显著）或结局指标（如随时间推移疗效降低）。当结果存在异质性而研究者未能意识到并给出合理解释时，证据质量亦降低
间接性	有两类。第一类如欲比较两种活性药物的疗效时，尽管可能没有两药直接比较的随机对照试验，但可能存在两药均与同一安慰剂比较的随机对照试验，这样的试验便可进行两药疗效的间接比较，但提供的证据质量比两药直接比较的随机对照试验要低。第二类间接证据包括人群、干预措施、对照措施、预期结局及相关研究中诸如此类的元素
精确性	当研究纳入的患者和观察事件相对较少而致可信区间较宽时，将降低该研究的证据质量
发表偏倚	若研究者未能发表研究（通常是阴性结果的研究）时，证据质量亦会减弱。典型情况是当公开的证据仅局限于少数试验而这些试验全部由企业赞助，此时不得不质疑存在发表偏倚

可能增加观察性研究证据质量的因素

效应值很大	当方法学严谨的观察性研究显示疗效显著或非常显著且结果一致时，将提高其证据质量

可能增加观察性研究证据质量的因素

可能的混杂因素会降低疗效	如营利性医院患者死亡率高于非营利性医院。该结果在忽略营利性医院卫生资源更多，就诊患者社会经济状况普遍较好、病情较轻的情况下得出的。若存在潜在混杂因素时，更有利于营利性医院。若考虑到这类混杂因素，非营利性医院疗效更好的证据强度将提高
剂量-效应关系	给药的药量和引起的效应大小之间有明显的关联
证据质量	证据质量越高，越适合制定一个强推荐，反之亦然
利弊平衡	利弊间的差别越小，越适合制定一个强推荐，反之亦然
价值观和意愿	患者之间的价值观和意愿差异越小，或不确定性越小，越适合制定一个强推荐，反之亦然
资源利用	一项干预措施的花费越低，消耗的资源越少，越适合制定一个强推荐，反之亦然

二、CERQual 工具

CERQual（confidence in the evidence from reviews of qualitative research）工具最早开发于 2010 年，由挪威知识转化中心联合 Cochrane 协作网、Campbell 协作网、GRADE 工作组和世界卫生组织等国际相关机构制定的质性系统评价分级系统，旨在为国际指南小组使用质性系统评价证据提供支持。CERQual 工具旨在评价证据的信度，即系统评价结果与所研究问题真实情况的相符程度。CERQual 首先将所有系统评价结果的初始证据级别视为高级别，然后依据纳入研究的方法学局限性、研究结果的一致性、相关性和数据充分性四个方面进行降级，得出质性系统评价单个合成结果的最终证据级别，并用高、中、低、极低四个等级表示（表 3-10）。

表 3-10　质性系统评价结果信度的 CERQual 评级意义

级别	含义
高	我们很有把握研究结果真实反映客观现象
中	我们有中等把握研究结果真实反映客观现象
低	我们有有限把握研究结果真实反映客观现象
极低	我们没有把握研究结果真实反映客观现象

方法学局限性指原始研究设计和实施中存在的问题，需借鉴相关的定性研究方法学质量评价工具对每一个纳入研究进行评价。CERQual 借鉴 CASP 评价定性

研究的方法学局限性，但不排除使用其他定性质量评价工具（如 UKGC-SRO）。因系统评价的结果由众多原始研究数据所支撑，所以评价方法学质量如何影响研究结果时，应考虑每一个纳入研究的方法学局限性，并基于此给出方法学局限性的总体评价。

相关性指纳入研究的研究目的、研究对象等与系统评价要解决问题的相符程度。一般情况下，定性系统评价的纳入标准与研究问题相一致，因此纳入研究的相关性较强。但是也有相关性较低的情况，可归纳为：①间接相关，例如研究人们对禽流感的看法，但是由于缺乏相关研究，因此纳入猪流感的相关研究；②部分相关，例如研究欧洲地区幼儿园儿童的生活模式，但是只纳入挪威地区的研究；③相关性不确定，即纳入研究与定性系统评价需要解决的问题相关性不大，或者对相关性的解释不明。当有以上情况出现时，系统评价结果的信度将会降低.

一致性是指综合结果与相应原始研究结果的相符程度及是否解释了原始研究结果的差异。当原始研究中出现无关或反常的情况，不支持甚至与系统评价结果相悖，且此不一致难以解释时，系统评价结果的信度降低。合理解释研究结果间的差异是评价一致性的关键，其理论基础可以是内部产生的（如源自原始研究）、外源性的（如基于已建立的概念或理论）或者原创的（如作者在综合结果过程中提出的理论）。

数据充分性指针对定性系统评价某一结果，对其相关资料的丰富性和数量做出的综合评价。数据丰富是指原始研究能够提供充分详细的信息来描述研究状况使其易于理解，如理解参与者对特定话题的观念和经验。相反，数据单薄则不易于理解研究状况，也将降低系统评价结果的信度。另外，原始研究数量不足或研究人群过少，观察结果不足时，系统评价结果的信度也会降低，因为此时便无法确定是否存在其他研究得出了相类似的结果。评价者可以从数据的饱和原则去考虑，也可以通过评价其他研究资料对系统评价结果的影响程度对数据充分性做出评价。评价数据充分性并不是旨在增加原始研究的数量，更多的是让评价者关注哪些地方资料不足或存在局限性。少量而概念丰富的研究或许比数量大但数据稀缺的描述性研究更加有说服力。

三、ConQual 工具

澳大利亚 JBI 循证卫生保健中心的专家借鉴 GRADE 方法开发了针对质性研究 Meta 整合证据的评估工具 ConQual。ConQual 系统从质性研究证据的可靠性和可信度进行质量评价（表 3-11、表 3-12）。可靠性主要考察纳入 Meta 整合的原始研究质量，包括适用性和可审查性。适用性指结果能够引起有类似经历和体验的人的共鸣，适用于整合研究中特定研究对象之外的情境，具有普适性。可审查性指整合研究的目的明确，充分详细地描述所用的方法，整合方法合理、可解释。可信性指作者的解释得到原始研究资料的支持程度。

与 GRADE 系统类似，ConQual 系统首先将 Meta 整合的证据质量定为高，然后从可靠性的 5 个条目和可信性 3 个条目对证据进行评价，最终把证据分为高、中、低、极低四个等级。

表 3-11　质性研究证据体可靠性评价清单

评价条目	分级方法
1. 研究方法是否与研究问题或研究目的一致	4~5 个结果为"是"保持可靠性等级不变；2~3 个结果为"是"，降 1 级；0~1 个结果为"是"，降 2 级
2. 研究方法是否与数据收集的方法一致	
3. 研究方法与数据的呈现和分析是否一致	
4. 是否从文化和理论的角度声明研究者的立足点	
5. 是否阐述了研究者对研究的影响或研究对研究者的影响	

表 3-12　质性研究证据体可信度评价清单

评价条目	分级方法
1. 明确：研究结果毋庸置疑，研究结论不会改变	结果都是"明确"，信度保持不变；结果有"明确"和"可疑"混合，信度降 1 级；结果全是"可疑"，降 2 级；结果是"可疑"和"未证实"混合，降 3 级；结果全是"未证实"，信度降 4 级
2. 可疑：研究结果与原始资料缺少明确的相关性，研究结论会发生改变	
3. 未证实：研究结果未得到原始数据支持	

（沈建通　陈群飞　李雨粼　吴超）

思 考 题

1. 证据的常见类型有哪些？
2. 不同证据分级与推荐系统的特点是什么？
3. 证据分类分级和推荐的意义是什么？

扫码观看本章
课程视频

第四章
护理证据的来源与检索

◀◀ ——————————————————

 学习目标

识记：证据检索的基本思路和步骤。

理解：检索策略的构建技术。

运用：常见循证资源数据库的选择与使用。

2000 年，加拿大 McMaster 大学的 David Sackett 等学者将临床证据定义为"以患者为研究对象的各种临床研究（包括防治措施、诊断、病因、预后、经济学研究与评价等）所得到的结果和结论"，即证据是由研究得出的结论。循证护理以其真实、可靠的科学证据使现代护理科学研究和临床护理实践不断深入，证据是其核心。护理人员要在有限时间内从海量的文献中快速有效地获取所需信息，须根据临床证据的分类迅速做出判断，熟悉证据来源（数据库），具备一定的文献检索能力。本章内容将介绍循证数据库的常见类型、特征、选择标准和检索方法，以期为护理人员快速获取有效信息提供方法指导。

第一节　证据的来源

实践循证医学必然需要筛检证据，熟悉证据来源和检索技巧是护理人员在临床决策中实践循证医学的重要步骤之一，同时也是进行循证护理研究不可缺少的步骤。目前可提供护理人员使用的数据库较多，检索途径和方法也多种多样，但只有针对临床需要进行检索策略的设计，并针对现有条件，才能确定什么是当前最相关的数据库和基本相关的数据库。为了更有效地获取证据，对证据的检索可分类、分步骤进行，并应先检索对临床工作最有指导价值的最相关的数据库，不能满足需要时再检索基本相关的数据库。

一、临床循证医学证据的来源

关于证据的来源，研究者 Haynes RB 等在"4S""5S""6S"模型基础上于2016 年提出了新"5S"模型（图 4-1），该模型将研究证据分为五个层次，自上而下证据的覆盖面变大，证据的可靠性、综合性和易用性降低，使用者的工作量增加。

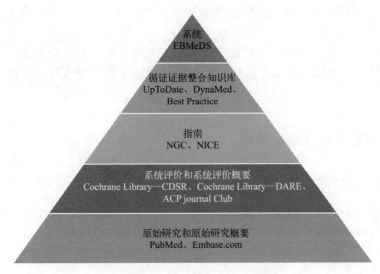

图 4-1　新"5S"证据模型

（1）原始研究（studies）　指单个原始研究，数量庞大、质量无保障、未进行严格的评价、研究间存在结果不一致等问题，易用性差。如 Pubmed、Embase、Cochrane Library-CENTRAL。

（2）系统评价（syntheses）　通过系统收集原始研究，并对研究进行严格的评价和综合。这类资源数量较多、报告详细、质量差异较大，需使用者自己判断质量，易用性不佳。常见资源如 Cochrane Library-CDSR、JBI-Systematic Review、各种期刊上的系统评价。

（3）推荐（recommendations）　对系统评价和原始研究证据进行简要总结，专家对证据质量和证据结论进行简要点评和推荐，通常以期刊、临床指南等形式呈现。这类资源较易使用，但不够系统，更新不佳。常见资源如 ACP journal Club、EBM 系列期刊。

（4）总结（summaries）　循证知识库和循证指南，这类资源针对临床问题，系统整合了来自前三类低层级证据，直接给出推荐意见、推荐强度和级别。由于其快捷易用、随时更新，已成为当下循证实践的首选资源。但其覆盖面小、主题狭窄、质量参差不齐。如 BMJ Best practice、Dynamed Plus、EBM Guidelines、

Uptodate 等。

（5）计算机辅助决策系统（system） 通常是指整合临床实践指南的计算机决策支持系统，可根据个体患者的特征（如电子病历）链接相关证据，系统根据个体患者的特征自动链接至当前与该患者具体情况相关的最佳证据，并提醒或告知医护人员治疗的关键所在，因而对临床实践具有重大的指导意义。如 EBMeDS、ProVationMD 等。"System" 层的证据非常少，实际研究中无法达到这种条件，并且包括的临床范围也非常有限，可能链接到的也不是当前最好的证据，因此 Haynes RB 等认为在当前最佳证据整合到电子病历之前，可从其他模型中获取研究证据。

国外有医学图书馆将证据来源分为两类，即背景资源和前景资源。背景资源如传统教科书、书目数据库中的叙述性文献综述。前景资源包括二次研究和原始研究。

二、常用循证实践资源库

（一） Cochrane 图书馆

Cochrane 协作网旨在通过制作、保存、传播和不断更新医疗卫生领域防治措施的系统评价提高医疗保健决策的科学性，促进循证医学实践。Cochrane 图书馆是国际 Cochrane 协作网的主要产品，包括多种高质量的决策证据。

1. Cochrane 系统评价资料库

Cochrane 图书馆中的 Cochrane 系统评价资料库（cochrane database of systematic review，CDSR）是公认的高质量系统评价证据的重要来源，收录了 Cochrane 系统评价各专业组完成的系统评价全文（completed review）和注册方案（protocols）。所有的 Cochrane 系统评价均由工作组按 Cochrane 手册进行制作、更新和监管。CDSR 还包括述评（editorials）和增刊（supplements）。述评主要是关于 Cochrane 系统评价的相关讨论与评价。增刊收录了 Cochrane 年会和其他相关会议的论文摘要。CDSR 目前发布了 8000 多个 Cochrane 系统评价和 2000 多个注册方案，每月更新。

2. Cochrane 临床对照试验注册资料库

Cochrane 临床对照试验注册资料库（cochrane central register of controlled trials，CENTRAL）收集了随机对照试验和准随机对照临床研究，这些研究主要来源于 PubMed、Embase、Koreamed、CINAHL 等书目数据库和 ClinicalTrials.gov、WHO's ICTRP 等临床试验注册网站。各 Cochrane 协作网分中心和 Cochrane 专业组也将收集到的临床研究提交到 CENTRAL。CENTRAL 每月更新，目前已收录 170 多万个临床研究，这些记录包括作者、标题、来源、时间、摘要等题录信息，不提供全文。

3. Cochrane 临床答案

为提高 Cochrane 系统评价的证据转化，Cochrane 临床答案（cochrane clinical answers，CCA）使用 PICO 框架将单个 Cochrane 系统评价加工成更易读、易理解和聚焦的临床问题答案，用于支持临床医护决策。Cochrane 临床答案包括一个临床问题、简短的答案和 Cochrane 系统评价中相关结局及数据。证据采用列表方式展示文字、数据和图表链接。

（二）JBI 循证卫生保健数据库

JBI 循证卫生保健数据库（https://jbi.global/ebp#database）由澳大利亚全球知名的循证医学研究机构乔安娜布瑞格斯研究所研发，按照 JBI 循证卫生保健模式分为证据获取、证据评价和证据应用三个版块。

（1）证据获取板块可检索到证据总结（dvidence summaries）1500 余篇、循证推荐实践（evidence-based recommended practice）1000 余篇、最佳实践信息册（best practice information sheets）100 余篇、系统评价（systematic review）220 余篇以及用户信息页（consume information sheet）140 余篇。这些资源全部汇总到 JBI COnNECT＋（循证照护和治疗临床在线网络）中，分为 14 个领域（node）介绍，如癌症护理、慢性病管理、感染控制等，帮助访问者检索和阅读。

（2）证据评价用户可使用在线系统评价软件 JBI SUMARI（systematic review software）、JBI 方案快速评价数据库 JBI RAPid（rapid appraisal protocol internet database）以及主题分析软件 JBI TAP（thematic analysis software）对证据进行评价。

（3）证据应用用户可使用专门设计、制作的临床手册或传单制作软件 JBI consumer pamphlet builder 和 JBI clinical manual builder、临床证据应用系统 JBI PACES（practical application of clinical evidence system）、患者结局在线数据库 JBI POOL/COOL（patient/client outcomes online）等工具应用和传播证据。

（三）DynaMed 循证医学数据库

DynaMed 是 EBSCO 公司遵循循证实践原则所开发的一个专门为医护人员提供临床咨询、解答临床问题的循证参考数据库。数据库收录 1 万多个医学临床主题，每个主题包括疾病概述、流行病学、病因和病理、病史与体格检查、诊断、管理、预后、预防与筛选、质量提高、指南与资源、ICD 编码、参考文献等信息。信息内容由临床专家、方法学家和医学信息专家组成的团队按照临床应用的需求，系统评价来自顶尖医学期刊、重要二次研究文献、药物信息资源、临床指南等证据，通过整合临床证据以及个人经验制作而成，每日更新。DynaMed 的内容编辑遵循 7 个流程：①全面检索证据；②从检索的证据中选择最佳可用证据；③对每篇纳入的文献进行系统、严格的质量评价；④利用研究的结果数据对证据进行客观报告；⑤综合多个证据；⑥基于多个综合证据得出结论；⑦随着新证据的出现更新结论。DynaMed 将采用了易于研读的三级等级（将证据质量依次分为一级、二级、三级）和二级推荐体系（强推荐、弱推荐），以便用户快速阅读和决策。目前，数据库收录了 22000 多个全球临床实践指南、近 7200 多张医学影像图片及相关数据、超过十万条精简的医学证据概要，还包括药物使用及相互作用信息。

（四） CINAHL 数据库

CINAHL 是全球最大的护理学及相关健康领域文献索引摘要数据库，收集了护理专业期刊、美国护理协会、国际护理联盟组织以及相关健康领域的文献资料约 5600 种期刊，累计文献超过 760 万条，文献最早可回溯至 1937 年。其中 1000 多种期刊未收录在 MEDLINE 数据库中。CINAHL 数据库还收录有卫生保健类图书、护理学论文、专著、博硕士论文、会议论文、专业实践标准、教育软件、视听资料和图书章节等。覆盖的学科领域包括：护理学、运动训练、听力学、心肺技术、口腔卫生、急诊服务、健康信息管理、医疗辅助、职业疗法、物理治疗与康复、卫生保健社会公益服务、语音-语言病理学、社会健康服务、生物医学、教育、行为科学、管理学等。

（五）实证护理主题评论数据库

实证护理主题评论数据库（nursing reference center）为原 CINAHL 编辑群，针对护理相关人员的临床需求制作的循证护理实践参考资源，与 CINAHL 和 MEDLINE 相互补充，为临床护理实践决策提供辅助。此资料库内容包括以下主要内容。

（1）CINAHL 护理指南（CINAHL nursing guide） 此部分内容包含了近 4000 种循证护理案例资源（evidence-based lessons），其中包括护理流程揭示，疾病与病情控制，依法护理照顾指导以及药物的依法使用。包括以下 4 个模块内容。

① 2200 多种循证护理的照顾清单和案例（care sheets & lessons）。

② 750 多种法律案例（legal cases）。

③ 350 多种护理学研究工具（research instruments）。

④ 1300 多种继续教育资源（CEU modules）。

（2）护理人员需了解的实时治疗及临床照护的药品信息。

（3）健康教育（health education）。

（4）健康护理新闻（health nursing news）。

三、常用生物医学文献数据库

1. PubMed 数据库

PubMed 是国际上最重要和权威的生物医学文献数据库之一，由美国国立医学图书馆开发，检索免费。PubMed 收录了全球 80 多个国家 5200 多种生物医学期刊的题录、文摘和部分全文，文献可回溯至 1948 年，部分早期文献可回溯至 1865年。PubMed 的文献主要来源 MEDLINE、PMC 及 NCBI Bookshelf 三个数据库，文献累计超过 3200 万条记录，内容涵盖基础医学、临床医学、护理学、药学、公共卫生、行为科学等。MEDLINE 是 PubMed 的主体，其索引的期刊文献用 MeSH词标引。PMC 是 PubMed 的第二大组成部分，收录了美国国立卫生研究院资助和收藏的期刊文献全文。NCBI Bookshelf 收录了生物医学和健康领域图书、报告、数据库及其他相关文档的全文或部分章节。PubMed 还提供了 MEDLINE 尚未标引MeSH 主题词的最新文献记录、超出 MEDLINE 收录期刊主题范围的文献、MEDLINE 收录期刊的优先发表文献、期刊被 MEDLINE 收录之前的文献、1966年之前的 MEDLINE 文献。PubMed 设"临床查询"，包括临床研究查询、系统评价查询及医学遗传学查询三个方面；在临床研究查询中，使用期内置过滤器可以针对病因、诊断、治疗、预后及临床指导等五个方面进行检索，还允许检索者使用高敏感性或高特异性两种检索策略来提高检索的全面性和准确性。此外，PubMed 拥有完备的检索系统，可借助其完善的检索语法发挥强大的检索能力。

2. Embase 数据库

Embase 数据库收录自 1974 年以来超过千万条记录，此外还收录了 Medline 中部分数据。主要收录药学及药理学等研究。Embase 数据库收录范围涵盖全球 70多个国家超过 7000 种期刊，每天更新。该数据库有较为完善的检索系统，用户可通过其检索语法提高检索效率，也可通过其内置强大检索过滤器实施字段检索、药物检索、疾病检索等不同检索方式；有强大的"limits"选项供用户选择；可单独检索其收录的 Embase 数据库或 Medline 数据库，也可两者同时检索。具有易用、友好的人机界面的特点，收录"evidence based medicine"作为 Emtree 词。

3. 中国生物医学文献数据库（CBM）

中国生物医学文献数据库由中国医学科学院医学信息研究所开发研制，有光盘版和网络版，付费使用。网络版 CBM 收录我国 1978 年以来 1600 多种生物医学期刊、汇编和会议论文题录，现总量已超过 350 万条，收录范围涉及基础医学、临床医学、口腔医学、预防医学、药学以及中医中药学等多个生物医学学科领域，是收录中文文献题录最全的数据库之一。

表 4-1 为循证医学临床证据数据库。

表 4-1　循证医学临床证据数据库

数据库	特点	是否收费
Cochrane 图书馆	是循证医学的重要资料库。是目前得到日益广泛关注和重视的最全面的系统评价资料库；是卫生保健疗效可靠证据最好的和唯一的来源	否

数据库	特点	是否收费
PubMed 数据库	检索免费，是全球最大的医学文摘数据库之一	否
Embase 数据库	收录药学及药理学等研究及 Medline 中部分数据；每天更新；具有 Emtree 词检索功能	是
Ovid 数据库	全球最大的数据库平台之一，整合了 Medline、Embase 等多个数据库，可用同一检索平台对不同数据库同时检索	是
DynaMed 循证医学数据库	整合使用 CDSR 和其他循证医学资源，可针对多个临床方面进行检索并提供该证据的级别水平	是
CBM 数据库	是收录中文文献题录最全的数据库之一	是

四、循证实践相关网站

1. 循证医学综合网站

见表 4-2。

表 4-2　临床循证综合网站

站名称	国家	特点	是否收费
Netting the evidence	英国	收集循证医学相关信息最多的导航网站之一	否
Medical Matrix	美国	设计详细分类目录，方便检索	是，试用免费
Cancer Net	美国	癌症研究所资料库	是
CRD	加拿大	包含 Cochrane 图书馆 DARE、NHSEED、HTA 三个数据库	是
CADTH	加拿大	检索有关卫生技术及药物的循证医学资料，检索选项丰富，易于使用	是

2. 临床循证指南网站

（1）美国国立实践技术指南库　美国国立实践技术指南库（national guideline clearinghouse，NGC）由美国 AHPQ（agency for healthcare research and quality，AHRQ）、AMA（American medical association，AMA）及 AAHP（American association of health plans，AAHP）共同建立，收录各学科指南超过 2000 份，内容每周更新，是收录循证医学临床实践指南最为丰富网站之一。

（2）加拿大指南网　加拿大指南网（CMA Infobase，Canadian clinical practice guidelines online）由加拿大各级医学会、医学专业团体及政府机构共同参与建立的循证指南数据库。收录面较广，其收录指南全文或章节总数超过 1700 个。

（3）苏格兰院际指南网络　苏格兰院际指南网络（Scottish intercollegiate guidelines network）目前收录已有完成各学科指南全文共 101 分，可按学科浏览；

该站点还有许多有关临床指南开发和评价资料及相关站点链接。

（4）新西兰临床指南网站　新西兰临床指南网站（New Zealand guidelines group，NGZZ）于 1996 年由新西兰国家卫生委员会创立，目前该网站收录已完成指南全文 75 份，在网页中按学科目录记录，方便浏览。

（5）指南研究与评价的评审工具　指南研究与评价的评审工具（appraising guidelines research and evaluation，AGREE）为目前国际指南质量评价的基础工具。

（6）英国国家健康与临床卓越研究院指南（appraising guidelines research and evaluation，AGREE）。

（7）加拿大临床实践指南。

（8）循证医学指南（evidence-based medicine guidelines，EBMC）。

（9）临床实践指南（clinical practice guidelines，CPG）。

（10）指南国际网络（guidelines international network，GIN）。

（11）ScHARR 循证实践指南网络版。

（12）NCCN（national comprehensive cancer network，NCCN）指南。

（13）国家卫生图书馆（National library for health）。

可检索证据、指南等，将结果按临床问题和文献类型分类显示并免费获得摘要。提供标题检索和标题及全文内容检索。内置 evidence based review、guidance 等过滤器。

3. 循证教学网站

（1）加拿大医疗卫生循证网络　包含如何实践循证医学的生动实例及其他一些循证医学相关资源，供访问者免费浏览。

（2）美国杜克大学图书馆循证医学中心　包含有提出问题、文献检索和评价证据等实践循证医学基本步骤。

（3）纽约医学图书馆循证医学资源中心　内有学习及实践循证医学相关资料，同时提供部分期刊文献题录，还包括 SumSearch、PubMed Clinical Queries 及 DARE 等数据库在内的链接地址。

（4）循证医学中心　可免费下载循证医学学习资料等资源。

（5）美国 Rochester 大学医学中心　该网站内有不少关于循证医学的内容，还提供站外的大量高质量循证医学信息及资源，且可以分类形式显示。

（6）兰州大学循证医学中心　该中心较为全面地收录有循证医学学习与实践的各个方面的资料，包括循证研究、循证实践、教学培训、学习园地、资料下载、学术讲座及会议信息等栏目。

（7）澳大利亚 JBI 循证卫生保健中心　澳大利亚 JBI 循证卫生保健中心（joanna briggs institute）成立于 1996 年，是目前全球最大的从事循证护理及相关领域循证实践的研究机构，在全球有 70 个合作中心和协作组，目前已经完成了近百项护理及相关领域的系统评价，发行"证据总结"和"推荐实践"等循证资源，并出版专业期刊 International Journal of Evidence-based Health Care 和《最佳实践信息册》（best practice：evidence based practice information sheets）。JBl 的主要系统评价全文或摘要均发表在其中，为全球临床护理实践提供证据。

（8）York 大学循证护理中心　York 大学循证护理中心（the university of York Centre for evidence-based nursing）是英国约克大学于 1996 年成立的，是全球第一个"循证护理中心"。该中心是全球最早开始循证护理研究的机构，主要进行循证护理的教育和培训，并收集社区服务和健康促进方面的证据。在该中心网站中主要介绍教育、培训、健康调查和社区服务方面的信息，侧重于护理人员培训的循证护理研究。

（9）复旦大学 Joanna Briggs 循证护理合作中心　该中心于 2004 年成立，由复旦大学护理学院与澳大利亚 Joanna Briggs 循证卫生保健中心合作建设，专门从事循证护理的教育研究、实践和传播。该中心网站提供了 3 个主要栏目：循证护理实践、循证教育和循证研究。循证护理实践栏目旨在通过循证护理专题讲座、循证护理培训以及优秀循证护理出版物的推荐，促进读者对循证护理概念、意义和实践方法等的了解。循证教育栏目侧重介绍循证护理研究的方法，如获取信息资料的方法、开展系统综述以及 Meta 分析的方法等，另外还介本中心以及 JB 中心开展的研究项目，供读者查阅。循证研究栏目通过收集、整理并刊载部分循证护理实践方面的文献，为读者提供一个了解循证护理实践开展现状的平台和相互交流、切磋的窗口。

4. 其他循证护理相关资源

除上述证据来源外，还有部分其他与循证护理相关的资源，国内的有中华护理学会网站等，国外有国际护士理事会、美国护理学会等。见表 4-3。

表 4-3　其他循证护理学网站

分类	网站
国内护理学网站	中华护理学会网站
	中国护理网
国外护理学网站	国际护士理事会
	美国护理学会
	英国护理学会
	加拿大护理学会

第二节　证据检索的原则与步骤

临床循证检索主要有两个目的：一是护理人员使用证据，检索当前最佳证据作为临床参考；二是临床科研制作证据，检索当前全部相关内容的研究，对当前所给予的护理措施进行检索，尽量保证查全，为下一步创造证据提供全面的资料。目的不同，检索侧重点也存在差异，如何获取临床循证所需的研究证据，需对检索相关知识有所了解。

一、文献检索基本技术

布尔逻辑检索是文献检索最基本、最重要的检索技术。通过布尔逻辑运算符，对若干个检索词进行组合以表达检索的需求。布尔逻辑运算符主要有 AND、OR、NOT 三种。

（1）AND　逻辑与，表示概念之间的交叉关系。表达式 A AND B，表示检出的记录中必须同时含有 A 和 B 两个检索项，缩小检索范围，提高查准率。

（2）OR　逻辑或，表示概念之间的并列关系。表达式 A OR B，表示只要含有 A 或 B 中任何一个检索词即为命中的文献，扩大检索范围，提高查全率。

（3）NOT　逻辑非，表示概念之间的排斥关系。表达式 A NOT B，表示只能含有检索词 A 不能同时含有 B，缩小检索范围。此运算的不正确使用容易排除可能有用的文献，应慎用。

一个检索式同时包含多个逻辑运算符时，依次按 NOT、AND、OR 的优先顺序执行，但使用括号可改变运算次序。

其他常用的检索技术还包括截词检索、限定检索、词组检索、精确检索、扩展检索、位置检索等。这些检索技术在不同数据库中使用的规则可能不同，在使用前先查阅各数据库的帮助文档。

二、检索词和检索途径

选择正确的检索词是获取证据的必要步骤，检索词是表达信息需求和检索内容的基本元素，检索词选择恰当与否直接影响检索结果。在日常检索中，运用较多的检索方式是主题词检索和关键词检索。

1. 主题词和主题词检索

主题词又称叙词，来自主题词表，医学主题词多采用美国国立医学图书馆编制的《医学主题词表》（Medical Subject Headings，MeSH），能非常准确地定位相关文献。主题词表中采用的词语有严格的规范，可将多个相同概论、名词术语、同义词等用唯一的术语表达；通过参照系统将某些非主题词指向主题词；通过主题词表达的树状结构或主题词等级索引等揭示主题词之间的相互关系以便于查找主题词；通过主题词检索的组配规则，如主题词与主题词的交叉组配或主题词与副主题词的限定组配，使检索更准确。

许多数据库都用主题词来标引收录的文献，标引的过程可将文献作者、标引人员和检索人员的自然语言统一为规范化的受控文献检索语言，对于明确词义、扩大或缩小检索范围、提高文献检索的查全率和查准率有重要作用。例如，Acupuncture 是一个主题词，needle therapy 是一个关键词，但前者可涵盖后者。

2. 关键词和关键词检索

关键词是指出现在文献中的具有检索意义，并能表达信息实质内容的名词和术语。出现在文献题录、文摘或全文中的关键词。凡是在文献中不受词表约束的能被检索出的有意义的名词和术语也被称为自由词。在对一些检索系统进行检索时，关键词检索通常又称为自由词检索或文本词检索，如选择的检索系统没有主题词检索或主题词检索功能不完善，或需要检索的临床问题没有适当的主题词，或一些医药科技领域中新出现的专业术语尚未被医学主题词检索系统收录时，宜采用关键词检索，以减少漏检。

采用关键词检索时需要考虑的因素有以下几点。

（1）注意筛选同义词　因在文献中同一病症或同一干预措施可能有不同的提法，因此，可能有多个同义词和可选用的词，如 heart attack 和 myocardial infarction，physiotherapy 或 physical therapy 等。

（2）注意词形变化　有的自由词可能有不同的词尾或词的单复数形式变化，如 diet、diets 或 dietary，man 或 men 等。

（3）注意词的拼写差异　有的自由词可能存在拼写差异，如 center 与 centre，behaviour 与 behavior。

（4）注意缩写词　不少医学词汇取首字母作为缩写词，如 RCT、EBM 等。

综上，主题词检索和关键词检索各有特点，检索时最好是既采用主题词检索，也采用关键词检索，以尽量避免漏检。

三、检索步骤

1. 对信息需求进行分析和整理

当护理人员在医疗实践中提出了一个具有临床意义的问题，并且该问题可通过检索当前可得的最佳研究证据来帮助临床决策时，应对能回答该临床问题的信息需求进行分析和整理。可按 PICO 原则进行分解。

如：与标准的翻身时间间隔（2 小时翻身一次）相比，长期照护机构高危压疮患者的翻身时间间隔应该是多少？可将问题按 PICO 原则分解如下。

P：高危压疮患者。

I：其他翻身时间（可根据文献或专业背景自定义）。

C：标准翻身时间间隔。

O：压疮发生的可能性。

2. 选择合适的数据库

临床证据检索有别于专业检索，在实际检索时可参照循证医学证据结构"5S"模型由上至下选择适当的检索数据库。

前文所提及的研究证据按研究方法可分为原始研究和二次研究，在检索临床证据时通常按照此分类方法选择相应数据库。原始研究证据包括 RCT、病例对照研究、队列研究等各种临床原始研究，其主要来源有 Pubmed、Embase、CBM。二次研究证据包括系统评价、指南等，其主要来源有：①数据库，如 Cochrane 图书馆、OVID 开发的 EBM Reviews、临床证据数据库等；②期刊，如 ACP Journal Club、Evidence-Based Nursing、Bandolier 等；③指南，如 NGC、NICE、CMA Infobase 等。根据所提临床问题的类型和现有的条件，先检索最相关的数据库，如检索的结果不能满足需要再检索基本相关的数据库，或先检索可能相关的数据库，当检出文献的结果不理想时，再检索第二个或多个数据库。

例如：针对治疗或有干预的问题对数据库进行选择时，应首先检索 Cochrane 图书馆，Cochrane 图书馆中有多个回答此类临床问题的数据库，尤其是其中的 Cochrane 系统评价数据库。如检索结果不能满足需要，再检索其他的二次研究资源，如 evidence-based medicine、ACP Journal Club 等。如果检索结果仍难以回答所提出的临床问题，常需检索收录记录多、更新快或专业更密切的其他数据库，如 PubMed/MEDLINE、EMBASE、CBM 等。

3. 选择恰当的检索词和检索途径

当数据库选择好之后，针对已分解的临床问题思考和选择恰当的检索词。最好列出一组与临床问题有关的词，这些词应包括主题词和关键词。由于研究的内容可能涉及特殊的人群、干预措施或研究结果，但研究内容的主题概念在数据库中的检索用词常标引得不够完善，没有列入主题词表，因此用词表检索就很难令人满意。为提高查全率，在检索的时候需要尽可能知道与检索对象相关的所有关键词，但如果原文的标题、摘要和关键词部分未提及就会导致漏检，而且不一定准确。采用主题词检索能非常准确地定位相关文献，但是仍然存在一些缺陷，如人工标引错误、漏标等。因此，通常可采用主题词和关键词相结合的方式进行检索。

4. 制定检索策略并进行检索

针对所选数据库的特点，应制定出适用于该数据库的检索策略。制定检索策略时常需确定检索的敏感性和特异性，高敏感性可扩大检索范围，提高相关文献被检出的比例，提高查全率；提高特异性，可缩小检索范围，排除非相关文献被检出的比例，提高查准率。检索者可根据检索目的和检索要求不断调整检索策略的敏感性和特异性。

5. 对检索结果是否能回答所提的临床问题进行判断或评估

这一步是将收集到的符合检索前制定的纳入条件对文献进行整理，遵循阅读文献的规则以去粗取精，逐步筛选（参阅临床流行病学阅读文献法），再对合格的文献进行严格评价。这里要根据临床问题的性质，如病因、诊断、治疗、护理或经济评价等，分别应用临床流行病学/循证的科学评价标准，从真实性、重要性及适用性进行评价，以选择真正的最佳研究证据，并在临床诊疗决策时参考这些研究证据。

6. 必要时对数据库进行再次检索或另行检索其他数据库，并在检索过程中不断修改和完善检索策略

如发现检索结果尚不能满足需要，有必要对已检索过的数据库进行再次检索或另行检索新的数据库。如果是为了使用证据，应更多地检索一些二次研究资源中的内容；如果是为了对临床研究证据进行系统评价，除了检索已发表文献外，还应检索专门收录在研临床研究的数据库，以及检索不同语种的数据库。不同数据库具有检索术语、检索词表及检索功能的差异，因素需在检索过程中仔细选择检索用词，并且不断修改和完善检索策略，调整好检索策略式的敏感性或特异性，以便制定出能满足检索需求的更高质量的检索策略。

四、计算机检索系统的选择

检索系统是指把有用的信息按照便于检索与利用的方式存储在特定的设备上，并在用户检索需要时检出所需信息的集合体。检索系统随着存储设备的发展而演变，并由此产生多种检索系统，计算机检索系统是其中之一。由于信息加工和传播技术的不断发展和实用化，目前可供实践循证护理使用的计算机检索系统日益增多，检索者有必要对一些常用的检索系统的基本特点加以了解，以根据不同的检索目的优选检索系统。

1. 循证证据检索系统与其他医学信息检索系统的选择

Cochrane 图书馆与 OVID 循证数据库这两种检索系统虽各有特点，但共有的特征是既有网络版也有光盘版，均能通过一个统一的用户界面同时查询多个与循证证据密切相关的数据库，这些数据库既有二次研究资源的全文，也有临床研究原始文献的摘要或题录。在检索功能上除具有一般检索工具所具备的逻辑检索、位置检索、关键词检索等之外，还可采用医学主题词检索。Cochrane 图书馆与 OVID 数据库具有其他医学信息检索系统所不具备的特征，有条件的单位或个人在获取循证证据时可优选这两个数据库。

2. 数目文献型检索系统与全文检索系统的选择

文献检索是信息检索的核心部分，是循证医学证据检索的重要内容之一。文

献检索根据检索内容不同又可分为书目检索和全文检索，对应的数据库又分为书目数据库（如 MEDLINE、EMBASE、CBM）和全文数据库（如 CNKI、VIP、万方）。书目数据库存储的文献外部特征与内容特征的线索，如题目、摘要、关键词等，检索者可通过阅读这些文献线索决定取舍。

与全文数据库相比，书目数据库产生较早，收录的信息量大，检索功能一般来讲更完善，检索时可先检索书目数据库，然后再决定是否去检索全文数据库。

熟悉证据来源和检索技巧是护理人员实践临床循证的重要步骤之一。证据获取渠道较多，护理人员需熟悉常用的医学文献数据库的特点和检索方式，如 Cochrane 图书馆、PubMed、CBM 等文献数据库。此外，需注意医学文献检索与普通文献检索的区别，按照"5S"检索原则和证据检索基本步骤，针对临床需要制定相应检索。

（李雨邻　沈建通）

思 考 题

1. 一般的检索有哪些步骤？
2. 常见的循证护理研究数据库有哪些？
3. 证据 5S 模型是什么？

第五章
护理研究文献的评价

 学习目标

识记：证据评价的基本内容。
理解：不同评价工具的条目内涵。
运用：偏倚风险和报告质量评价工具的使用。

随着信息技术的发展，医护人员和公众越来越容易获得各种医学知识和信息。据统计，全球每年发表几百万篇医药类研究文献，但这些研究质量良莠不齐。因此，直接使用未经评价的研究文献往往会误导决策。本章主要介绍评价文献的方法、内容和工具。

第一节　证据评价的基本内容

根据研究设计类型，临床研究证据主要分为两大类。①原始研究证据：随机对照试验、队列研究等。②二次研究证据：系统评价、临床指南、证据手册等。不同来源和类型的研究在设计、实施、统计分析、结果报告等方面质量不一，导致研究结果或结论与真值偏离。因此，应用证据进行决策前需严格评价证据的真实性、结果的重要性和适用性。

一、真实性评价

真实性也称内部真实性（internal validity），指研究结果能多大程度反映真实情况。真实性往往受研究设计和实施的影响，需要评价研究设计是否合理、实施是否规范、结局测量是否科学、统计分析是否正确、结论是否可靠等。如评价干预性研究的 RCT，应考虑研究对象选择是否恰当？样本量是否足够？研究对象是否随机分配？随机化方案是否隐藏？是否采用盲法？随访是否完整？随访时间是否够长？是否采用了意向性分析等。真实性评价是证据评价的核心，是证据能否被采用的前提。若一篇文献内在真实性有缺陷，则其研究结果不可信，无需再看研究的其他方面，直接舍弃，寻找其他研究证据。

二、临床重要性评价

若研究结果真实可信，则需进一步评价研究结果的效应量是否具有临床应用价值。没有临床价值的证据则应舍弃，重新寻找其他证据。评价临床价值尽量采用客观和定量的指标，但不同的研究类型其选用的效应指标不同。定量研究往往通过评估事件发生率（event rare）、相对危险度（relative risk，RR）、比值比（odds ratio，OR）、绝对风险降低（absolute risk reduction，ARR）、获得一例最佳效果需治疗人数（number needed to treat，NNT）、风险比（hazard ratio，HR）、敏感度、特异度、似然比（likelihood ratio，LR）等指标的效应值大小及其置信区间判断临床应用价值，常用效应指标见表 5-1。质性研究主要评估研究者从受试者数据中凝练的主题对受试者是否有意义、对数据是否有意义？

表 5-1　常用效应指标

指标名称 （英文缩写）	中文名称及意义	临床研究用途
RD	率差、危险差，即两个率之差值，可反映试验与对照组发生率的绝对差值	病因、防治、预后研究
RR	相对危险度，是试验组与对照组发生率之比，可反映试验因素有无的作用及作用大小	病因、防治、预后研究
OR	比值比、比数比、优势比，是 RR 的估计值，某事件发生率越小，其估计效果越好	病因、防治、预后研究
ARR	绝对危险度减少率，试验组与对照组某病发生率增减绝对量	病因、防治、预后研究
RRR	相对危险度减少率，试验组与对照组某病发生率增减相对量	病因、防治、预后研究
RBI	相对获益增加率，试验组与对照组相比某有利结果发生率增加的百分比	病因、防治、预后研究
ARI	绝对危险度增加率，试验组与对照组相比某不利结果发生率增加的绝对值	病因、防治、预后研究
ABI	绝对获益增加率，试验组与对照组相比某有利结果发生率增加的绝对值	病因、防治、预后研究
RRI	相对危险度增加率，试验组与对照组相比某不利结果发生率增加的百分比	病因、防治、预后研究
NNT	得到一例有利结果需要防治的病例数	主要用于防治性研究
NNH	引起一例副作用需要处理的病例数	主要用于防治性研究

指标名称 （英文缩写）	中文名称及意义	临床研究用途
MD	均方差，试验组与对照组某指标均数的绝对差值	防治、预后研究
WMD	加权均方差，两均数的差值，用其效应估计的精确性决定权重	主要用于相同量纲的 连续性资料 Meta 合并
SMD	标准化均方差，两均数差值除以合并标准差，可消除量纲或均数差值较大的影响	主要用于不同量纲的 连续性资料 Meta 合并
Sen	敏感度，实际患病的患者被正确诊断的可能性	诊断性试验
Spe	特异度，实际阴性的患者被正确诊断的可能性	诊断性试验

三、适用性评价

若研究结果真实可信且具有临床价值，还需评估如何把研究结果转化应用到实践中给患者带来获益，即适用性评价。适用性也称外部真实性（external validity），指研究结果是否适用于当前特定的患者和情景。由于临床工作中的患者和研究证据中的对象在生理、病理、疾病类型和特点、疾病严重程度、家庭文化背景、社会经济因素等方面存在差异，即使是真实有效的临床证据也不能直接套用于每位患者，必须结合患者具体情况进行决策。在应用研究证据时需考虑患者与证据的研究对象是否相似？措施开展的条件与环境是否满足？患者的期望和价值意愿及经济承受能力如何？干预措施的利弊如何？研究证据是否考虑了所有重要结局？如研究证实某护理干预措施有效，但患者在未使用该措施的情况下已有很好的预后，那么该有效措施将不会被采用，尤其是该措施还并发严重不良反应。适应性评价也可借助一些工具，如 PROGRESS 评测清单和 INCLEN/KMP 适应性工具。

第二节　常用文献评价工具

评价文献需要借助科学的评价工具。为帮助医护人员快速、有效地判断研究证据的真实性、有效性和适用性，加拿大 McMaster 大学的专家研制和发表了关于病因、诊断、治疗、预后、经济学等多种证据评价标准。

一、病因和危险因素文献评价工具

研究病因和危险因素可以解释发病机制，了解疾病转归，有助于患者的诊治。

还可通过对危险因素暴露人群进行干预，预防疾病，改善预后。根据研究设计的不同，获得的病因证据强度也不同。由于随机对照试验在病因和危险因素研究中的局限性，病例对照研究和队列研究被广泛地用于病因学研究。病因和危险因素研究文献的评价工具见表 5-2。

表 5-2　病因与危险因素研究文献评价标准

评价内容	条目
真实性	① 研究组和对照组除了暴露因素外其他临床特征是否具有可比性？ ② 暴露和结局的测量方法是否相同？是否采取客观的方法或盲法？ ③ 随访时间是否足够，失访率如何？ ④ 研究结果是否符合因果推论的要求： ・是否满足因果时间顺序？ ・是否存在剂量-效应关系？ ・是否有停止暴露或减少暴露后发病率下降的研究？ ・不同研究中因果联系是否一致？ ・危险因素和疾病是否符合生物学合理性？
重要性	① 暴露因素与结果的关联强度如何？ ② 关联强度的精确性（可信区间的宽窄）如何？
适用性	研究结果是否可应用于您的患者？ ・你的患者与研究对象之间是否存在较大差异？ ・你的患者发生不良事件的风险如何？ ・你的患者的偏好、关注和期望是什么？ ・是否有备选措施？

二、筛检和诊断文献评价工具

诊断试验不仅可用于疾病诊断，也可用于疾病的筛检、预后估计和随访监测等。诊断试验研究文献的评价标准见表 5-3。

表 5-3　筛检和诊断文献评价标准

评价内容	条目
真实性	① 诊断试验是否与合适的、独立的"金标准"比较？ ② 诊断试验是否在合适的患者范围内进行检验（与临床实践中会使用它的患者一致）？ ③ 不管试验的结果如何，调查人员是否对所有患者执行相同的参考标准？ ④ 测试（或测试集 0 是否在第二组独立的患者中得到验证？
重要性	是否报告了诊断试验的结果或提供了相关数据资料？
适用性	① 在您的环境中，诊断试验是否可用、经济、准确和精确？ ② 能否判断验前概率（从个人经验、患病率统计、实践数据库或主要研究）： ・研究对象是否与你的患者情况类似？ ・该研究证据是否能改变患者患某种疾病的可能性？ ③ 计算验后概率能否改变患者的治疗方案或对患者有益？ ・它能让你跨过测试-治疗的阈值吗？ ・你的患者愿意合作吗？ ④ 诊断试验结果对你的患者有帮助吗？

三、干预研究文献评价工具

干预性研究常用于评估干预措施的效果及安全性，目前公认最好的干预性研究设计方案是随机对照试验，其评价标准见表5-4。

表5-4 干预研究文献评价标准

评价内容	条目
真实性	① 研究对象是否随机分配？ ② 是否隐藏分配方案？是否采用盲法？ ③ 除治疗方案外，两组是否基线可比？ ④ 随访时间是否够长和完整？ ⑤ 患者是否被随机分组进行分析？ ⑥ "治疗方案"对谁采用了盲法？ ⑦ 除治疗方案外，各组接受的其他治疗方法是否相同？
重要性	① 干预措施的效应大小如何？ ② 干预措施效应值的精确性如何？
适用性	① 这些结果能应用到我的患者中吗？ • 我们的患者和研究中的患者差异大吗？ • 在我们的环境中治疗可行吗？ ② 患者从治疗中获得的潜在利弊如何？ ③ 该治疗方案是否符合患者的价值观和偏好？

四、预后研究文献评价工具

预后研究是关于疾病发生以后出现各种结局概率及其影响因素的研究，有助于了解疾病的影响因素和发展趋势、比较不同干预措施的效果。许多用于病因和危险因素研究的设计方案均可用于预后研究，但病例对照研究和队列研究更为常见。评价预后研究文献的评价工具见表5-5。

表5-5 预后研究文献评价标准

评价内容	条目
真实性	① 研究对象的代表性如何？是否为疾病的同一时期？ ② 随访是否够长和完整？失访率如何？ ③ 是否采用客观指标和盲法判断结果？ ④ 如果根据不同的预后确定了亚组： • 是否校正了影响预后研究的重要预后因素？ • 是否存在一个独立的组（"测试集"）？
重要性	① 随着时间的推移，结果的可能性有多大？ ② 研究结果的精确性（可行区间的宽窄）如何？
适用性	① 研究证据中的研究对象是否与你的患者相似？ ② 结果是否有助于对患者的治疗决策？

五、质性研究文献评价工具

质性研究是研究人员凭借对研究对象的主管资料和研究人员对研究情境的参与、观察、记录和分析解释的过程，旨在深入揭示某种现象或事物的内涵和本质。因其强调以人为中心和整体观的理念非常适合护理现象的研究而被护理界广泛应用。质性研究包括现象学研究、扎根理论研究、民族志研究、历史研究、个案分析、行动研究等，目的都是探索事物的实质和意义。质性研究证据在使用时也需要从真实性、重要性和适用性等方面开展评价，其评价标准见表 5-6。

表 5-6　质性研究文献的评价标准

评价内容	条目
真实性	① 定性方法合适吗？ · 这个问题是为了进一步了解人们对特定环境/情景/情况的看法、意见和（或）经验吗？ ② 抽样策略是否适合该方法？ · 数据收集方法的描述是否足够详细，使您能够重复研究？ · 它们是否透明和恰当？ ③ 数据是如何分析和检查的？ · 数据分析方法是否适合？ · 分析步骤是否有详细说明（是否透明）？ · 是否描述了确保质量控制的步骤？ ④ 是否描述了研究人员的立场？
重要性	① 结果有意义吗？ · 结果回答了研究的问题吗？有意义吗？可信吗？ ② 所得结论与结果相符吗？ · 这个分析能很好地解释为什么人们会这样做吗？ · 结论对于一个深思熟虑的参与者有多么容易理解？ · 结论与我们已知的有多么吻合？如果不是，为什么不呢？
适用性	这一发现是否适合其他临床环境？

注：引自 CEBM。

六、系统评价的评价工具

系统评价是针对某一具体临床问题，系统全面地收集、评价和综合现有临床研究的方法，可提供更为广泛和可靠的信息。根据临床问题不同，系统评价可分为病因、诊断、干预、预后等方面系统评价；根据纳入原始研究类型，可分为基于随机对照试验的系统评价、基于队列研究的系统评价、质性研究的系统评价等。系统评价是对原始文献的二次评价和分析，其质量受原始研究质量、系统评价方法和作者本人的知识与水平影响。在使用系统评价证据时要评价其真实性、重要性和适用性，不可盲目套用，其评价标准见表 5-7。

表 5-7　系统评价的评价标准

评价内容	条目
真实性	① 是否明确提出了一个明智合理的问题？ ② 对相关研究的搜索是否详细和详尽？ ③ 纳入的研究是否具有较高的方法学质量？ ④ 纳入研究的选择和评价是否可重复？
临床重要性	① 不同研究结果是否一致？ ② 研究可能的结果范围与似然比的关系是什么？ ③ 研究结果的精确性如何？
适用性	① 是否考虑了所有患者的重要结果？ ② 假设的亚组效应可信吗？ ③ 证据的总体质量如何？ ④ 收益是否值得付出成本和潜在风险？

七、临床实践指南的评价工具

临床实践指南是针对具体临床问题，分析评价最新研究证据后提出具体的推荐意见以指导实践，是弥合研究证据和临床实践之间差距的桥梁。近年来，指南增长迅速，但质量良莠不齐，低质量的指南会误导临床决策；同时，任何一个指南都不可能涵盖所有临床情景和问题。因此，在利用指南时要严格对其进行评价，其评价标准见表 5-8。

表 5-8　临床指南的评价标准

评价内容	条目
真实性	① 指南的制定者是否对过去 12 个月的文献资料进行了综合性查阅？ ② 指南的每条推荐意见是否表明了应用证据的级别强度和引文信息？
重要性	指南是否回答了临床需要解决的重要问题？
适用性	① 疾病的负担（在你社区发病或患病情况）是否太低，而不能应用指南？ ② 你患者或社区对指南提供的干预措施的信任度是否与指南不相符？ ③ 实施该指南的机会成本是否需要考虑你的精力或你社区的资源情况？ ④ 实施指南的阻碍是否值得努力克服？

第三节　偏倚风险评估

一、偏倚风险

偏倚（bias）是指研究结果与真实值之间的系统性偏差。偏倚的来源有多种，在设计、实施、分析或报告等任何环节都可能高估或低估真实情况，影响研究的内部真实性。常见的偏倚包括选择偏倚、实施偏倚、测量偏倚、失访偏倚、报告偏倚等。同一偏倚来源在不同的研究中产生的偏倚大小和方向可能不同，而真实值通常不能确切知道，因此，不能定量评价偏倚程度，只能定性判断偏倚风险。方法学质量经常与偏倚风险换用，方法学质量高往往偏倚风险低。但两者仍有一定差别，前者指遵照最高的标准进行研究与报道的程度。如比较不同身体约束装置的 RCT 中，不可能实施盲法，因此，盲法实施的方法学质量不能判断为低，但偏倚风险仍可判断为高。

二、偏倚风险评估工具

不同研究设计的偏倚来源不尽相同，同一研究设计不同研究机构制定的偏倚风险评估标准也有差别。国际上已陆续发布了上百个偏倚风险评估工具，并淘汰、更新或重新制定了部分工具，其中 RoB2.0、ROBINS-I、QUADAS-2、ROBIS、AMSTAR2 等工具得到广泛应用。常见研究类型的偏倚风险评估工具见表 5-9。

表 5-9　常见研究类型的偏倚风险评估工具

研究类型	偏倚评价工具
随机对照试验	RoB2.0
非随机干预研究	ROBINS-I
观察性研究	NOS、ROBINS-I
诊断试验	QUADAS-2
诊断试验准确性比较研究	QUADAS-C
预后因素研究	QUIPS
预测模型研究	PROBAST
质性研究	CASP、JBI 质性研究评价工具
系统评价	ROBIS、AMSTAR2

1. RoB2.0 评估工具

2016 年，Cochrane 方法学工作组对 Cochrane 随机对照试验偏倚风险评价工具进行了更新，推出了 RoB2.0（表 5-10）。该工具采用领域评估的方式从随机过程、偏离既定干预、结局数据缺失、结局测量以及选择性报告五个方面进行偏倚风险评价，可用于随机对照试验、群随机对照试验、交叉设计等研究类型。

表 5-10　Cochrane 随机对照试验偏倚风险评价工具

偏倚领域与相关条目问题	判断选项		
	低风险	高风险	其他
1. 随机化过程中产生的偏倚			
1.1 研究对象是否随机分配	Y/PY	N/PN	NI

偏倚领域与相关条目问题	判断选项		
	低风险	高风险	其他
1.2 是否实施分组隐匿	Y/PY	N/PN	NI
1.3 基线间的不均衡是否由随机化过程导致	N/PN	Y/PY	NI
偏倚风险评定	低风险	高风险	可能存在风险
2. 偏离既定干预的偏倚			
2.1 研究对象是否在试验过程中知晓自己的分组	N/PN	Y/PY	NI
2.2 护理人员或试验实施者是否在试验过程中知晓分组	N/PN	Y/PY	NI
2.3 如果 2.1 或者 2.2 回答"Y/PY/NI"时：干预方式出现了与常规医疗不同的偏离吗？	N/PN	Y/PY	NA/NI
2.4 如果 2.3 回答"Y/PY"：偏离既定干预的情况是否影响组间均衡性？	N/PN	Y/PY	NA/NI
2.5 如果 2.4 回答"N/PN/NI"：这些偏离是否会影响结局？	Y/PY	N/PN	NA/NI
2.6 评价干预效果的分析方法是否恰当？	Y/PY	N/PN	NI
2.7 如果 2.6 回答"N/PN/NI"：无法按照事先随机分组对研究对象进行分析是否可能会对结果产生较大影响？	N/PN	Y/PY	NA/NI
偏倚风险评定	低风险	高风险	可能存在风险
3. 结局数据缺失偏倚			
3.1 是否所有或几乎所有随机分组的研究对象都获得了结局数据？	Y/PY	N/PN	NI
3.2 如果 3.1 回答"N/PN/NI"：是否有证据表明结果不受缺失结局数据的影响？	Y/PY	N/PN	NA
3.3 如果 3.2 回答"N/PN"：结局变量的缺失与结局本身相关？	N/PN	Y/PY	NA/NI
偏倚风险评定	低风险	高风险	可能存在风险
4. 结局测量偏倚			
4.1 结局测量方法是否不恰当？	N/PN	Y/PY	NI
4.2 结局的测量或确证方法是否在两组间存在差异？	N/PN	Y/PY	NI
4.3 如果 4.1 或者 4.2 回答 N/PN/NI：结局测量者是否知晓研究对象接受的干预？	N/PN	Y/PY	NI
4.4 如果 4.3 回答"Y/PY/NI"：如果知晓干预措施，是否影响了结局变量的测量？	N/PN	Y/PY	NA/NI
4.5 如果 4.4 回答"Y/PY/NI"：如果知晓干预措施，是否可能影响结局变量的测量？	N/PN	Y/PY	NA/NI
偏倚风险评定	低风险	高风险	可能存在风险

偏倚领域与相关条目问题	判断选项		
	低风险	高风险	其他
5. 结果选择性报告偏倚			
5.1 结果分析方法是否与揭盲前所制定的数据分析计划一致	Y/PY	N/PN	NI
5.2 选择性报告了多重结局测量的结果（如量表、不同定义、不同时点）	N/PN	Y/PY	NI
5.3 选择性报告了多重分析方式的结果	N/PN	Y/PY	NI
偏倚风险评定	低风险	高风险	可能存在风险
整体偏倚评估			
偏倚风险评定	低风险	高风险	可能存在风险

注：Y—确定；PY—可能存在；PN—可能不存在；N—不存在；NA—不适用；NI—没有信息。

2. ROBINS-I 评估工具

2016 年，Cochrane 工作组成员在 Cochrane 偏倚风险工作 RoB1.0 基础上开发了非随机干预研究偏倚风险评估工具 ROBINS-I（risk of bias in non-randomised studies-of interventions），该工具适用于队列研究、病例对照、类实验等多种非随机研究类型，见表 5-11。ROBINS-I 是一个领域评估式的工具，针对 7 个偏倚领域 34 个问题，按顺序作出是(Y)、可能是(PY)、可能否(PN)、否(N)、无信息(NI) 的回答，继而汇总形成各领域偏倚风险的判断即低偏倚风险、中等偏倚风险、高偏倚风险、极高偏倚风险、无信息五个级别。最后根据 7 个领域的评价结果对单个非随机干预研究的特定结局作出整体偏倚风险评价，评价结果分为低偏倚风险、中等偏倚风险、高偏倚风险、极高偏倚风险。

表 5-11 ROBINS-I 非随机干预研究偏倚风险评价工具

风险领域	标志性问题
混杂偏倚	1.1 研究中是否有潜在的对干预效果的混杂因素？ 1.2 结果分析是否基于因受试者转换干预而被拆分的随访时间段？ 1.3 干预中断或转换是否可能与结局的预测因素相关？ 1.4 作者是否采用了恰当的分析方法以控制所有重要的混杂域？ 1.5 通过测量研究中可获得的变量是否有效和可靠的控制混杂域？ 1.6 作者是否控制了任何被干预影响的干预后变量？ 1.7 作者是否采用了恰当的分析方法以控制所有重要的混杂域与时变混杂？ 1.8 若问题 1.7 回答为是/可能是：研究中的变量是否可以真实可靠地测量了所需要控制的混杂？
选择偏倚	2.1 选择受试者纳入研究（或纳入分析）是否基于干预后受试者的特征？ 2.2 影响选择的干预后变量是否可能与干预相关？ 2.3 影响选择的干预后变量是否也受结局的影响？ 2.4 绝大多数受试者随访开始与干预开始是否一致？ 2.5 使用调整技术可能校正选择性偏倚吗？

风险领域	标志性问题
干预分类偏倚	3.1 干预组是否进行了明确界定？ 3.2 干预开始时是否记录干预组的界定信息？ 3.3 对结局或结局风险的了解，是否影响干预的分类？
意向干预 偏离偏倚	4.1 意向干预是否存在超出常规临床实践预期的偏离？ 4.2 这些意向干预偏离是否来自组间不均衡并可能已经影响结局？ 4.3 干预组间的重要干扰是否均衡？ 4.4 是否对绝大多数受试者成功实施干预？ 4.5 研究受试者是否依从分配的干预？ 4.6 是否有合理的分析评估符合方案集分析的结果？
丢失数据偏倚	5.1 是否可以获取所有或几乎所有受试者的结局数据？ 5.2 受试者是否由于缺失关于干预状态的数据而被排除？ 5.3 受试者是否由于缺失其他需要分析的变量数据而被排除？ 5.4 各干预组数据丢失的原因以及受试者丢失的比例是否相似？ 5.5 是否存在证据证明数据丢失后的结果仍是稳健的？
结局测量偏倚	6.1 对干预相关知识的了解，是否影响结局的测量？ 6.2 结局评价人员是否知晓受试者接受的干预？ 6.3 干预组之间结局评估方法是否可比？ 6.4 结局测量时是否存在与接受的干预相关的系统误差？
选择性 报告偏倚	7.1 是否选择性报告针对特定结局领域的多次结局测量值？ 7.2 是否选择性报告针对干预-结局关系的多种分析方式的效应值？ 7.3 是否选择性报告不同亚组？

3. QUADAS-2 和 QUADAS-C 评估工具

QUADAS（quality assessment of diagnostic accuracy studies）是唯一经过验证的、有效的诊断试验评价工具，得到广泛应用。2011 年，QUADAS 工作组在原版基础上升级改版为 QUADAS-2（表 5-12）。QUADAS-2 通过对 4 个关键领域的描述和对每个领域内问题的回答完成偏倚风险和适用性两个核心方面的评价，最后得出原始研究每个领域的偏倚风险和适用性为"高""低"或"不清楚"的结论。适用性要与系统评价的研究问题结合起来评价，不属于偏倚风险的内容，可由评价者选择评价或者不评价，但应在正式评估前确定，避免选择性报告结果。

QUADAS-2 未涉及有关准确性比较的偏倚评价，主要适用于单项诊断试验的准确性研究。QUADAS-C 用于评估诊断试验准确性比较研究的偏倚风险时，使用时须与 QUADAS-2 同步使用。该工具保留了与 QUADAS-2 相同的 4 个域（病例的选择、待评价试验、金标准、病例流程和进展情况），由 14 个信号问题和 4 个偏倚风险问题组成。每个信号问题通过"是""否""不确定"三个标准进行评价，再根据信号问题的回答来确定各领域的偏倚风险为"低""高""不确定"。

表 5-12　QUADAS-2 和 QUADAS-C 的同步使用条目

域 1：病例的选择			
STDA 单项诊断试验准确性（QUADAS-2）		Test# A 答案	Test# B 答案
信号问题	1.1 选择的病例是否会产生偏倚？	是/否/不确定	是/否/不确定
	1.2 是否避免了病例-对照类研究设计？	是/否/不确定	是/否/不确定
	1.3 研究是否避免了不恰当的排除？	是/否/不确定	是/否/不确定
偏倚风险	1.4 病例的选择是否会引入偏倚？	低/高/不确定	低/高/不确定
适用性	1.5 纳入的病例和背景与评价问题是否不匹配？	低/高/不确定	低/高/不确定
CDTA 诊断试验准确性比较研究（QUADAS-C）		准确性比较的答案	
信号问题	C1.1 是否每项待评价试验偏倚均判为"低"？[①]	是/否	
	C1.2 是否采用完全配对或随机设计？	是/否/不确定	
	C1.3 分配方案是否随机产生？[②]	是/否/不确定/不适用	
	C1.4 分配方案是否隐藏，直到受试者确定入组后？[②]	是/否/不确定/不适用	
偏倚风险	C1.5 病例的纳入是否在比较中引入选择偏倚？	低/高/不确定	
域 2：待评价试验			
STDA 单项诊断试验准确性（QUADAS-2）		Test# A 答案	Test# B 答案
信号问题	2.1 待评价试验的结果判读是否在不知晓金标准结果的情况下进行的？	是/否/不确定	是/否/不确定
	2.2 如果使用了阈值，它是否事先确定？	是/否/不确定	是/否/不确定
偏倚风险	2.3 待评价试验的实施或解释是否会产生偏倚？	低/高/不确定	低/高/不确定
适用性	2.4 待评价试验的实施和解释与评价问题是否匹配？	低/高/不确定	低/高/不确定
CDTA 诊断试验准确性比较研究（QUADAS-C）		准确性比较的答案	
信号问题	C2.1 是否每项诊断试验在该域内的偏倚风险都被判为"低"？[①]	是/否	
	C2.2 待评价试验结果判读，是否在不知晓其他试验结果的情况下进行的？[③]	是/否/不确定/不适用	
	C2.3 实施试验时，是否存在诊断试验间的顺序效应？[③]	是/否/不确定/不适用	
	C2.4 待评价试验的实施与结果判读是否利用了某项诊断试验？	是/否/不确定	
偏倚风险	C2.5 待评价试验的实施或结果判读是否在比较中引入偏倚？	低/高/不确定	

域3：金标准			
STDA 单项诊断试验准确性（QUADAS-2）		Test# A答案	Test# B答案
信号问题	3.1 金标准是否可以正确地区分目标疾病状态？①	是/否/不确定	是/否/不确定
	3.2 金标准结果判读是否使用了盲法？	是/否/不确定	是/否/不确定
偏倚风险	3.3 金标准的实施及解释是否会产生偏倚？	低/高/不确定	低/高/不确定
适用性	3.4 金标准定义的目标疾病状态与评价问题是否匹配	低/高/不确定	低/高/不确定

CDTA 诊断试验准确性比较研究（QUADAS-C）		准确性比较的答案
信号问题	C3.1 是否每项诊断试验在该域内的偏倚风险都被判为"低"？①	是/否
	C3.2 待评价试验是否独立于金标准？	是/否/不确定
偏倚风险	C3.3 金标准的实施或结果判读是否在比较中引入偏倚？	低/高/不确定

域4：病例流程和进展情况			
STDA 单项诊断试验准确性（QUADAS-2）		Test# A答案	Test# B答案
信号问题	4.1 待评价试验和金标准之间是否有恰当的时间间隔？	是/否/不确定	是/否/不确定
	4.2 所有病例是否均接受金标准？	是/否/不确定	是/否/不确定
	4.3 所有病例采用的金标准是否相同？	是/否/不确定	是/否/不确定
	4.4 是否所有病例均纳入分析？	是/否/不确定	是/否/不确定
偏倚风险	4.5 病例的流程是否会产生偏倚？	低/高/不确定	低/高/不确定

CDTA 诊断试验准确性比较研究（QUADAS-C）		准确性比较的答案
信号问题	C4.1 是否每项诊断试验在该域内的偏倚风险都被判为"低"？①	是/否
	C4.2 诊断试验是否有恰当的时间间隔？	是/否/不确定
	C4.3 是否所有待评价试验都接受相同的金标准验证？	是/否/不确定
	C4.4 各项待评价试验中缺失数据的比例和原因是否相似？	是/否/不确定
偏倚风险	C4.5 病例的流程是否会在比较中引入偏倚？	低/高/不确定

注：Test#：表示待评价试验。
①参考 QUADAS-2 的偏倚风险判断（问题 1.4、2.3、3.3 或 4.5）；②仅适用于随机设计；③仅适用于患者接受多个诊断试验（完全或部分配对设计）。

三、报告质量评估

由于研究的偏倚风险评估很大程度上是基于研究发表的信息来判断的，若研究的报告质量较低，信息报告不充分，很难评价判断偏倚风险，影响证据评价结果。虽然报告质量影响偏倚风险评估，但与偏倚风险高低并无直接关系。例如，一个随机对照试验采用了随机分组，但是作者在文章里没有对此进行报告，在这种情况下，偏倚风险只能评为不清楚，但事实上应该是低风险。为提高医学研究的报告规范性，国际上成立了提高医疗卫生研究质量和透明度协作网（enhancing the quality and transparency of health research，EQUATOR）。EQUATOR 旨在促进卫生研究的准确性、完整性和透明性，从而提高研究的可重复性和使用价值。目前，EQUATOR 已收录 400 多个报告规范，常用的报告规范见表 5-13。

表 5-13　常见研究类型的报告规范

研究类型	报告规范
随机对照试验	CONSORT 系列
非随机设计研究	TREND
观察性研究	STROBE
研究方案	SPIRIT
诊断/预后研究	STARD
病例报道	CARE
质性研究	SRQR、COREQ
系统评价	PRISMA
临床实践指南	RIGHT
质量改进研究	SQUIRE
肿瘤标志物预后研究	REMARK
经济学研究	CHEERS

（沈建通　王庆华）

思　考　题

1. 为什么要评价证据？
2. 文献评价的基本内容是什么？
3. 偏倚风险评价、方法学质量评价和报告质量评价之间的联系和区别是什么？

扫码观看本章
课程视频

第六章

患者参与护理实践决策

 学习目标

识记：患者价值观的涵义及不同个体存在的差异。
理解：患者参与决策的模式与工具。
运用：引导与评估患者参与决策。

　　循证护理要求护理人员在计划其护理活动时，慎重地、明确地、明智地将当前所能获得的最好研究证据与临床经验、患者的价值和愿望相结合，以此作为护理决策的依据。由于患者的文化背景、社会角色不同，其价值观和意愿不尽相同。因此，在护理决策中如何充分考虑和体现患者的价值观和意愿是循证护理实践中的一大挑战，直接影响实践效果。

第一节　　患者的价值观和意愿

　　价值观和意愿是基于人一定的思维感官作出的认知、理解、判断或抉择，也是人认定事物、辨别是非的一种思维或取向。目前，患者的价值观和意愿尚无统一定义，多数人认同的概念指个体对某一决定及其潜在结果的目标、期望、倾向和信念的集合。包括患者对其健康的看法、认知、期望和目标，也包括患者对不同医疗或疾病相关选择的利弊权衡，比如潜在获益、伤害、花费及其负担等。在循证决策之前，必须认知、理解、尊重患者的价值观和意愿。

一、认知患者价值观和意愿的重要性

　　随着经济社会的发展，社会因素对人类健康的影响越来越大，对疾病发生及转归的影响也越来越明显。医院和医务工作者面对的不仅是患者，还有患者背后的社会关系和矛盾、亲人群体、经济、心理、婚姻状况、工作、疾病压力与长期

患病带来的各种问题等。这些因素常影响到疾病治疗、康复和预后，影响到医患关系与社会和谐。因此，在制订治疗护理方案时，医生和护士需要关注患者的患病经历，理解患者价值观及意愿产生的原因，有助于患者选择最佳护理方案、改善医患关系、提高患者的依从性，取得更好的治疗效果。特别是当疾病或治疗方案影响患者生活质量时，或当干预措施包含了危险和不良反应时，更应强调患者参与决策，自主选择。基于护患双方共同商量的原则，帮助患者在了解每项医疗活动的目的、意义、风险后做出理性的、符合自己需求的选择。若能认识到这一点，护理人员就不会仅仅根据自己的专业知识和职业性质来关注患者，而会主动给患者更多的人文关爱，以增强患者的信心和对护理人员的信任，有助于患者尽快康复，也有利于形成良好的护患关系。

二、患者价值观和意愿的影响因素

患者的价值观和意愿因人而异，受到多方面因素的影响。如一位目睹自己母亲死于乳腺癌的妇女，发现自己乳腺也有肿块时会惊恐不已；而患乳腺纤维病且不熟悉乳腺癌疼痛病史的患者则很少有焦虑。一些主诉胸痛的患者可能患有心脏病风险，而另一些患者则仅仅是消化不良而已。患者的个人经历、经验和文化背景等因素会影响个人的判断力。影响患者价值观的因素主要包括患者及其个人背景相关因素、专业人员特点及相关因素、患者和专业人员互动相关因素三类，其中患者的独特性、自主性，专业人员的同情心、专业性和回应，患者和专业人员之间的伙伴关系和授权是关键因素，其详细项目见表 6-1。

表 6-1 影响患者价值观的因素

分类	关键因素	具体指标
患者	独特性	患者个人经历、文化和社会背景；患者的感受、抉择和生活环境；对卫生保健（替代医疗）、治疗和生活方式的信念；精神信仰、宗教信仰和对民间方法的信赖；综合医疗的需求；个人需求、愿望和偏好；个体的整体性；避免痛苦、宿命论、自我负担感
	自主性	个人决定是否被限制；是否能参与决策（老人、癌症患者和紧急情况下的患者都希望医生来决定）；有最终决定权；搜索自己相关的信息；如有需要可以请家人、亲属或者专业解释人员参与
专业人员	同情	倾听；尊重；移情；关怀；值得信赖；诚实；令人心安；使患者感觉舒服；理解；支持；认真对待；细心；善解人意；积极的个性；有礼貌；人性化；使患者感觉有价值
	专业性	博学；与时俱进；提供有用信息；沟通技巧；熟练的；富有经验；能胜任的；乐意接受其他方案；善于反思和专业合作；能说到做到
	回应	承诺和负责任地执行照顾；勤奋认真；公正；博爱；支持；注重隐私；关注患者的情绪、需求和困境；符合伦理道德；沟通和尊重个人、专业和组织的界限（如尊重并认可患者身份和背景、不评判差异、组织与协调、副作用、优势、现有习惯）；治疗的可信度；治疗费用；治疗安全性；注重卫生；花费足够的时间；容易接近；提供者的连续性；有效性

分类	关键因素	具体指标
互动关系	伙伴关系	平等；将患者视为一个人；发现患者是否需要指导；使患者参与或者共享决策；评估患者的理解程度；重视患者已有的认知；共同承担责任；保密关系（支持、参与、可信、量身定制）；谈话；深思熟虑
	授权	教育；给予机会；鼓励和促进参与；以身作则；激励；促进自我管理和信任；给予指导

同一患者在不同的疾病情境中，其价值观也会发生变化。在一些相对常见、简单和熟悉的病情情境下，患者价值观和意愿可能非常稳定。而在一些相对严重、危及生命的情况下（如癌症），他们的意愿会有所改变。例如，在一项对携带BRCA基因突变的女性进行的研究中（有这类突变的女性可能会更加容易患癌症），大多数受试者对特定的监测或管理策略具有强烈和稳定的接受意愿。然而，其他类似的女性在与他人（包括临床医生）交流，考虑到家族病史、接收到新信息或者承受过心理压力后，其意愿由早期倾向于预防性筛查转变为预防性乳房切除术。同样，一个希望高度参与临床决策的患者可能会在他或她的病情变得更严重时将决定权留给其他人。

此外，对于许多新出现或复杂的情况，患者可能没有明确的价值观和意愿。例如，经过有一定效果的治疗后是否接受另一疗程的化疗，或者选择在早期或晚期使用 HIV 药物，患者对这些情况不熟悉，同时又饱受心理痛苦，可能会对自己想要从中得到什么感到矛盾，不能明确自己的意愿。例如，是想要"尽一切可能延长生命"还是"让我的生活更舒适"，是"最大限度地提高疗效"还是"尽量减少不良反应"。在这种情况下，患者的价值观和意愿可能不当或者不存在，这时需要通过与临床工作人员、家人和其他人交流来共同构建。

三、医务人员和患者的价值观存在差异

医疗卫生服务疗效可从患者感知受益（患者主观评估）、评估受益（医生判断）和满意度三个方面进行评价。由于评估者和评估标准不同，专业人员和患者由于信息不对称，患者的感知益处和评估受益往往不同。不同的评价结果直接导致了专业人员和患者不同的卫生服务价值观。一项关于乳腺癌患者的研究，医生认为71％的患者会把乳房放在首位，但是患者实际报告的数据是7％。此外，在计划接受化疗的患者中，医生认为96％的人会将尽可能延长生命列为头等大事，可是患者实际报告的数据却是59％。当所有医生都认为避免假体对考虑乳房重建的患者不重要时，35％的患者不同意这一观点。因此，当医生或者护士做出临床决策时，除了评估患者受益（如对死亡率和发病率的影响），还要考虑患者的感知受益和满意度。

医务人员和患者的价值观在急慢性疾病上也存在差异。慢性疾病或预防性医疗服务时患者和医生、护士等专业人员的价值观具有较高的一致性。如在银屑病、糖尿病、贫血、血友病这些慢性病或孕期筛查、巴氏试验、使用助听器的决策上，患者和医护人员就高度一致。然而，当面临严重病情，可能危及生命、有严重并发症或使日常生活受限时，如面对脊柱手术、心血管疾病、癌症、身体残疾，患者和专业人员的价值观有明显差异。应用解释水平理论（construal level theory，CLT）可以解释该现象的原因，该理论认为人们对事件的解释会随着事件心理距离变化而发生改变，从而影响人们的反应。从这个理论出发，疾病越抽象，距离越远，人们越容易做出理性的决定。因此，医护人员和慢性病患者不会像危及生命疾病患者那样出现情绪化和非理性化的行为。

患者和医务人员最大的分歧在治疗结局和医院基础建设上。医务人员更注重治疗结局（如淋巴瘤 10 年死亡率）和医疗机构的基础设施（如"病房病床数"），而患者则更重视过程问题，例如，安全性（如"由于治疗导致尿失禁的风险"）、干预的方式和时机（如"给药途径"）、医患关系（如"医生对患者的态度"）等。医患常见偏好差异见图 6-1。

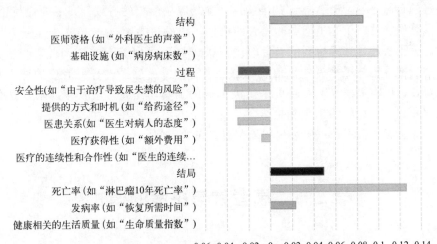

图 6-1　医患常见偏好差异

正性分数表示医疗保健提供者等级属性高于患者；负性分数表示患者等级属性高于医疗保健提供者

四、家庭与患者的自主价值

个人与家庭有着强烈的情感纽带，当面临重大医疗决策时，个人的选择往往会牵涉家庭的利益，他们会顾虑家庭经济因素以及亲人间的情感，家庭也会因情感的纽带进入患者的决策过程。这种决策情境体现了中国临床决策过程和患者行使自主权的特殊性，即家庭参与决策。当家庭与个人决策发生冲突时，家庭干涉权的分配有两种情况：①一般在不危及患者生命的情况下，优先考虑正常成年患者的自主选择，并允许家庭自主对患者的合理干涉。②在危及患者生命的情况下，患者和家庭的意见发生冲突时，应从有利原则出发，优先选择有利于患者生命健康的方案。

无论哪种情况，最终的价值追求都是有利于患者的健康和生命，不能违背有利和不伤害原则。在复杂的临床决策过程中，个人并不总是清楚地知道自己的最佳利益或长远利益。因此，合理地允许家庭干预更有利于疾病的诊治，也更符合中国家庭伦理观。承认家庭对个体自主权的干预并不是对患者自主权的忽视与否定，而是个体价值在和谐的家庭生活中的重要体现。

五、正确引导患者的价值观

患者能明确自己的价值观及意愿并作出自信的决策并不是一件容易的事，需要医护人员在决策过程中进行引导。事实证明，如果患者能够获得充分的信息并理解所获得的信息，就能作出体现自己意愿的选择。例如，符合前列腺特异性抗原（PSA）检测的患者在看了约 15 分钟的视频以及关于三个基础知识主题（前列腺疾病的自然进展、PSA 检测的准确性、前列腺癌治疗的有效性）的简短讨论后，能够准确回答这三个基本问题的患者的比例，从最初的 10%～40% 上升到 70%～90%。更重要的是选择检测的患者的比例从 98% 下降到了 50%。因此，为使临床决策中能准确地体现患者的价值观和意愿，医护人员应提供有关治疗护理方案利弊、花费、风险等信息，而且可采用决策辅助工具，提高患者及家属对这些信息的理解和利用。意愿的确定和报告、最优决策方案的选择往往是动态变化的，所以在引导患者价值观和意愿过程中要留有修正的空间。

第二节　患者参与决策的模式

尽管患者接受信息的意愿与决策息息相关，但很多患者由于决策情绪紧张、缺乏理解、缺乏自信心、身体或认知能力受损等更倾向于让临床医护人员来做决策。更重要的原因可能是由于临床工作者不以患者可接受的方式传递信息（如使用专业术语）或者患者没有参与决策的经验或期望，这提示临床医生在进行决策的过程中要为患者提供治疗护理方案的相关信息和适应患者偏好的决策方法。根据患者参与方式和程度不同，患者参与决策的模式可分为家长式模式、专家代理模式、知情决策模式和共享决策模式。

1. 家长式模式

当临床医生为患者提供极其有限的信息并且在没有患者参与的情况下做出决

策，这通常被称为家长式模式（paternalistic approach）。该模式没有考虑患者的价值观和偏好，但也不意味着患者没有机会表达他的愿望，只是表达被延迟或者通过最终行动表示。例如，若医生做出的决策与患者价值观和偏好不一致，患者可能不接受这个决定或者在见过医生以后很快就放弃了医生提供的计划。循证实践要求将患者的价值观和偏好纳入临床决策中，这种家长式作风的模式与循证医学的做法不一致。

2. 专家代理模式

就理论而言，在没有患者的参与下也可以保证决策与患者的价值观一致。要做到这一点，临床医生必须评估患者的价值观和偏好，然后将其结合在选择方案相关的益处和风险的证据中。这种由临床医生确定患者的价值观和偏好，并代表患者做出决定的模式被称为临床医生的专家代理模式（clinician-as-perfect-agent approach）。由于缺乏一些工具和方法来深入理解患者在决策过程中对潜在利益、危害、成本的考虑，一些专家认为这种模式是不现实的。虽然一些专家提供了一些获得患者价值观和偏好的工具，随之发展为可以将患者价值观放入证据背景中的决策分析模型，但这些模型的局限在于患者并不总是遵循决策分析的基本假设。此外，支持这些决策分析工具假设的实证研究有限，这些分析做出的决策可能并不是理性患者的决策。如 Heyland 等让 120 名高危患者考虑当他们患心肌梗死时，是愿意采用链激酶还是组织型纤溶酶原激活剂（TPA）进行溶栓处理。他们使用了一种决策工具来描述结局（心肌梗死、死亡和溶栓相关性卒中）以及来自全球开放闭塞冠状动脉的策略（GUSTO）试验中使用 TPA 和链激酶发生死亡与卒中的风险（即在同样 1000 名接受治疗的患者，采用 TPA 比采用链激酶治疗的患者死亡人数少 9 例，而卒中人数多 4 例）。在预期效用理论假设下，决策分析发现 TPA 是患者的主要选择。但该研究实际结果只有一半的患者选择了 TPA。另一半可能认为 TPA 降低额外 1% 的死亡率不值得 0.33% 的额外卒中发生风险，因此选择了链激酶。

3. 知情决策模式

在决策时，患者可以获得与决策相关的所有信息，在临床医生对决策的影响最少的情况下作出决定，这种方法通常被称为知情决策模式（informed decision-making approach）。该模式认识到患者和医生各自都有自己的专长。患者熟知自己的价值观和偏好以及个人背景（可能影响其依从性或者治疗效果的个人及社会的促进因素和障碍）；临床医生在决策相关的证据基础方面是专家，能充分告知患者每个选项的优缺点和有关的实施经验。这一模式中，临床医生对患者的作用主要是提供完整和清晰的信息，最终由患者做出决策。

4. 共享决策模式

共享决策模式（shared decision-making approach）是将患者视为自己临床决

策的核心角色，其目的是使患者能够表达他们的价值观和意愿、提出问题，并积极参与相关卫生保健。在这种模式中，患者和临床医生进行双向交流，临床医生分享基于临床研究的证据，患者分享通过个人经验、社会互动、非专业人士咨询、资料参考或互联网获得的信息。临床医生和患者仔细考虑所有治疗方案，明确患者价值观和偏好，最终共同达成最佳方案。

常见决策模式比较见表 6-2。

表 6-2　常见决策模式比较

特征	家长式模式	专家代理模式	知情决策模式	共享决策模式
信息交换方向和信息量	医生→患者	医生→患者	医生→患者	医生↔患者
专业信息	有限信息	决策相关的所有信息	决策相关的所有信息	决策相关的所有信息
价值观和意愿	医生→患者 有限信息	医生←患者 决策相关的所有信息	医生→患者 有限信息	医生↔患者 决策相关的所有信息
商议、审查	医生	医生	患者	医生、患者
最终决定者	医生	医生	患者	医生、患者
与循证实践原则是否一致	否	是	是	是

鉴于患者意愿的差异和他们希望对决策负责的程度不同，共同决策范围内的共情方法更具优势。医生和患者在决策中发挥的积极程度能反映患者对决策模式的偏好。在很多医生的印象中，经济条件较差或者受教育程度较低的患者很少参与临床决策中。然而，如果医生能够实现最佳的信息共享、倾听与共情，他们会发现这些患者有能力也有兴趣参与对他们的临床决策。总之，致力于将患者的价值观和偏好纳入临床决策的从业者应该能够有效地向患者传达每个选择的特点，以共情的方式使患者最大限度地参与决策，使患者在决策过程中识别和明确自己的价值观和意愿。

第三节　患者参与决策的评估与工具

评估和报告患者的决策意愿是使患者有效地参与决策的重要措施，医护人员应花更多的时间与患者谈论他们想要什么，以评估患者的价值观和意愿。但单纯的询问是远远不够的，医护人员对患者的需求知之甚少，而患者对治疗或者护理方案、结局以及现有的治疗证据信息缺失，从而导致患者不会也不能真正地参与临床决策。患者参与决策的评估主要关注患者决策参与意愿、治疗决策偏好和患者决策辅助三部分。

一、患者决策参与意愿

几乎所有患者都希望获得治疗方案的相关信息，但并不是所有患者都有积极的决策参与意愿。早期研究显示，喜欢被动参与决策的患者比例较大。Arora 等研究发现，有 69％的患者希望处于被动地位。一项对乳腺癌患者的调查也显示，66％的患者希望把决策权交给医生。主动参与决策的患者比例近年有所增加。一项对 356 例患者的调查显示，40.4％的患者希望主动参与决策，只有 17.1％的患者希望由医生为其做决策。

评估患者决策参与意愿的常用方法包括：调查法、质性访谈法、观察法，测量工具见表 6-3。

表 6-3   患者决策参与意愿评估工具

工具	简介
CPS （control references scale）	加拿大学者 Degner 等于 1992 年为评估患者期望的决策参与方式而研制。Nolan 等将其进行改良，改良版量表可用于测量患者决策态度和实际参与程度。该量表以卡片的形式表现，每张卡片都附有一个医患图片和简短的描述性说明，表示决策的不同角色形象。医护人员可以根据被测者选择的卡片区分其决策类型（主动型、合作型以及被动型）。2010 年，该量表汉化后开始在国内应用
API （autonomy preference index）	美国学者 Ende 等于 1989 年研制，由 8 个条目的信息需求维度和 6 个条目的决策维度组成，用于测评患者对信息需求和决策的愿。该量表为普适性量表，采用 Likert5 级评分法，得分越高参与意愿越强烈。国内有学者引进患者信息需求分量表，用于测评患者对健康疾病相关的信息需求偏好
DPMD （desire to participate in medicaldecision-making scale）	美国学者 Golin 等于 2001 年研制，主要用于测量糖尿病患者对参与决策行为的态度，共 11 个条目，包括渴望讨论和渴望信息两个维度，采用 Likert4 级评分法评价患者对特定行为的重视程度，得分越高行为需求越高
癌症患者参与 治疗护理决策问卷	由芬兰护理专家 Sainio 等研制，旨在测量癌症患者参与治疗和护理决策的态度以及实际参与程度。包括反映患者参与治疗的态度和实际参与度（12 个条目）及患者参与护理决策的态度和实际参与度（8 个条目）。其汉化版具有较好的内部一致性
FPI （facilitation of patient involvement scale）	由美国学者 Leslie 等编制，用于测量患者感知医方鼓励或促进其参与的程度。医方促进患者参与的行为主要包括信息共享、认真倾听、给患者提供提问机会和让患者明白其有权参与等。量表为单维度，共 9 个条目，采用 Likert 6 级计分。其汉化版具有较好的信效度

二、患者决策偏好评估

在具体诊疗过程中，通常由医护人员先做出医护诊断，确定患者的健康状况，在此基础上与患者共同选择一种医护方案，以期达到理想的医护效果。评估患者的决策偏好，既有助于医护人员对患者的价值观和意愿做出判断，也有助于推断患者是否充分理解治疗护理方案的相关信息。例如，在推荐患者接受膝关节置换手术还是物理治疗时，医护人员应该试着评估患者如何看待潜在结果的利弊，患者是否更喜欢通过常规物理治疗来缓解慢性疼痛？还是忍受一段艰难而痛苦的康复期后大幅减轻关节不适，但是可能导致并发症？评估患者决策偏好的常见工具见表6-4。

表6-4　患者决策偏好评估工具

工具	简介
PSQ (preference and satisfaction questionnaire)	美国学者 Gold 等研制，共34个条目，包括患者的治疗选择、患者对某种药物/治疗方案的满意程度、患者对某治疗措施的不安程度3个分量表
TSQM (treatment satisfaction questionnaire for medication)	美国学者 Atkinson 等研制，共14个条目，分为效果、不良反应、便利程度和整体满意程度四个维度。作为慢性疾病的普适性量表，广泛用于患者对治疗方案满意度的测评。采用 Likert 7 级评分法，得分越高对该治疗方案越满意
TPEX (treatment preferences and experiences questionnaire)	瑞典学者 Berg 等 2008 年研制，用于测评患者对四类干预方式和行为的意愿，包括外部导向（具体和直接的解决问题的干预措施）、内部导向（专注于反思和内在的心理过程的干预措施）、支持（需要建议、鼓励以及健康管理者的同情）、精神宣泄（专注于表达的干预措施）4 个方面。采用 Likert 6 级评分法，得分越高意愿越强烈

三、患者决策辅助

决策辅助（decision aids）以通俗易懂的方式提供关于疾病、医疗方案和潜在结果的描述性和概率性的信息，帮助患者明确重要结果，引导患者在积极参与和思考的过程中做出符合自身意愿的最佳决策。决策辅助作为临床咨询的一种辅助方式，不同于传统的健康教育材料，主要从三方面来帮助患者准备决策：①提供基于循证的疾病信息、可供选择的治疗方案、每种方案的利弊以及科学的不确定性；②帮助患者澄清价值观；③帮助患者和医护人员以及其他相关人员分享自己的价值观（即沟通技能）。高质量的决策辅助能够为没有相关知识背景的患者提供一种经预先评估并且有效的沟通方式，提高患者对不同选择方案的了解，对利弊有更精确预期值，使患者明确自己的需求，提高参与决策的积极性。

决策辅助根据复杂程度和是否符合国际患者决策辅助标准（international patient decision，IPDAS）分为标准决策辅助和简易决策辅助两类。标准决策辅助（图 6-2），符合 IPDAS 标准，较为规范和复杂，常见的有基于网络的决策辅助系统和治疗选择表等。简易决策辅助即决策支持干预（decision support interventions，DSI）（图 6-3），没达到 IPDAS 标准，常见的有宣传手册、决策板、问题清单等。标准决策辅助和 DSI 都能增加患者疾病治疗相关知识，鼓励患者说出自己治疗选择意愿，促进患者参与，与临床工作者更好地达成治疗意见，减少决策困境，提高决策满意度。

1.哪些因素决定了我未来10年心脏病发作的风险？
· 年龄
· 性别
· 糖尿病患病年限
· 吸烟
· 血红蛋白A1c水平
· 血压
· 胆固醇水平
· 尿液中的蛋白质

2.未来10年我心脏病发作的风险有多大？
像您这样不服用他汀类药物的100人心脏病发作的风险

未服用他汀类药物
80个人未出现心脏病发作
20个人出现心脏病发作

服用他汀类药物
80个人未出现心脏病发作
5个人避开了心脏病发作
15个人出现心脏病发作
95个人没有从服用他汀类药物中获益

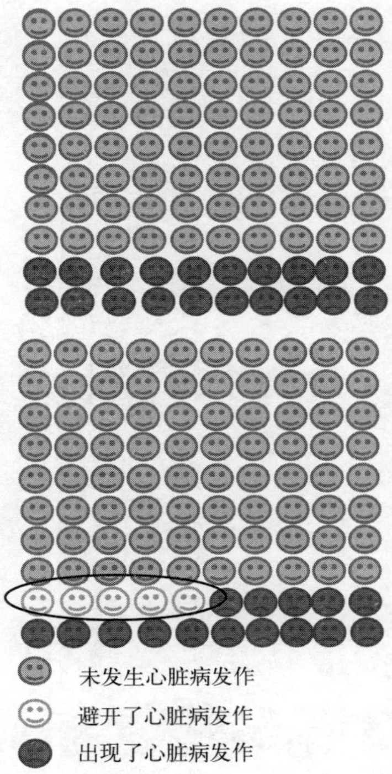

3.服用他汀类药物有什么弊端？
· 他汀类药物需要长时间每天服用（也许永远）
· 他汀类药物花费金钱（对您或您的药物计划来说）
· 常见不良反应：恶心、腹泻、便秘（大多数患者可以忍受）
· 肌肉酸痛/僵硬：每100名患者中有5名（有些人因此需要停用他汀类药物）
· 肝脏血液检测显示指标升高（无疼痛，无永久性肝损害）：每100名患者中有2名（有些人因此需要停用他汀类药物）
· 肌肉和肾脏损害：每2万名患者中有1名（要求患者停用他汀类药物）

4.您现在怎么选择？
□ 服用（或继续服用）他汀类药物
□ 不服用（或停止服用）他汀类药物
□ 选择其他时间再做决定

未发生心脏病发作
避开了心脏病发作
出现了心脏病发作

图6-2 帮助糖尿病患者决定是否服用他汀类药物以降低冠心病风险的辅助样表

治疗选择   **不良反应**   **结局**

不化疗

如果我决定不进行化疗该怎么做？
• 定期在癌症中心随访
——体格检查
——间隔采血
• 每年进行乳房X线检查
• 如果医生认为必要，进行其他检查

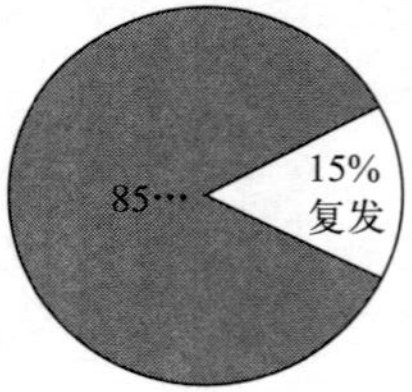

化疗

什么是化疗？
• 使用药物抵抗癌细胞的一种治疗手段
如何进行化疗？
• 联合使用2~3种药物：
——在癌症中心进行注射治疗并且在家口服片剂
或者仅在癌症中心进行注射
• 按疗程用药
• 每个疗程持续3~4周
• 每个疗程之间需间隔2~3周不进行化疗
• 重复4~6个疗程
• 3~6个月内结束所有疗程
化疗结束后该怎么办？
• 定期在癌症中心随访
——体格检查
——间隔采血
• 每年进行乳房X线检查
• 如果医生认为必要，进行其他检查

不良反应

• 无不良反应

化疗的不良反应是什么？
任何化疗都可能会有很多不良反应，如下：
• 乏力
• 全身毛发脱落或稀少
• 胃部不适（如恶心）和呕吐
• 口腔
• 体重增加
• 情绪低落
• 提前绝经
• 腹泻或便秘
• 血细胞计数偏低
• 获得性医院内感染
• 血栓形成
• 白血病（很少见）
• 心脏损伤（很少见）

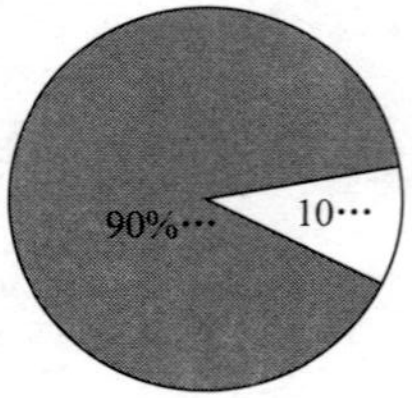

结局（饼图）：85… / 15% 复发 ；90% / 10… 复发

图 6-3 淋巴结阴性乳腺女性患者是否结束化疗决策板

摘自：Gordon Guyatt. 循证决策就是个体化的临床决策. 中国循证医学杂志，2007(02)：93-98.

许多国家都建有发展本国决策辅助的专属部门和组织，如澳大利亚卫生保健安全与质量委员会（Australian Commission on Safety and Quality in Healthcare）、德国的联邦机构等。加拿大渥太华医院研究协会（The Ottawa Hospital Research Institute）建立了一个完善的患者决策辅助网站（https://decisionaid.ohri.ca/），提供了300余种健康相关的决策辅助工作。同时，该机构制定了渥太华决策支持框架（Ottawa Decision Support Framework，ODSF）、渥太华个人/家庭决策指南（Ottawa Personal/Family Decision Guides），用于指导辅助决策；开发了决策支持分析工具（Decision Support Analysis Tool，DSAT-10），评价医务人员决策辅助的使用情况，以便制定相应的措施帮助医务人员更好地使用患者决策辅助。还在线提供渥太华决策支持教程（Ottawa Decision Support Tutorial，ODST）和渥太华患者决策辅助培训（Ottawa Patient Decision Aid Developmente Training，ODAT），提高从业人员决策辅助的知识和实践水平。全球患者决策辅助工具标准协作组织（International Patient Decision Aid Standards Collaboration）致力于加强患者决策辅助系统的质量和效果管理，制定了包括12个核心领域、83条质量评价标准的IPDAS标准，为患者决策辅助系统的内容、发展、使用和评估提供了一整套循证框架体系。

（贺丽芳　沈建通）

思　考　题

1. 患者参与临床决策面临的困难和解决方法。
2. 结合具体病例选择合适的决策工具辅助和引导患者参与决策。

扫码观看本章
课程视频

第七章

病因/不良反应问题的循证实践

 学习目标

识记：病因/不良反应相关概念和研究类型及论证强度。

理解：病因/不良反应证据的真实性、重要性和适用性评价原则及因果效应强度评价指标及其意义。

运用：依据 PECO 原则构建病因/不良反应相关问题并开展循证实践。

病因和危险因素的分析与评价是照护的前提。通过病因学研究，护理人员可以更好地了解某种疾病发生的病因、危险因素，继而可以通过建立更好的诊断标准，合理估计其疾病发生情况和危害程度；进一步也可以针对病因和危险因素进行干预，以预防疾病或控制疾病的发生和发展，从而促进患者健康。

第一节　病因/不良反应研究概述

一、病因学的基本概念

（1）病因/致病因素（etiological factor）　外界客观存在的物理、化学、生物和社会等有害因素，或人体本身的不良心理状态及遗传缺陷等，当其作用于人体后，在一定条件下可导致疾病的发生。例如，结核分枝杆菌导致结核病发生；乙型溶血性链球菌感染可导致猩红热、急性风湿热、肾小球肾炎的发生。

（2）危险因素（risk factor）　与疾病发生及其消长具有一定因果关系，但尚无充分依据能阐明其明确的致病效应的因素，表现为在群体中，由于某种因素或多种因素的存在，使某种疾病的发病概率增高；一旦消除此因素，则该病的发病概率下降。例如吸烟、饮酒、高脂血症等是缺血性脑卒中发病的危险因素。

（3）病因学（etiology）　研究致病因素作用于人体，在内、外环境综合影响下，导致人体发病及其发病机制的科学，其研究内容主要是用流行病学方法研究并验证危险因素是否与疾病发生有因果关系，且评估因果联系的强弱。病因研究对发现疾病的致病因素并进行预防和控制极为重要，一旦发现具体的病因，就可能在疾病发生前改善和治疗，阻止疾病的发生和发展，从而最终到达促进健康、预防疾病、延长寿命、提高生活质量的效果。

（4）不良反应（adverse reaction）　是指正常用法用量的合格药品或某种治疗措施在使用中和使用后出现的、与用药/治疗目的无关或意外的有害反应，例如某种化疗药物在延长癌症患者生命的同时可能降低生活质量、某种治疗心律失常的药物可能增加死亡风险等。

实质上，我们可以将不良反应研究看作病因学研究的一种，将不良反应视为"果"，将造成不良反应的治疗或药物视为"因"，那么，针对不良反应的研究探讨的本质就是：什么因素可导致什么样的不良反应？其关联是否密切？多大程度上影响不良反应？引起不良反应的严重程度如何？如果其不良反应的危害超过其治疗效应，则应该考虑是否停用治疗措施或药物。

二、常见的病因/不良反应研究方法

（一）不同研究设计及论证强度

病因和不良反应作为重要的医学问题之一，可以根据对疾病/不良反应的认识和掌握资料的程度分阶段进行研究，基本过程和可能采用的方法见表 7-1。

表 7-1　常见病因/不良反应研究基本过程和对应研究方法

形成假设	检验假设	证实假设
横断面调查 个案报告 系列病例报告	病例对照研究 巢式病例对照研究 回顾性队列研究	前瞻性队列研究 试验性研究

1. 横断面调查

在病因学研究中较为常见，对某一群体进行普查或抽样调查，以分析并初步评价可能相关的病因及对群体造成的危害程度，但其信息仅能作为提示，因横断面调查为某一时间范围内同时获得所有病因/结局相关信息，可获得两者之间有无关联的提示，例如调查老年患者，发现房颤与痴呆存在关联，但两者在获取的资料中同时存在，是房颤引起痴呆还是痴呆引起房颤？不知道哪一个因素更早发生，因而无法得出恰当的因果关系结论。与此同时，还可能存在种种混杂因素的影响，比如调查的老年房颤患者同时存在高血压的比例更高，那么是否房颤与痴呆无关而高血压与痴呆有关？需要对混杂因素进行校正以后，才能得出较为稳妥的结论。

2. 个案报告/系列病例报告

在某一疾病或不良事件相对较少时，可采用个案报告或系列病例报告作为参考，但此类研究无对照组，通常只用于产生病因学假设，假设过程则有赖于医务工作人员的临床经验及思辨能力，且结果同样只能作为提示，不能得出必然关联的结论。

3. 病例对照研究

以确诊患病的患者为病例组，选择具有可比性的、不患有该病的人群为对照组，为了更好地避免混杂因素干扰，可采用配比设计模式，如使用年龄、性别作为配比因素来排除二者的混杂作用，然后进行病例组与对照组的比较分析。这一过程是从"果"到"因"的研究过程，往往存在未知的种种混杂因素，其论证强度不高，因而在应用时需持慎重态度，但可为进一步的前瞻性研究提供重要信息。

4. 队列研究

根据是否暴露于某一病因/危险因素，分为暴露组和非暴露组，随访观察一段时间后，进而比较待研究疾病的发病率。通常队列研究为前瞻性研究，但也可采用回顾性队列研究方式，即回顾既往暴露情况，将过去某时段是否暴露作为分组标准，但其可能存在回忆偏倚的问题。

5. 实验性研究

可通过给予不同干预因素，比较试验组与对照组结局，以判断干预因素对结局的影响，佐证病因学结论；如通过接种乙型肝炎疫苗，预防乙型肝炎，进而追踪若干年后的肝癌发病率。如按照临床随机对照试验的标准进行试验性研究，则认为是最可靠的证据，但许多情况下违反伦理学原则，比如对于肯定有害的病因（病原体）进行健康人体的致病效应观察，或者已了解一种药物存在严重不良反应的情况下，对患者用药以观察不良反应，均为不允许进行的情况。但在针对病因进行干预，或是对某种药物观察疗效的同时记录其发生的不良反应，则是可以被接受的。

根据对病因的了解程度，临床研究方法往往是从描述性研究开始提出病因假设，继以回顾性研究验证可能的病因，如能获取较为可靠病因价值的结论，则再进行前瞻性研究以证实相关的病因假设，典型的案例如针对妊娠妇女使用沙利度胺止吐而导致婴儿双上肢先天性畸形（"反应停"事件）的系列调查及研究；一开始有关于婴儿海豹肢畸形的病例报道，根据产妇产前无病毒性感染史和婴儿畸形家族史，追溯用药史有使用沙利度胺，经医生分析，提出了与服用沙利度胺有关的致畸病因学说，引起了医学界与社会的巨大反响；其后研究者相继进行了系统的病例报道、病例对照研究及回顾性队列研究，验证了这一病因假说，最后生产该药的药厂停止生产；随着该药的销售停止，发生海豹肢畸形的新生儿数量也相应下降，最后几乎为零，这又进一步证明了沙利度胺是导致婴儿畸形的病因。

在对病因的研究和认识发展的过程中，受研究设计本身的特性决定，个案报告、系列病例报告的论证强度最低，而随机对照试验的论证强度最高；具体论证强度见表 7-2。

表 7-2 各种病因学研究的可行性及论证强度

研究设计	可行性	论证强度
随机对照试验	差	++++
队列研究	较好	+++
病例对照研究	好	++
横断面调查	好	+
个案报告/系列病例报告	好	+/-

（二）因果效应强度评价指标

（1）发病率（incidence） 即暴露于可疑病因或危险因素后，发患者数占其总体人数的百分比。

（2）归因危险度（attributable risk，AR）或率差（rate different，RD） 即暴露组人群和未暴露组人群，各自发病率相减的差值，如暴露组 15%，对照组 10%，则其归因危险度为 15%－10%＝5%。

（3）相对危险度（relative risk，RR） 即暴露组与未暴露组人群的发病率之比，常用于表示暴露与疾病联系的强度及其在病因学上的意义大小。如病因可确切引起疾病，或治疗确定可带来不良反应，那么暴露组/治疗组的发生率应高于对照组，即 RR＞1，其值越大，则体现的关联强度越大。

（4）比值比（odds ratio，OR） 通常用于病例对照研究，指病例组中暴露人数与未暴露人数的比值除以对照组中暴露人数与非暴露人数的比值。OR 值大于 1，则说明该因素为疾病发生的危险因素，反之若＜1 则为保护因素。当疾病发病率或不良反应发生率很低时，OR 可以近似代替 RR 进行统计分析。

（5）害-需暴露人数（numbers needed to harm，NNH） 指需要多少例接触致病因素后才会有 1 例发病，其值等于 1/AR。在不良反应研究中，则可称为害-需治人数，即治疗多少例后才会出现 1 例不良反应。

（三）探讨病因/不良反应相关研究中的注意事项

1.关注证据的一致性

在确定病因或不良反应的因果效应时，应尽可能地收集前瞻性和回顾性的研究证据，如果在研究设计方案不同、排除混杂或其他偏倚因素影响时，仍然能得出一致的结论，则证据的可信度较高；但如果不同的研究设计得出的结论不一致，则应当更谨慎地检验研究本身的科学性和论证强度，通常而言认为论证强度更高的研究结果更有证实效力，但如果论证强度更高的研究方案本身在方法学细节上存在问题，则可能会影响到结局的可靠性。

2. 慎重解读致病效应

研究方法中可能存在种种偏倚，导致夸大或掩盖病因与疾病之间的关联强度，甚至出现虚假关联；此外，即使排除虚假关联，也不一定说明暴露因素与疾病存在必然关联，如暴露 A 与疾病 B 并无因果关联，但两者有共同的原因 C，例如调查发现，伤寒病史患者痢疾发生率高于无伤寒病史的患者，但两种疾病并无实质上的相关，只是因为两者均受到环境卫生状况、个人卫生习惯的影响，这种关联属于继发关联。实际上，现实中的疾病往往受到非单一因素、多种作用途径的影响，可能某一因素 D 既能引起疾病，也可能与另一种引起疾病 E 的危险因素 F 密切关联，而起到间接导致疾病发生的作用，那么，只有在 D 对 E 的影响、D 对 F 的影响、F 对 E 的影响均明确的状态下，才能够进一步澄清具体病因 D 与疾病 E 的关联强度和作用机制。

第二节　提出和构建护理病因学/不良反应相关的研究问题

护理临床案例

患者男性，46 岁，因帕金森病收治入院，入院评估发现：患者骶尾部有一 $5cm \times 6cm$ 大小 Ⅱ 期压疮，局部水疱表皮已脱落，暴露真皮层；患者既往营养状态良好，入院评估中 Braden 评分为 19 分，属轻度风险，据患者回忆，患者就诊前两天入睡后，第二天晨起即发现局部出现水疱，继而发生表皮破损。

患者及家属对护士提出疑问：压疮为何发生在患者身上？是否与帕金森病本身存在关联？如何早期进行预防？……

（一）初始问题

在临床实践中，病因学问题实际上可作为对预防和治疗疾病的证据参考，本案例中患者及家属关心的问题是，既然为低风险患者，为何还会发生压疮，是否遗漏了一些我们还不熟悉的因素，比如帕金森病患者本身就比其他类型的患者更容易发生压疮？如果更容易，这种风险有多大？

（二）转换成可回答的临床问题

患者及家属提出问题后，护士应该做的不是立即查询证据，而是在寻找证据前，先把问题转化为一个可以回答的临床问题，包括这个问题针对的是病因问题？还是诊断问题？还是治疗问题？等等，如果为病因学问题，那么则应该按病因学问题的转化原则——PECO 原则，进行临床问题的重新构建和转换。

基于 PECO 原则，重新构建和转换临床问题如下：

P——population，成年人群。

E——exposure，患帕金森病。

C——control，未患帕金森病。

O——outcome，压疮发生。

第三节　检索相关研究证据

（一）选择数据库

1. 循证知识库（首选）

在检索研究证据时，优先选择经过筛选评估的循证医学知识库或指南数据库，包括 Uptodate、BestEvidence、Clinicalkey、National Guideline Clearinghouse 等，本案例为病因学问题，因此以防治性研究为主的 Cochrane Library 不作为优先选择项。

2. 书目类数据库

如在循证知识库中检索不到相关内容，或是检索到的结果过少、结果缺乏可靠性等情况，则考虑原始文献数据库，包括 PubMed、Web of Science、Embase、CINAHL、中国知网（CNKI）、万方、中国生物医学文献数据库（CBM）等。

（二）确定检索词

根据构成本例问题的 PECO 要素，提炼出检索词，包括帕金森病（Parkinson disease）、帕金森综合征（Parkinson syndrome）、压力性损伤（pressureinjury）、压疮（pressureulcer）等。

（三）检索相关数据库

1. 检索循证知识库

首先，以检索式"Parkinson disease and pressureulcer"检索 Clinical Keyfor Nursing 数据库及 National Guideline Clearing House，未检索到相关证据。

2. 检索书目类数据库

鉴于在本例患者的情况中，循证知识库不能获取与问题相关的证据，因此考虑检索书目类数据库；本研究中以 PubMed 数据库为例，采用检索式"Parkinson disease and pressure ulcer" 进行检索，共检索出 19 篇文献，经筛选后，有 4 篇与前文中提出的临床问题相关；本节中仅以 2003 年发表于 Age and Ageing 上的 "Medical conditions as risk factors for pressure ulcers in an outpatient setting" 一文为例进行分析。

第四节　病因和不良反应研究证据的评价和应用

在循证知识库中，检出的证据是经过专家筛选和评价的，但在使用这些证据时仍需查看作者的资质、文章发表时间、其结论基于的证据质量和证据的更新时间，再综合判断其数据质量；在书目类数据库中检出的系统评价或原始文献，其结论不能直接应用于临床实践，仍需评价其证据质量。如有专门针对病因或者危险因素进行的系统评价，作为证据质量最佳，但真正满足条件的系统评价很少，通常纳入的主要研究证据是队列研究和（或）病例对照研究，因而，需进一步对证据进行真实性、重要性、适用性的评价。

下面对前文中通过检索获取的目标文献进行结构式总结，内容见表 7-3。

表 7-3　Margolis 2003 研究全文的结构式总结

要点	主要信息
设计方案	队列研究
研究场所	全科医生门诊
研究对象	基于英国的全国性数据库：全科医生门诊数据库，纳入标准为：①65 岁及以上；②无压疮史，或在通科医生处建档后最初 6 个月未发生压疮。从符合上述标准的患者数据中随机抽取 1988～1996 年间通科门诊就诊的患者的 10% 的数据构成分析数据集 共纳入 75168 例患者，其中发生压疮的有 1211 例
危险因素	帕金森病史，基于病例记录
结局指标	压疮发生率、帕金森病发生率 压疮诊断标准基于国家压疮咨询专家组（NPUAP）或 Shea 的分级标准，只纳入Ⅱ度及更严重程度的压疮；帕金森病未描述诊断标准，从病历档案中获取
主要结果	调整混杂因素后的相对危险度（RR） 帕金森病史增加压疮发生的风险：RR=2.34，95%CI（1.90，2.89）

Margolis D J, Knauss J, Bilker W, et al. Medical conditions as risk factors for pressure ulcers in an outpatient setting [J]. Age and Ageing, 2003, 32(3): 259-264.

（一）病因证据的真实性评价

1. 除暴露的危险因素/干预措施外，其他重要特征在组间是否可比

评价某一结果的真实性，应首先考虑暴露组与非暴露组间基线是否可比，即除暴露因素不同外，其他可能影响研究结果的重要特征在两组间是否相似可比。

如果两组基线不可比，应确认统计分析中是否对混杂因素进行了校正；我们进行分析的文章是一篇回顾性队列文章，其论证强度高于普通病例对照研究，尽管文中未提及帕金森病组和非帕金森病组间基线是否可比，但统计分析阶段研究者采用了风险比例回归模型对可能的混杂因素（年龄、性别、其他合并症如痴呆、贫血、下肢水肿、骨折等）进行了校正，并得出了校正后的相对危险度，以校正 RR 值为准，可以认为两组基线具有可比性。

2. 测量各组暴露因素/干预措施和临床结局的方法是否一致（结果测量是否客观或采用盲法）

确认试验组和对照组的暴露因素、临床结局测量方式是否一致，如为回顾性队列研究和病例对照研究，则尤其应该注意在回顾性调查两组暴露因素差别时是否采用相同的测量方法，前瞻性队列研究中因事先确定暴露组和非暴露组，则更应注意两组测量临床结局指标的方法是否一致，如有必要，应采用盲法以提高研究结果的可信度。假设一项病例对照研究，调查帕金森病和压疮发生的关系，若调查者知道研究假设和目的，那么他有可能在压疮发生的一组患者中询问帕金森病史时更加仔细，导致调查者偏倚；若为队列研究，则结局测量者有可能对帕金森病患者进行皮肤检查时更加仔细，从而导致暴露组检出的阳性结果更多，造成监测偏倚。

以检索到的本篇研究为例，两组均为提取既往数据库中记录数据，不存在人为测量的问题，相对较为客观；但对于帕金森病的诊断标准不够明确，仅从数据中调取，无法判定是否存在漏诊或误诊的情况，因而也存在一定问题。

3. 是否随访了所有纳入的研究对象，随访时间是否足够长？

随访时间太短，容易得到假阴性结果，从而影响研究结果的真实性；随访时间太长，研究的可行性较差，容易受到混杂因素的影响。随访时间长短应根据疾病发生的自然史确定，理想状态下所有研究对象都应完成随访，无失访发生，但现实研究中常存在失访问题，失访病例一般要求不多于病例总数的 10%；如研究失访比例＞20%，则可能影响研究结果的真实性。前文讨论的研究中采用的是既往的门诊患者数据库，且由于压疮发病机制并非长期性，往往在受到多种因素作用后，数小时即可发生，因此研究中不存在失访的问题。

4. 研究结果是否符合病因的条件

（1）因-果时相关系是否明确　研究危险因素时，若能明确暴露因素出现早于不良结局发生，则研究结果的真实性高，通常有赖于队列研究、病例对照研究这样有明确先后顺序的研究方法来证明；横断面研究也可以说明关联，但需结合研究者经验进行说明，且反映因-果时相顺序的论证强度低。上文中提到的 Margolis 2003 研究为回顾性队列研究，研究对象在进入队列时未发生压疮，而在进入队列后发生或不发生；对于发生压疮的患者，检查其在发生压疮前的医疗记录中是否有帕金森病的诊断，因此，可认为帕金森病和压疮发生的因-果时相关系比较明确。

（2）是否存在剂量-效应关系　暴露因素与疾病/不良反应间存在效应关系，指致病效应/不良反应与暴露剂量或暴露时间是否具有显著相关性，当二者呈现剂量-效应关系时，结果真实性较高。Margolis 2003 研究中仅涉及对患帕金森病或不患帕金森病与压疮发生与否间的关系，对帕金森病分期与压疮分级间的关系未做探索。

（3）暴露因素/干预措施的消长是否与疾病/不良反应的消长一致　当降低危险因素的暴露，伴随疾病/不良反应发生的下降或消失，危险因素的重新出现伴随着疾病/不良反应的出现，可认为其证据结果符合流行病学规律，能够更好地说明二者的相关性。正如前文中提到的"反应停"事件中，停止使用药物后新生儿畸形的显著减少可作为辅助证据。Margolis 2003 研究中不涉及相关信息，未提及改善帕金森病症状是否可减少压疮发生风险。

（4）不同研究结果是否一致　病因致病的因果关系是否在不同的研究中结论一致？如不同地区、不同时间、不同研究者和不同设计方案的研究结论一致，则这种病因学的因果效应较为可信。我们在检索中发现，来自不同国家、不同研究者的研究同样提示了相似的研究结果，在 2015 年的一篇病例对照研究中，发生压疮的患者有帕金森病病史的比例更高（OR＝9.6，95％CI 1.20～76.24）。

（5）危险因素与疾病或不良反应的关系是否符合生物学规律　病因致病效应的生物学依据是否充分？若病因学研究提示的因果关系有生物学合理性（如存在可靠的病理生理学机制等），则可增加因果联系的证据，结果真实性更高。我们获取的 Margolis 2003 研究中提及了帕金森病患者压疮发生风险增加，具有生物学的合理性（帕金森病晚期可导致肢体僵硬和体位改变困难，而活动性减少导致局部持续长期受压正是压疮的形成原因之一）。

总的来说，在真实性评价中，前三条评价指标尤为重要，若前三条标准文献不能满足，说明结果真实性较差，不足以指导临床护理实践，应进一步寻找其他文献证据或进行原始研究验证。

（二）病因证据的重要性评价

1.暴露因素与结果之间的关联强度如何

在队列研究中，关联强度用相对危险度 RR 来判断；在病例-对照研究中，关联强度用 OR 值来判断，RR 或 OR＞1 说明有暴露因素的人发生疾病/不良反应的危险性增加，说明暴露因素为疾病/不良反应的危险因素；RR 或 OR＜1，说明有暴露因素的人发生疾病/不良反应的危险性降低，说明暴露因素为疾病/不良反应的保护因素。RR 或 OR＝1，说明有暴露因素和无暴露因素的人发生疾病/不良结局的危险性无差别，即不存在关联。

在评估关联强度时，需同时考虑研究设计方案的论证强度，论证强度高的研究发生偏倚的机会更少，因此其结果更能确定因果关联，比如一个高质量的 RCT，即使其关联强度稍小于队列研究和病例对照研究，但也能确定因果关联。

2. 暴露因素与结果之间的关联强度的精确度如何

除采用 RR 和 OR 值判断因果关系强度外，还需用置信区间评价相关强度的精确度，通常计算 95%CI，其区间范围越窄，则精确度越高；95%CI 不包含 1.0 时，结果有统计学意义。

前文讨论的 Margolis 2003 研究中，帕金森病与压疮发生相关，其调整后的相对危险度 RR＝2.34，95%CI（1.90，2.89），置信区间未包含 1，结果有统计学意义，且可信区间较窄，因此可以认为这种相关性的精确度较高。

（三）病因证据的适用性评价

1. 你的患者与研究中的研究对象是否存在较大差异，导致研究结果不能应用？

需要从可能影响结局发生的多个方面研究中评估研究对象和当前患者是否相似，包括人口学特征（年龄、性别、种族等）；病理生理学特征（不良结局发生的危险程度、对暴露因素的反应等）；社会学特征（社会地位、经济收入等）和观察机构是否相似等，尤其需要关注当前患者接触到的暴露因素和研究中的暴露因素是否有重要不同。若证据中的暴露因素在暴露剂量和持续时间等重要方面都与该患者不符，则证据不适用。可从研究的纳入标准和排除标准判断该患者与研究对象的相似性，也要关注对暴露因素的剂量和持续时间的描述。

2. 终止接触危险因素对患者的利弊如何？

考察因果关系的强度（前文中已提及）、继续接触暴露因素时患者发生不良结局的危险、脱离暴露因素可能带来的不良后果，若暴露因素的危险明确且巨大，决策也相对明确；若暴露因素的危险不明确或较小，或是脱离暴露因素可能带来更多的问题，则需谨慎对待。

3. 你的患者的价值观和期望如何？

对同一种暴露因素可能产生的不良后果，不同的人存在不同看法，比如吸烟与肺癌的发生明确相关，但有的人选择和享受吸烟，并愿意接受其可能带来的风险；有的人愿意为了预防肺癌而停止吸烟，因此，存在患者个人偏好的问题，可请患者评估暴露因素和不良结局在他心目中的重要性，结合患者价值观，共同讨论以选择如何去解决问题。

第五节　临床决策

合理的护理决策必须包括：①护士的临床经验和对患者的临床判断；②当前

可获得的最佳证据；③患者的价值观。

对本章提到的护理案例中的患者而言，患者的病历记录能为护士提供有价值的信息：该患者为夜间发生压疮，日间患者服药后活动期间无明显运动障碍，而卧床期间容易出现肢体活动障碍及翻身困难，这可能是造成局部持续受压的重要原因。而我们检索到的研究证据也提示，帕金森病患者发生压疮的风险更高；进一步与患者及家属沟通，发现患者及家属关心的重点是：既然帕金森病和翻身困难不可避免，如何避免类似情况再次发生？所以我们最终告知患者及家属：①帕金森病确实会增加压疮发生的风险；②夜间或卧床休息时，注意在家属的协助下进行定期的床上翻身，受压部位垫软枕以减压，同时注意控制其他导致压疮发生的危险因素，包括营养、潮湿、摩擦等，以促进压疮愈合、预防压疮复发。

（何凌霄　陈忠兰）

思　考　题

1. 对病因/不良反应研究的真实性评价标准包括哪些？
2. 病因学研究的常见设计类型和论证强度如何？

扫码观看本章
课程视频

第八章

诊断性试验的循证实践

 学习目标

识记：诊断性试验相关概念、指标和研究类型及论证强度。

理解：诊断性证据的真实性、重要性和适用性评价原则。

运用：依据 PICO 原则构建诊断性试验相关问题并开展循证实践。

在护理领域中，护理评估是护理诊断的基础，是护理实践的首要工作。护士常常需要对患者的营养状态、疼痛程度、运动能力等情况进行及时有效的评估。例如在进行疼痛评估时，临床护士常常借助疼痛强度评估量表、面部表情分级评估表等护理评估工具收集患者信息；采用 Braden 量表、Waterlow 量表、Norton 量表评估压力性损伤。为什么要做这些检查？这些评估工具的准确性如何？这些检查的临床价值有多大？这些问题可通过诊断性试验研究来得到回答。诊断性试验可以评价护理评估方法的准确性和临床应用价值，帮助护理人员选择有效的护理评估方法，同时极大提高了护理评估在护理临床实践中的科学性，为正确判断病情、制定护理决策方案奠定了基础。

第一节 诊断性研究概述

一、诊断性试验的基本概念

诊断性试验（diagnosis test）是指临床上用于疾病诊断的各种实验和方法，其可为疾病正确诊断及鉴别诊断提供重要依据。通过应用某一诊断方法或多种诊断方法可以区分目标疾病患者和非患者。诊断性试验不仅用于疾病诊断，还可用于筛查无症状患者、判断疾病严重程度、估计临床过程、疾病随访监测、评估治疗反应与预后情况。诊断性试验包括询问病史、体格检查、实验室检查、影像学检查、组织病理学检查、量表工具、各种诊断标准等。

二、诊断性试验研究基本方法

（一）研究设计方案

诊断性试验研究的设计方案主要有两种（图 8-1、图 8-2）。①病例对照研究：选择一组确诊某种疾病的患者（病例组）和一组未患该病的研究对象（对照组），两组均进行诊断性试验，根据结果评估诊断性试验的准确性。这种方案因不能保证纳入的患者具有临床的代表性，也不能保证每个对象都进行了金标准检查（尤其是对照组往往没有经过金标准诊断），易引起选择偏倚和核实偏倚，夸大诊断试验准确性。②横断面研究：连续纳入所有怀疑某种疾病的患者，同步进行诊断性试验和金标准检查，再盲法评估两者结果。从研究对象纳入情况来看，诊断性横断面研究实际上是队列研究设计。因其能较好地避免选择偏倚和核实偏倚，成为诊断性试验的推荐方案。

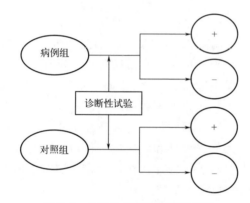

图 8-1　诊断性病例对照研究设计

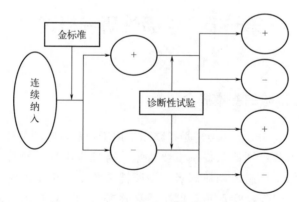

图 8-2　诊断性横断面研究设计

（二）研究方法

1. 金标准的设置

金标准（gold standard）又称标准诊断方法或参考标准（reference standard），是指当前公认的诊断疾病最可靠、最准确的方法，如病理组织检查、手术探查、影像学诊断、长期随访获得的确切诊断以及由专家制定获得认可的诊断标准等。在临床实践中，金标准准确性虽高，但往往操作复杂、费用昂贵、对患者有一定风险和危害。因此，金标准不一定是诊断某种疾病的最佳方法。金标准能区分目标疾病的患者和非患者，如果待评价的诊断试验未与金标准对比，就无法证明疾病诊断的准确性。若金标准本身不准确，会造成研究对象疾病判定的分类错误，形成疾病分类偏倚（disease classification bias）。正确选择金标准是提高诊断性试验研究质量的基础，在实际工作中应根据临床具体情况选择合适的标准诊断方法作为金标准。

2. 研究对象的选择

研究对象的选择决定了诊断性试验的适用范围。因此，选择的研究对象应与临床实际情况相似，需纳入不同类型（轻型和重型）病例、不同病程时期（早、中、晚）病例、典型和非典型病例、无并发症和有并发症的病例以及易与目标疾病混淆的研究对象。横断面设计采用连续性纳入怀疑目标疾病的患者，而病例对照研究则遵照随机化原则选择人群，以确保研究对象的代表性和研究结果的外推性。

3. 独立、盲法和同步比较

"独立"是指所有研究对象都要同时进行诊断性试验和金标准的测定，不能根据诊断性试验的结果有选择地进行金标准测定。若诊断性试验结果为阳性时进行金标准检查，结果为阴性时不进行金标准检查，这样可导致核实偏倚（verification bias）。所有的研究对象都应该用相同的金标准进行检查，否则会造成差异核实偏倚（differential verification bias）。若金标准是一系列检查的组合，不能包含待评价的诊断试验，否则会增加两者结果的一致性，夸大诊断试验准确性。"盲法"是指诊断试验和金标准结果的判断或解释相互不受影响，即要求诊断性试验结果判断预先不知道金标准结果，反之亦然。若不采用盲法，往往会夸大诊断试验的准确性，尤其是试验结果需要主观判断时更容易发生偏倚。"同步"是指诊断性试验和金标准检验最好同步进行，其间隔时间不能太长，尤其对于急性和自限性疾病尤为重要，以免病情变化影响结果的准确性。

4. 评价指标

诊断试验的结果可以整理成四格表（表8-1），通过计算相应指标对诊断试验进行评价。诊断试验准确性评价指标包括敏感度、特异度、似然比、ROC 曲线下面积等。诊断性试验的临床收益性指标包括阳性预测值和阴性预测值等。

表 8-1　诊断性试验结果四格表

诊断试验	金标准		合计
	阳性	阴性	
阳性	a（真阳性）	b（假阳性）	$a+b$
阴性	c（假阴性）	d（真阴性）	$c+d$
合计	$a+c$	$b+d$	$N=a+b+c+d$

（1）敏感度（sensitivity，Sen）　又称真阳性率，是实际患病且诊断试验结果阳性的概率，即 $\text{Sen}=a/(a+c)$。反映被评价诊断试验发现患者的能力。

（2）假阴性率（false negative rate，FNR）　又称漏诊率，是实际患病但诊断试验结果为阴性的概率，$\text{FNR}=c/(a+c)=1-$敏感度。

（3）特异度（specificity，Spe）　又称真阴性率，是实际未患病且诊断试验结果为阴性的概率，即 $\text{Spe}=d/(b+d)$。反映被评价诊断试验排除未患目标疾病的能力。

（4）假阳性率（false positive rate，FPR）　又称误诊率，是实际未患病而诊断试验结果为阳性的概率，即 $\text{FPR}=b/(b+d)=1-$特异度。

（5）似然比（likelihood ratio，LR）　可同时反映敏感度和特异度，是一种综合性指标，包括阳性似然比（+LR）和阴性似然比（−LR）。+LR 是诊断试验真阳性率与假阳性率之比，即 $+\text{LR}=\text{Sen}/(1-\text{Spe})$。该指标反映了诊断试验正确判断阳性的可能性是错误判断阳性可能性的倍数，比值越大，试验结果阳性时为"真阳性"的概率越大。

−LR 是诊断试验假阴性率与真阴性率之比，即 $-\text{LR}=(1-\text{Sen})/\text{Spe}$。该指标表示错误判断阴性的可能性是正确判断阴性可能性的倍数，比值越小，试验结果阴性时为真阴性的可能性越大。

似然比反映了一项诊断试验对目标疾病判断的提高程度，若 LR>1，说明该诊断试验提高了判断疾病的概率，LR 越大，提高得越多。

（6）验前概率（pre-test probability）　是临床医生根据患者的临床表现和个人经验对该患者患目标疾病可能性的估计值。验后概率（post-test probability）指诊断性试验结果为阳性或者阴性时，对患者目标疾病可能性的估计，其计算方法如下。

$$验前比=验前概率/(1-验前概率)$$
$$验后比=验前比\times似然比$$
$$验后概率=验后比/(1+验后比)$$

（7）准确度（accuracy，Acc）　是指诊断性试验中真阳性例数和真阴性例数之和占全部受试者人数的百分数，即 $Acc=(a+d)/(a+b+c+d)$。反映正确诊断患病者与非患病者的能力。准确度越高，真实性好，单用该指标易引起误导。

（8）预测值（predictive value，PV） 反映应用诊断试验结果来估计受检者患病和不患病可能性大小，是表示诊断试验实际临床意义的指标，包括阳性预测值（positive predictive value，PPV）和阴性预测值（negative predictive value，NPV）。PPV 指诊断试验结果为阳性者中真正患目标疾病的概率，即 $PPV=a/(a+b)$。PPV 越大，表示诊断性试验阳性受试者患病的概率越高。NPV 指诊断试验结果为阴性者中真正无病者所占的比例，即 $NPV=d/(c+d)$。NPV 越大，表示诊断性试验阴性受试者不患病的概率越高。预测值不稳定，受敏感度、特异度和患病率影响。患病率不同，同一诊断试验的预测值不同。

（9）诊断比值比（diagnostic odds ratio，DOR） 指患病组中诊断试验阳性的比值与非患病组中诊断性试验的阳性的比值，即 $DOR=(a/c)/(b/d)=ad/cb$。

（10）ROC 曲线即受试者工作特性曲线（receiver operator characteristic cure，ROC curve） 是以敏感度为纵坐标，"1−特异度"为横坐标，依照不同诊断阈值分别计算敏感度和特异度，在坐标图上描点并连接成曲线（图 8-3）。ROC 曲线下面积（area under curve，AUC）则反映了诊断性试验的准确性，其范围在 $0.5\sim1$ 之间。当 AUC 为 0.5 时，说明诊断性试验没有诊断价值；当 AUC 为 $0.5\sim0.7$ 时，说明诊断性试验有较低的准确性；当 AUC 为 $0.7\sim0.9$ 时，说明诊断性试验有一定的准确性；当 AUC 大于 0.9 时，说明诊断性试验有较高的准确性。例如，图 8-3 中绘制了两种护理评估量表的曲线图，由图可以看出，Cubbin&Jackson 量表的 ROC 曲线下面积大于 Braden 量表的曲线下面积，反映了在该研究中 Cubbin&Jackson 量表的准确性优于 Braden 量表。

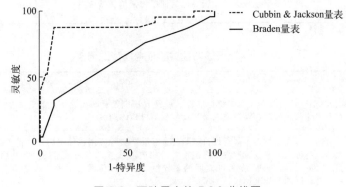

图 8-3 两种量表的 ROC 曲线图

（三）诊断性试验研究证据分级

英国牛津循证医学中心将诊断证据按研究设计分为 5 级，见表 8-2。

表 8-2　牛津诊断性试验证据分级

证据分级	诊断性研究
1 级	采用相同金标准及盲法的横断面研究的系统评价
2 级	采用相同金标准及盲法的单个横断面研究
3 级	非连续纳入受试者的研究，或金标准不一致的研究
4 级	病例对照研究，或研究采用的金标准较差，或非独立金标准
5 级	基于机制的推理

GRADE 工作组将诊断试验证据质量分为高、中、低和极低四个等级，推荐强度分为强、弱两个等级，见表 8-3。GRADE 对诊断性试验证据质量分级主要评估 5 个降级因素，包括偏倚风险（risk of bias）、间接性（indirectness）、不一致性（inconsistency）、不精确性（imprecision）和发表偏倚（publication bias），见表 8-4。

表 8-3　GRADE 证据质量与推荐强度等级

证据质量等级	具体描述	表达符号
高（A）	我们非常有把握预测值接近真实值	⊕⊕⊕⊕/A
中（B）	我们对预测值有中等把握：预测值有可能接近真实值，但也有可能差别很大	⊕⊕⊕〇/B
低（C）	我们对预测值的把握有限：预测值可能与真实值有很大差别	⊕⊕〇〇/B
极低（D）	我们对预测值几乎没有把握：预测值与真实值极可能有很大差别	⊕〇〇〇/C
推荐强度等级强（1）	明确显示干预措施利大于弊或弊大于利	↑↑/1 ↓↓/1
弱（2）	利弊不确定或无论质量高低的证据均显示利弊相当	↑?/2 ↓?/2

表 8-4　降低诊断性试验证据质量的因素

降级因素	具体描述
偏移风险	采用 QUADAS-2 评价工具考虑诊断性试验在其研究设计、实施、测量环节中出现的各种偏倚，有严重偏倚风险降一级，有非常严重的偏倚风险降两级
间接性	主要有两个方面。一是考虑待评价试验与金标准在实际应用该结果时产生的差异即：研究人群和推荐的目标人群有较大差异（之前接受过相同的检查，疾病谱不同，有共病现象）；待评价试验之间的差异，对照/金标准之间的差异。二是待评价的若干种试验之间没有直接比较，而是各自与相同的金标准比较，则考虑降级
不一致性	指敏感度、特异度的大小和方向变异较大，且这种变异没有合理的因素可解释时，则考虑降级
不精确性	待评价试验样本量不够，诊断敏感度和特异度的可信区间过宽，则考虑降级
发表偏移	若有充分理由高度怀疑发表偏倚存在，则考虑降级

第二节　提出与构建临床护理问题

一、临床护理问题

患者，男，68岁，因发热伴腹痛4天、意识不清3天急诊就医。体格检查：体温37.8℃，脉搏64次/分，呼吸20次/分，血压96/57mmHg，意识不清，慢性面容，腹肌紧张。诊断考虑"急性重症胰腺炎、休克"，在急诊抢救室进行相应治疗后，转入ICU进一步治疗。您作为责任护士计划采用Braden量表进行压力性损伤的评估，但有其他护士认为，ICU患者具有其特殊性，不应采用普通病房患者使用的Braden量表进行评估，而应采用专门针对ICU患者的压力性损伤评估工具进行风险评价。因此，对于ICU成年患者，您是否可以采用Braden量表进行评估呢？

针对该临床问题，可以总结出以下几个要点。①研究对象：ICU的68岁李先生。②评估方式：Braden量表进行评估。③判断标准：临床使用的确定压力性损伤的参考标准。④研究结果：评估压力性损伤风险的准确性。

二、构建临床问题

采用PICO原则构建可回答的临床问题。诊断性试验中P代表特定的人群，主要描述这类患者需要考虑的特征有哪些；I代表需要考虑的诊断试验；C代表另一种诊断试验或金标准；O代表结局，描述感兴趣的结局是什么。根据对上述临床问题的总结，可以构建如下的PICO。

P：ICU成年患者。

I：采用Braden量表对患者压力性损伤进行评估。

C：判断压力性损伤的参考标准（例如NPUAP、EPUAP等发布的国际指南）。

O：压力性损伤风险评估的准确性。

具体问题：在ICU成年患者中，采用Braden量表进行压力性损伤风险评估的准确性如何？

第三节　检索相关证据

1. 数据库的选择

首选经过评估的循证资源数据库包括Uptodate、Best Evidence。再考虑检索文献数据库包括 Pubmed、Web of Science、EMBASE、CINAHL、中国知网（CNKI）、维普数据库（VIP）、万方数据知识服务平台及中国生物医学文献服务系统（SinoMed）。

2. 确定检索词和检索策略

（1）中文数据库

♯1 ICU OR 重症 OR 危重

♯2 Braden OR 布雷登

♯3 ♯1 AND ♯2

（2）外文数据库

♯1 ICU OR intensive care* OR critical care* OR critical illness

♯2 Braden

♯3 ♯1 AND ♯2

3. 检索相关数据库

通过循证资源数据库，检索到 6 篇有关压力性损伤工具的相关证据，其中 3 篇并未针对 ICU 成年患者，予以排除。再检索文献数据库，初步检索到外文文献 735 篇，中文文献 412 篇，灰色文献 32 篇，手工检索 2 篇，共 1181 篇相关文献。经过阅读文献题目、摘要，排除重复发表、综述，初步纳入相关文献 77 篇，通过获取并阅读全文，最终纳入 18 篇文献。结合具体情况，选择 Hyun S，Vermillion B，Newton C，et al. Predictive validity of the Braden scale for patients in intensive care units [J]. Am J Crit Care，2013，22(6)：514-520.

第四节　诊断研究证据的评价和应用

根据表 8-5 的条目，评价诊断性研究证据的真实性、有效性和适用性。

表 8-5　诊断性试验评价标准

评价领域	条目
真实性	1. 诊断性试验是否在适当的患者范围内进行评估 2. 是否对所有研究对象采用了相同的诊断性试验和金标准进行盲法比较？ 3. 诊断性试验的研究结果是否对金标准的实施产生了影响？
有效性	1. 哪些似然比的结果与诊断性试验结果有关？ 2. 对于我的临床情况，诊断性试验结果的重复性及其解释是否满意？
适用性	1. 结果是否适用于我的患者？ 2. 结果是否会改变我的管理策略？ 3. 患者是否因为研究结果而更好？

一、证据的真实性评价

（一）诊断性试验是否在适当的患者范围内进行评估？

进行研究的患者应包括患有目标疾病的高、中、低概率的患者。试验的临床有效性体现在它能区分出明显的疾病和一些不明显或诊断可能混淆的病例。研究中的患者情况应与临床实践中的预期情况类似。

评价结果：该研究在俄亥俄州立大学 Warehouse 医疗中心的 3 个成人 ICU 中进行，有 122 张床位。研究时间为 3 年。研究对象为入住 ICU 的 7790 名成年患者。排除对象为在 ICU 停留时间短于 3 天或者入院时有压疮的患者。因此，可判断该研究是在适当的患者范围内进行评估。

（二）是否对所有研究对象采用了相同的诊断性试验和金标准进行盲法比较？

金标准是提供客观标准（例如不需要主观解释的实验室结果）或用于诊断的当前临床标准（例如用于深静脉血栓形成的静脉造影）。有时可能没有广泛接受的参考标准，但作者需要明确证明他们选择金标准的合理性。

评价结果：本研究中所有研究对象在入院时均进行 Braden 量表（诊断性试验）和国际压力性损伤指南（金标准）的评估，同时定期记录，但未提供评估的详细信息。因此，只能判断所有研究对象采用了相同的诊断性试验和金标准，且金标准具有合理性，但无法判断是否采用了盲法。

（三）诊断性试验的评估结果是否对金标准的实施产生了影响？

无论第一次试验结果如何，研究对象都需要同时接受所研究考虑的诊断性试验和金标准。

研究结果：所有 7790 名患者均接受了所研究考虑的诊断性试验和金标准。因此，诊断性试验的评估结果未对金标准的实施产生影响。

二、证据的有效性评价

诊断性试验有效性的判断主要根据试验区分患者和非患者的能力。验前概率和验后概率常被用来评价诊断性试验，这两个评价指标是根据似然比进行计算。验后概率是估计当诊断性试验为阳性时，受检者患目标疾病的可能性多大。如果验后概率相对于验前概率改变越大，则该诊断性试验越重要。

评价结果：

表 8-6　Braden 量表不同临界值的准确性情况

临界值	敏感度（Sen）	特异度（Spe）	阳性预测值（PPV）	阴性预测值（NPV）
13	0.781	0.469	0.136	0.952
16	0.954	0.207	0.114	0.977
18	0.976	0.146	0.109	0.983

根据本研究汇总出以上结果（表 8-6），我们对其重要性进行如下分析：

① 临界值＝13 分

似然比＝Sen/(1－Spe)＝0.781/0.531＝1.47

验前概率＝患病率＝753/7790＝9.67%

验前比＝验前概率/(1－验前概率)＝0.0966/0.9034＝0.11

验后比＝验前比×似然比＝0.11×1.47＝0.1617

验后概率＝验后比/(1＋验后比)＝0.1617/1.1617＝13.92%

② 临界值＝16 分

似然比＝Sen/(1－Spe)＝0.954/0.793＝1.20

验前概率＝患病率＝753/7790＝9.67%

验前比＝验前概率/(1－验前概率)＝0.0966/0.9034＝0.11

验后比＝验前比×似然比＝0.11×1.20＝0.132

验后概率＝验后比/(1＋验后比)＝0.132/1.132＝11.66%

③ 临界值＝18 分

似然比＝Sen/(1－Spe)＝0.976/0.854＝1.14

验前概率＝患病率＝753/7790＝9.67%

验前比＝验前概率/(1－验前概率)＝0.0966/0.9034＝0.11

验后比＝验前比×似然比＝0.11×1.14＝0.1254

验后概率＝验后比/(1＋验后比)＝0.1254/1.1254＝11.14%

根据以上信息我们可以得出：当 Braden 量表采用临界值为 13 分、16 分或者 18 分进行评估时，其验后概率均较低，且验后概率相对验前概率改变小，表明该量表对 ICU 患者压力性损伤的区分度不高。

三、证据的适用性评价

（一）对于我的患者临床情况，诊断性试验结果的重复性及其解释是否满意？

需要关注应用于其他患者时是否也会产生同样的结果以及不同的研究者是否认可该研究结果。

评价结果：对于我的患者临床情况，该研究中诊断性试验结果的重复性及其解释满意。

（二）结果是否适用于我的患者？

需要关注针对不同严重程度的疾病，研究结果（似然比情况）是否不同以及对于具有不同条件的混合研究对象，研究的结果是否不同。

评价结果：由于该研究纳入对象多，均为 ICU 成年患者，疾病范围广，结果适用于我的患者。

（三）结果是否会改变我的管理策略？

评价结果：由于研究结果的验后概率均较低，证明该量表具有区分患者和非患者的能力，但验后概率相对验前概率改变小，证明该量表对 ICU 患者重要性低。因此，该结果将改变我对于压力性损伤的管理策略。

（四）患者是否因为研究结果而更好？

需要关注对于该研究结果，患者的护理是否会有所不同以及护理方面的预期变化是否会利大于弊。

评价结果：患者将会因为研究结果而更好。

在此基础上，我们参考的 3 篇系统评价的研究结果（Eman S. M，Dassen T，Ruud J. G. The World of Critical Care Nursing Predictive validity of pressure ulcer risk assessment tools in intensive care patients [J]. The World of Critical Care Nursing，2007，5（11）：74-79. Ming L，Qin G，Haobin Y，et al. Systematic review of pressure ulcer risk assessment scales for using in ICU patients [J]. Chinese Nursing Research，2012，6（9），112-118. García-Fernández F. P.，Pancorbo-Hidalgo P L，Agreda J J S，et al. Risk assessment scales for pressure ulcer in intensive care units：A systematic review with metaanalysis [J]. Gerokomos，2013，24(2)：82-89.）均表明 Braden 量表并不适用于 ICU 患者。

四、临床决策

通过对以上护理诊断性试验研究证据的评价，可认为 Braden 量表对于 ICU 成年患者压力性损伤风险评估的准确性较低，应改变 ICU 成年患者压力性损伤的风险管理策略。

（张奕　沈建通）

思 考 题

1.为什么不宜采用病例对照研究方案设计护理诊断性试验？
2.如何判断护理诊断性试验研究的适用性？

扫码观看本章
课程视频

第九章
护理干预问题的循证实践

◀◀

 学习目标

掌握：如何将临床问题构建为循证护理干预问题。

掌握：护理干预性研究证据检索策略。

熟悉：护理干预性研究证据评价原则。

了解：单个干预性研究、干预性研究系统评价/Meta 分析的证据评价工具。

由于医学的快速发展，临床上不断开发新药物、改革新疗法、采用新措施，淘汰某些无效或效果不理想的措施，以提高对疾病的防治管理效果。因此干预研究证据最多，是临床上最活跃的领域。有研究表明，临床医学期刊上所发表的论文中，干预性研究占 40% 以上。

第一节　干预性研究概述

干预（intervention）是指研究者根据研究目的对研究对象施加措施，如某种药物、某种手术方案或某种护理措施，这些干预措施多作为研究的自变量进行观察，其引起的干预结果是研究的因变量。临床干预性研究的种类较多，任何对研究对象采取了干预或治疗措施的研究都可以属于广义上的干预性研究，如随机对照试验、非随机临床对照试验、交叉试验等，其中随机对照研究（RCT）是公认的干预性研究设计的最优方案。临床干预性研究的设计通常会考虑到四个原则，即随机化原则、设置对照组原则、盲法原则和干预前基线可比性原则，其主要目的是防止在复杂的临床研究中受已知或未知的各种因素的干扰，使得研究的结果和结论真实可靠，能经受临床实践的检验。干预性研究其干预在前，效应在后，属于前瞻性研究，能够准确解释自变量（干预）和因变量（结果）之间的因果关系，反映研究的科学性和客观性。

随着干预性研究的评价标准从不完善到基本达成共识，其评价包括三方面内容：①研究结果是否真实和准确？②结果是什么，有何价值？③结果是否有助于自己的患者的治疗或护理？即研究的真实性和准确性、重要性、实用性。临床上护理人员由于治疗或护理的需要，常会根据对患者进行干预，其常关注和面临的问题是如何评价和选择某干预措施，如干预性研究干预措施的效果有多大？采用什么方法或指标来评价干预性研究的客观效果、临床意义？如何获得可靠的结论？临床护理人员或证据使用者，如何在众多的文献中鉴别干预性研究的真实性和可靠性、判断干预性研究的质量，去伪存真并利用有限的资源和正确的证据为临床服务是值得探索和回答的问题。

第二节　提出和构建护理干预问题

临床实践中寻找高质量干预性研究证据之前首先要提出合适的问题。包括：①如何选择对患者利大于弊的治疗或护理方法；②如何从疗效、费用等角度来决定采用哪一种干预方案；③对现有的常规治疗方法提出疑问等。

> **护理临床病案**
>
> 某老年女性患者入院后，护士在为患者进行健康宣教时，告知患者及其家属，由于患者 Braden 压疮危险因素评分为 12 分，是压疮发生高危人群，需每隔 2 小时翻身 1 次，以预防压疮的发生。由于患者无法自主翻身，每次翻身需家属协助，加之每 2 小时一次的翻身导致患者夜间休息不佳，睡眠质量差。因此在查房时患者向护士提出疑问：①是否必须每 2 小时翻身 1 次？②是否可以延长翻身时间间隔？③如果延长翻身时间间隔，是否会造成不良的影响？

根据患者的情况，提出临床问题：①翻身是否为不能自主翻身而有压疮发生风险的卧床患者预防压疮的必要措施？②如果必须翻身，最佳翻身频率为多久？③若翻身时间间隔大于 2 小时，对患者利弊如何？④翻身时间间隔大于 2 小时，是否适合该患者？

作为该患者的主管护师，该如何回答这些问题呢？首先用 PICO 模式，将患者的临床问题转化为可回答的循证问题。

P（population）特定的患者群	I（intervention）干预	C（comparison）对照	O（outcome）结局
压疮发生高风险成年患者	＞2 小时翻身时间间隔	2 小时翻身	压疮发生率其他问题（如皮肤潮湿感/呼吸道并发症）

第三节　检索相关干预研究证据

根据循证医学证据资源应用检索的"5S"金字塔模型，获取最佳证据的途径应从等级资源的最高层开始，依次从临床决策支持系统、有关的临床指南、系统评价（SR）、Meta 分析和多中心大样本随机对照试验（RCT）进行证据的查找，各查找数据库见表 9-1。

表 9-1　检索证据来源及常用数据库

证据来源	常用数据库
计算机决策支持系统	BMJ Best Practice/Up To Date/ZynxCare 等
专题证据汇总	BMJ Clinical Evidence/WHO/GIN/NICE/SICN/NGC 等 RNAO/EPUAP/WOCN 等专业协会网站
系统评价摘要	ACP Club/DARE/JBI CONNECT 等
系统评价	Cochrane CDSR/OVID-JBI 等
研究摘要	CENTRAL 等
原始研究	Medline/Embase/CENTRAL/CINAHL 等 SinoMed/CNKI/WANFANG/VIP 等中文数据库

1. 检索循证知识库

对于"压疮发生高风险患者最佳翻身时间间隔"这个问题，首先使用关键词"压疮"/"压力性溃疡"/"压力性损伤"和"体位变换"/"翻身"检索 Up To Date，搜索到 Dan Berlowitz 等撰写专题"Prevention of pressure-induced skin and soft tissue injury"，该专题由赵作伟、陶水兴等学者进行了翻译和审查，形成了中文版专题"压力性皮肤及软组织损伤的预防"，在该专题中，对压疮高风险患者的体位变换得到的信息有：①适当的体位摆放和体位变换是推荐用于所有卧床患者的预防压疮措施中必不可少的部分。②为患者翻身时应该相继从仰卧位翻到一侧侧卧，然后再翻到另一侧侧卧。变换体位的目的是减少接触面所承受的压力，维持有压力性皮肤及软组织损伤风险部位的微循环。轻柔、正确地变换体位很重要，必要时采用辅助装置进行以避免摩擦力和剪切力。③应记录翻身时间和摆放的体位，预防 1 期压力性损伤的进展可能需要更频繁地变换体位。④通常推荐每隔 2 小时变换 1 次体位，但处于临界性灌注状态的皮肤和软组织，即使以更短的时间间隔变换体位也会出现不可逆的改变。⑤目前仍不清楚每 2 小时变换体位还是更长时间间隔变换体位哪个更佳，尤其在使用高质量支撑面时。

经过检索 Up To Date 后，对于本案例所提出的问题，目前可以回答的有翻身

（体位变换）是不能自主翻身而有压疮发生风险的卧床患者预防压疮的必要措施，通常推荐每隔 2 小时变换 1 次体位。但目前仍不清楚每 2 小时变换体位还是间隔更长时间变换体位更好。压疮高风险患者翻身的频率受多方面因素影响，包括患者个体自身的情况如个体组织的耐受性、患者的活动能力、患者的舒适度以及是否使用辅助减压的床垫等。由于本案例中患者所采用的床垫为气垫床，是高质量的支撑面，为保证患者的休息和舒适，是否可以将翻身间隔时间延长呢？延长多少时间合适？延长翻身间隔时间是否会给患者带来风险呢？根据尚待解决的问题，继续进行后续的循证资源检索。

2. 检索相关临床指南和证据总结等专题证据汇总

以（"压疮 OR 褥疮 OR 压力性溃疡 OR 压力性损伤"）AND（"体位变换 OR 变换体位 OR 翻身 OR 减压"）为中文关键词，以（"pressure ulcer" OR "bedsore" OR "pressure sore" OR "pressure injury" OR "decubitus ulcer"）AND（"body change" OR "repositioning" OR "turning" OR "pressure relief " OR "off loading"）为英文关键词，计算机检索 BMJ Clinical Evidence、国际指南协作网（GIN）、英国国家卫生与临床优化研究所（NICE）、安大略注册护士协会（RNAO）、循证医学数据库（OVID-EBM）、中国生物医学文献数据库（CBM）、医脉通，另检索了美国压疮专家咨询小组（NPUIP）、欧洲压疮专家咨询小组（EPUAP）、伤口造口失禁护士协会（WOCN）等涉及压疮管理的官方网站，查找压疮防治的实践指南、证据总结（evidence summary，ES）、最佳实践证据信息册（best practice information sheet，BPIS）、推荐实践（recommendation practice，RP）。纳入标准为：同一机构在不同时期出版的相同主题文献纳入最新版，同一机构与不同组织合作出版的文献同时纳入，同一版本的快速参考指南和临床实践指南同时存在时纳入临床实践指南。排除翻身推荐不明确、非循证基础上制定、一般综述类文献、因资源权限无法获取全文者。最终共寻找到相关证据 9 篇，其中 8 篇指南，1 篇最佳实践信息册。

从检索到的临床指南和最佳实践信息册中可得到的信息：①卧特制海绵床的压疮危险人群每 4 小时翻身 1 次，相比于卧一般标准床垫每 2 小时翻身 1 次发生压疮的风险无统计学差异。因此，与医院标准床垫相比，使用海绵床垫的患者可将翻身间隔时间延长至 4 小时。②现有证据不足以证明频繁翻身（2～3 小时）比延长翻身间隔时间（4～6 小时）更能有效降低压疮发生率。③使用减压支撑面能够扩大和改变患者承受压力的主要部位，减少局部组织承受压力的强度和持续时间，同时高规格减压支撑面还具有一定的微环境管理能力，可延长体位变换间隔时间。综上，使用高规格减压支撑面的患者，翻身时间间隔 4 小时比较合适，但本案例患者采用的是气垫床，虽为高规格减压支撑面，但目前各指南和最佳实践信息册中没有关于气垫床翻身间隔时间的推荐，因此对于该患者，翻身间隔时间为 4 小时是否合适，还需进一步寻找证据。

3. 检索相关系统评价（SR）、 Meta 分析和 RCT

以（"压疮 OR 褥疮 OR 压力性溃疡 OR 压力性损伤"）AND（"体位变换 OR 变换体位 OR 翻身 OR 翻身间隔 OR 翻身间隔时间 OR 翻身频率"）AND（气垫床 OR 充气床 OR 减压床）为中文关键词，以（"pressure ulcer" OR "bedsore" OR "pressure sore" OR "pressure injury" OR "decubitus ulcer"）AND（"body change" OR "repositioning" OR "turning" OR "repositioning interval" OR "repositioning frequency" OR "repositioning schedules" OR "repositioning hours"）AND（"air mattress" OR "air cushion bed" OR "air bed" OR "support surfaces"）为英文关键词，检索 PubMed、OVID、EBSCO、Cochrane Library、CINAHL、中国知网、万方数据、维普网、中国生物医学数据库等，查找系统评价、Meta 分析及 RCT 文献。文献纳入标准：①研究类型，国内外公开发表系统评价、meta 分析或 RCT，不包含灰色文献。②研究对象，成人患者；Braden 评分＜16 分（或 Norton 评分＜12 分）；自主翻身存在障碍。③干预措施，试验组使用气垫床，平均每 4 小时翻身 1 次；对照组使用气垫床或一般床垫，每 2 小时翻身 1 次。排除标准：①与主题明显不相关的研究。②重复发表或不能提供相关结局指标的文献。③无法要求按需翻身患者。

根据上述检索策略，最终共检索到相关系统评价 2 篇，RCT 10 篇。由于针对该问题有相关系统评价，因此先对系统评价进行质量评价，如果已有的系统评价质量较好，且在此发表年限后无新发表的高质量的 RCT，则可直接信任该系统评价的结果。若已有的系统评价质量不佳，或有新发表的 RCT 文献，则参考新的证据。

第四节　干预性研究证据的评价和应用

该患者的责任护士做出是否需要延迟翻身时间的决策前，需要考虑其所依据的干预性研究的证据是否足够好，足以支持她的决策？这个干预决策是否正确合理呢？这就需要评价干预性研究的证据，并结合自己患者的实际情况作出判断。

（一）干预性研究系统评价/Meta 分析的证据评价

干预性研究的系统评价/Mate 分析是指用定性和（或）定量方法分析干预性研究（主要是 RCT）而产生证据的研究，其是最佳证据的重要来源之一，对临床医务工作者和卫生决策者产生了重要影响。尽管系统评价/Meta 分析是临床最佳证据的来源之一，但只有高质量的系统评价/Meta 分析才能为临床医护人员、患者及其他决策者提供科学的依据，反之则很可能误导决策者。但由于进行系统评价的人员水平参差不齐，有些系统评价本身也存在方法学不够规范的问题，因此并非所有的系统评价都能得到绝对真实可靠的结论。因此在应用干预性研究的系统评价/meta分析的结果之前，需对其方法学质量进行评价。干预性研究的系统评价/meta分析的质量判断判别的主要原则如表9-2所示。目前比较常用的干预性研究的系统评价/Mate分析真实性评价工具为 AMSTAR 及 JBI 的评价工具，如表9-3 和表9-4 所示。

表9-2 干预性研究系统评价/Meta 分析研究证据偏倚风险评价的原则

系统评价/Meta 分析研究证据真实性评价条目
1.系统评价 Meta 分析研究的主题是否具有针对性？
2.纳入排除标准是否合理？
3.对纳入的随机对照试验进行评价，判定其是否为真随机化，是否采用盲法？
4.文献检索是否全面？是否包括了未发表的文献？
5.是否采用了一定方法如漏斗图来检验？是否有发表偏倚？
6.在纳入文献时是否有大于或等于 2 名评价员独立审核资料以避免选择偏倚？
7.提取资料时是否全面提取了文献的结果数据？
8.进行 Meta 分析的各项研究是否具有同质性？若纳入研究有异质性，是否分析了异质性的产生原因，并做亚组分析和敏感性分析？
9.系统评价 Meta 分析纳入的原始研究质量如何？

表9-3 AMSTAR 2 对系统评价或 Meta 分析研究证据偏倚风险评价

评价项目	评价结果	
1.研究问题和纳入标准是否包括 PICO 的各个要素？	是	否
2.是否事先设计的系统评价，报告的内容与拟订方案是否有显著差异？	是	否
3.是否解释了研究设计类型的选择？	是	否
4.是否使用了全面的文献检索策略？	是	否
5.研究筛选的可重复性如何？	是	否
6.数据提取的可重复性如何？	是	否
7.是否列举并证明了排除原因？	是	否
8.是否详细描述了纳入研究所包含的内容？	是	否
9.是否使用恰当的方法评估纳入研究间的偏倚？	是	否
10.是否报告了纳入研究的资金来源？	是	否
11.结果合并的方法是否合适？	是	否
12.是否评估纳入研究的偏倚对 Meta 分析结果及其他证据合成产生的潜在影响？	是	否
13.在解释和讨论系统评价的结果时，是否对纳入研究的偏倚进行了解释？	是	否
14.是否采用合理的方法，解释或讨论评价结果中所观察到的异质性？	是	否
15.定量合并时，是否充分调查发表偏倚，并讨论其对评价结果的可能影响？	是	否
16.是否报告了任何潜在的利益冲突？包括进行系统评价收到的任何资金？	是	否

注：AMSTAR 2 评价工具与 AMSTAR 评价方式有所不同，其不再计算总体分数，而是以于关键条目（条目2、4、7、9、11、13 和 15 或根据情况适当调整）来划分的"信心"分级的形式做出总体质量评价。

表 9-4　澳大利亚 JBI 循证卫生保健中心对系统评价或 Meta 分析研究证据偏倚风险评价

评价项目	评价结果			
1.所提出的循证问题是否清晰、明确？	是	否	不清楚	不适用
2.文献纳入标准对该循证问题来说是否恰当？	是	否	不清楚	不适用
3.检索策略是否恰当？	是	否	不清楚	不适用
4.检索文献的数据库或资源是否充分？	是	否	不清楚	不适用
5.采用的文献质量评价标准是否恰当？	是	否	不清楚	不适用
6.是否由 2 名或 2 名以上的评价者独立完成文献质量评价？	是	否	不清楚	不适用
7.提取资料时是否采取一定的措施减少误差？	是	否	不清楚	不适用
8.合并研究的方法是否恰当？	是	否	不清楚	不适用
9.是否评估了发表偏倚的可能性？	是	否	不清楚	不适用
10.所提出的政策或实践推荐建议是否基于系统评价结果？	是	否	不清楚	不适用
11.提出的进一步研究方向是否恰当？	是	否	不清楚	不适用

本案例中，根据第三步的检索策略，最终共检索与压疮高风险患者气垫床具体翻身间隔相关的系统评价 2 篇，RCT10 篇。对已有的 2 篇系统评价进行评价后，发现此 2 篇系统评价均为中等质量的系统评价，且在李飞等于 2018 年在《护理学报》杂志上发表的关于气垫床翻身时间间隔的系统评价后，无新发表的 RCT 文献。因此对 2 篇系统评价的研究结果认为临床可初步信任，其研究结果为：对于使用气垫床的压疮高危患者，翻身间隔时间 4 小时与 2 小时相比，其压疮发生率并无增加，也不会增加皮肤潮湿感和呼吸道相关并发症的发生率，但是要警惕压疮前期症状发生的风险。因此对使用气垫床的压疮高危患者，将其翻身间隔时间延长至 4 小时，有一定的安全性和可行性，但由于研究数量和质量有限，在压疮翻身间隔时候后需注意观察患者的皮肤状况。

（二）单个干预性研究证据的评价

干预性研究证据的质量需要对研究的设计、实施、结果分析等进行全面分析，依据科学、规范的评价标准来做出判断。通常其评价的基本要素包括文献的内部真实性、外部真实性和适用性三个方面。内部真实性是指某个研究结果接近真实值的程度，即研究结果受到各种偏倚的影响程度。影响内部真实性常见的偏倚来源有选择偏倚、实施偏倚、测量偏倚、失访偏倚、报告偏倚等，在评价时应重点关注研究设计的科学性、研究实施的过程及结局指标的测评方式和控制等。外部真实性（即研究的适用性）只研究结果能否推广应用到研究对象以外的人员。在评价外部真实性时应考虑到该研究是否与自己所护理的患者情况是否相符、该证据在服务对象所处的医疗环境下是否可行、该证据对服务对象可能产生的利弊权衡。重要性是只研究是否具有临床价值，通常使用一些量化指标来评价研究结果的临床意义和临床价值，如特定临床结局的发生率（治愈率、有效率、死亡率）或某些观测指标的变化或波动等，此外还包括治疗或干预效果的精确性以及相关卫生经济学评价等。评价干预性研究证据的原则如表 9-5 所示。

表 9-5　评价干预性研究证据的原则

干预性研究证据的真实性和可靠性评价：
1. 是否采用随机分组？
2. 是否隐藏随机分配？
3. 是否采用盲法？
4. 试验前组间的基线情况是否一致？
5. 除干预措施外，组间的辅助措施是否一致？
6. 样本量是否足够？
7. 研究是否观察和报道了全部的临床相关结果？

干预性研究证据的重要性评价：
8. 治疗/干预效果的大小如何？
9. 治疗/干预效果的精确度（置信区间）如何？
10. 卫生经济学效益如何？

干预性研究证据的适用性评价：
11. 患者情况是否与研究证据中的患者情况相似？研究结果能否应用？
12. 研究证据中的治疗/干预措施是否在自己的患者中可行？
13. 所选择的研究证据中的治疗/干预措施利弊和成本如何？

1. 是否采用随机分组

干预性研究结果受多种因素影响，干预措施只是其中一个因素，其他因素如基础疾病的严重程度，是否存在合并症等已知和未知各种临床因素常可掩盖干预的真正作用。随机化分组能减少试验的偏倚，好的随机分配方案的特点包括：①干预分配方案的序列具有可重复性。②产生和实施分配方案应有记录。③将受试者招募入组前，有措施防止个体干预方案被披露。④除非必需，干预分配方案应对所有人隐藏。⑤不能根据已有的干预分配情况预测后续的分配情况。⑥监测方案偏移。

2. 是否隐藏随机分配

成功实施随机分配方法，除需随机分配序列外，还需隐藏产生的分配方案，即在随机分配受试者的过程中，受试对象和选择合格受试对象的研究人员均不能预先知道受试者的分配方案。常用分配隐藏方法包括：①按顺序编码且密封的不透光的信封；②药房控制随机分配方案；③编号或者编码的容器；④中心电话随机系统等。

3. 是否采用盲法

盲法是指患者、医生或研究者不知道患者接受的是干预措施还是对照措施。盲法对主观评价的结果变量指标时（如疼痛、乏力、身体不适等）尤为重要。采用盲法测量或盲法分析能排除受试者、研究者和资料分析者的主观影响，避免或减少测缺性偏移，提高 RCT 证据的真实性。

4. 试验前组间的基线情况是否一致

若试验前各组间基线情况不一致，无法避免混杂因素对结果的影响，无法了解干预措施的真实效果。

5. 除干预措施外，组间辅助治疗是否一致

在慢性病治疗或干预研究中，因病情复杂，很难做到仅单纯采用某一项干预措施，常伴随一些其他辅助措施，故应保持除所研究的干预措施外，其他的措施需保持一致。

6. 样本量是否足够

样本量过大或过小都会引起偏倚，使所得研究结果不能反映目标人群的真实情况。样本量过大使试验条件难以严格控制，研究困难且操作管理复杂；样本量过小则导致可重复性差，检验效能低，其结论科学和真实性差。

7. 研究是否观察和报道了全部的临床相关结果

研究需报告干预方案的效果有多大？价值如何？研究对象是否全部完成了干预？研究临床相关的阴性结果是否被报道？被研究患者随访是否完整对决定结果评定的可靠性非常重要。一般而言，如失访率＞20％，则研究结果不可信。失访对结果可信性的影响还可以通过采用不同结果分析方法如意向治疗分析（intention-to-treat，ITT）分析和完成治疗分析（per protocol，PP 分析）来评价。

8. 治疗/干预效果的大小如何

评估研究结果即疗效大小时，应同时考虑其临床和统计学意义，常用一些临床结局的发生率（治愈率、有效率、死亡率）等的变化来表示。

9. 治疗/干预效果的精确度（置信区间）如何

P 值仅提示是否在统计学上有意义，不能提供研究资料精确性。置信区间（confidence intervals，CI）可以提供关于研究结果精确性的信息，能体现有关研究结果的论证强度。

10. 卫生经济学效益如何

卫生经济学研究目的是使用有限的资源发挥尽可能大的社会经济效益。故除临床和统计学意义外，应对干预措施及其效果进行成本-效果、成本-效益及成本-效用分析，评估该干预措施的社会效益及经济效益，为临床决策提供依据。

11. 患者情况是否与研究证据中的患者情况相似，研究结果能否应用

任何研究产生的证据都不能直接照搬到其他研究群体上，因此在评价干预性研究的适用性时，需考虑证据中纳入的研究对象与自己所干预的患者群体是否相符，如果存在较大差异，该证据不一定适用。

12. 研究证据中的治疗/干预措施是否在自己的患者中可行

对拟采用的有效的干预措施，需考虑使用对象其所处医疗环境是否具备相对应的各方面的资源，否则有效的证据也无法在实际工作中实施。

13. 所选择的研究证据中的治疗/干预措施利弊和成本如何

任何临床决策都需要权衡利弊及考虑经济学效益。只有利大于弊且经济学效益合理时才有最大的价值应用在患者上。

第五节　临床决策

根据对该案例拟回答问题的证据检索及证据评价结果，并根据循证护理证据应用的 FAME 原则，即证据的可行性、适宜性、临床意义和有效性进行全面、系统地评估、分析和判断后，最终做出以下临床决策：①告知该患者及家属，翻身（体位变换）是不能自主翻身而有压疮发生风险的卧床患者预防压疮的必要措施，因此应该积极为患者实施该措施。②目前国内外指南通常推荐每隔 2 小时变换 1 次体位，但因患者个体情况及使用减压装置不同可以有所调整和改变。③由于目前该患者所使用的床垫为气垫床，是高质量的减压支撑面，加之患者无其他风险因素（如全身循环状况不佳等导致组织耐受性降低），为保证患者的休息和舒适，可适当延长翻身间隔时间。④目前证据表明延长翻身间隔时间至 4 小时对压疮的发生率无明显影响，但超过 4 小时或更长时间其风险不确定，故建议可以延长翻身时间间隔至 4 小时。⑤在延长翻身时间后，患者或家属需在进行翻身时注意检查其受压皮肤是否出现潮湿、压疮前期症状等，若出现相关情况需缩短翻身时间间隔。⑥由于患者并未完全丧失活动能力，因此在卧床期间进行 4 小时的翻身间隔中，可配合"局部抬起减压法"或"微翻身"来减少压力产生。

（刘欢　陈忠兰）

思　考　题

扫码观看本章
课程视频

1. 如何将临床护理问题构建成可回答的循证问题？

2. 在寻求证据解决临床护理问题时，如何考虑证据的选择？

3. 利用检索到的最佳证据进行临床干预时，需考虑到其他哪些方面以尽可能促进临床实施？

第十章
预后问题的循证实践

 学习目标

识记：预后研究的相关概念、指标、研究类型及论证强度。
理解：预后研究证据的真实性、重要性和适用性评价原则。
运用：依据 PICO 原则构建预后问题并开展循证实践。

在临床护理实践中往往会遇到这类问题：对阑尾炎术后尿潴留患者短期留置尿管是否会引起尿路感染？经外周置入静脉导管后，护士定期维护是否会使其使用时间增加？置管后患者的生活质量如何？乳腺癌患者术后定期复查是否可以降低复发率？发生脑膜炎后，患儿是否会遗留残疾？这类问题涉及临床护理实践的预后，要正确回答这些预后问题，要求我们掌握最新、最佳的研究证据，对疾病的预后进行科学的判断，并结合医疗环境和条件，作出最好的决策，帮助患者改善预后。

第一节　预后研究概述

一、预后

预后（prognosis）是指疾病发生后，对病程和最终结局（痊愈、复发、并发症、伤残、死亡）的预测和估计。通常以概率表示，如治愈率、复发率、病死率、生存率等。疾病预后事件概率的判断基于科学严谨的研究设计和临床研究的长期随访观测。常见预后相关问题类型包括：①定性问题：会有什么样的结局发生？②定量问题：这个结局发生的概率是多少？③时间问题：这个结局什么时候会发生？④影响因素：导致这一结局出现的因素有哪些？

预后研究的意义主要为：①了解疾病的发展趋势和结局，帮助医护人员做出正确临床决策，改善临床试验的设计和分析；②研究影响疾病预后的因素，有利于干预及改善疾病的预后；③通过预后分析比较不同干预措施的效果。

二、预后影响因素

（一）预后因素

凡是影响疾病预后的因素都可称为预后因素（prognostic factors），即影响疾病结局及其发生概率的因素。预后因素种类繁多，主要包括以下几类。

（1）早期诊断、及时治疗情况　临床很多疾病尤其是恶性肿瘤，早期筛查、及时正确的诊治可提高患者生存率，延长生存时间，是影响预后的重要因素。如果发现较晚且发生转移，失去根治的机会，则预后不良甚至导致死亡。

（2）患者的生理、心理因素及对医嘱的依从性　患者的年龄、性别、营养状态、免疫功能、遵医嘱行为（尤其是慢性疾病）对于预后有重要影响，如抗高血压药物服用的依从性直接影响到心、脑、肾等并发症的发生率。

（3）疾病本身的特点　疾病的性质、部位、病程、临床类型、严重程度与预后密切相关，轻症患者一般预后较重症患者预后良好。如胃癌患者，如果仅为原位于黏膜的胃癌术后生存率要高于累及黏膜下患者。

（4）干预措施的有效性　有效干预措施的使用可缩短病程、降低不良结局的发生率、提高患者生存时间。随着新药物的研发与使用、新的溶栓技术、介入技术、移植手术的开展对很多癌症及心脑血管疾病患者的 5 年生存率、10 年生存率均有很大提高。压疮、糖尿病等专科护士开展的针对性措施，对降低感染等并发症起重要作用。

（5）医疗卫生条件及社会支持　医疗卫生环境、医疗设备及医疗水平对预防院内感染、减少并发症、提高治疗效果有积极作用。医疗保险、社会保障制度、家庭经济状况及可利用的社会支持等因素影响患者个体素质和医疗卫生资源与服务的供给、获取与使用，进而影响疾病的预后。

（二）预后因素与危险因素的联系

预后因素与危险因素的区别如下。①含义上不同：危险因素指作用于健康人，使患病或病情发展风险增加的因素。预后因素指对已患某病者的疾病结局产生影响的因素。②人群不同：危险因素的人群是未发生疾病患者群，预后因素是患者群。③产生的结果不同：危险因素的结果事件是疾病的发作；预后因素的事件是疾病的不同结局，包括死亡、出现并发症、残疾和痛苦等。在同一疾病中，某些危险因素和预后因素可以相同，如吸烟既是心血管疾病的危险因素，也是心血管疾病的预后因素。

三、预后研究的设计及评价方法

（一）预后研究设计

1. 纵向研究

纵向研究是对某时间段内确定的特定患者经过一定时间随访、观察疾病的生存率、死亡率、复发率等各种预后指标。

2. 病例-对照研究（case-control study）

病例-对照研究是一种"由果推因"的回顾性观察性研究，其基本原理为以发生目标结局的研究对象作为病例组，以未发生目标结局但具有可比性的研究对象作为对照组，通过询问、实验室检查或复查病史，搜集既往各种可能的暴露因素，比较病例组与对照组中各因素的暴露比例，经统计学检验，若两组差别有统计学意义，则可认为该因素与疾病预后相关联。病例对照研究效率较高、成本较低，但难以避免回忆偏倚。

3. 队列研究（cohort study）

队列研究是将某一特定人群按照是否暴露于预后因素或暴露程度分为不同观察组，随访两组或多组结局（如疾病）发生情况，比较各组之间结局发生率的差异，从而判定这些因素与结局之间的关联及关联强度。队列研究是一种"由因寻果"的观察性研究，根据研究起始时间分为前瞻性队列研究、回顾性队列研究和双向队列研究。

4. 随机对照试验（randomized controlled trial，RCT）

采用随机的方法，将合格的研究对象分配到试验组和对照组，接受相应的干预措施，在一致的条件下或环境中，同步地进行研究和观测试验的效应，并用效应指标对试验结果进行评价。RCT因其随机分组、对照、设盲，所获得的研究结论具有较好的真实性。

在预后研究的各类设计方案中，前瞻性队列研究是最经典的预后研究设计方法，其结果的论证强度和可行性均较好。随机对照试验因伦理和可行性问题在预后研究中较少采用。按照证据等级水平依次为队列研究、病例对照研究、纵向描述性研究、病例分析、个案报道和专家意见。

（二）预后评价方法

1. 常见预后评价指标

常用的评价疾病预后的指标有治愈率、病死率、复发率、致残率及其他指标。

（1）治愈率（cure rate）　指某病治愈患者人数占接受治疗的该病患者总数的

比率，常用于病程短而不易引起死亡的疾病。

$$治愈率(\%)=\frac{该病治愈的患者人数}{该病接受治疗的患者总人数}\times100\%$$

（2）病死率（case-fatality rate） 在某病患者总人数中，死于该病的患者所占的比例，常用于病程短且易引起死亡的疾病。

$$病死率(\%)=\frac{死于该病的患者人数}{患某病的患者总人数}\times100\%$$

（3）复发率（recurrence rate） 指疾病经过一定的缓解或痊愈后又重复发作的患者数占观察患者总数的百分比，常用于长病程低死亡的疾病。

$$复发率(\%)=\frac{复发的患者数}{接受观察的患者总数}\times100\%$$

（4）致残率（disability rate） 指发生肢体或器官结构或功能丧失者占观察者总数的百分比。

（5）健康相关生存质量 随着健康理念和期望的变化，人们对健康的理解从关心疾病是否能够治愈变为生活满意度是什么样的，更为关心预后的生活质量多高。传统衡量疾病危害程度和评价干预措施疗效的指标（如病死率、治愈率、生存率等）不能有效反映出患者对疾病的体验和质量的综合反应，不能全面评估干预措施的真实疗效。为了全面的评价疾病和治疗给患者造成的生理、心理和社会适应等各方面的影响，更好地反映患者的主观感受和期望，健康相关生存质量的概念在新的医学模式和人文关怀理念下逐渐被关注。

健康相关生存质量（health-related quality of life，HRQOL）是指在病伤、医疗干预、老化和社会环境改变的影响下个人的健康状态，以及与其经济、文化背景和价值取向相联系的主观满意度。它是一个多维的概念，包括身体机能、心理功能、社会功能及主观感受。临床上通常采用量表测量健康相关生存质量，量表根据其适用范围可分为普适性量表和疾病特异性量表。普适性量表可用于评价多种人群，如疾病影响量表（sickness impact profile，SIP，1975）、诺丁汉健康量表（Nottingham health profile，1980）、SF-36（MOS 36-item short form health survey，1988）等。特异性量表是为特定人群制定的量表，能有效地反映该类疾病对患者的特异性影响，适用于评价该类疾病对患者的危害或比较不同干预措施的效果，如关节炎专用生命质量量表（arthritis impact measurement scales，AIMS）、肝炎生命质量量表（hepatitis quality of life questionnaire，HQLQ）等。

2.生存分析

在预后研究中，很多疾病的预后观察需作长期临床随访，如果想了解患者在任一时点发生某种结局的可能性有多大时，常用的疗效指标如治愈率、病死率等不能反映相关信息。生存分析（survival analysis）即对某一疾病在一定时期内的生存或死亡情况进行动态统计判断，一种将事件结局和发生这种结局所经历的时间两个因素综合起来分析的统计方法。

生存分析可以通过计算总体生存率（overall survival rate，OS），即从疾病临床过程的某一点开始（一般为确诊事件），一段时间后存活的病例数占总观察例数的百分比。如：n 年生存率$(\%)=\dfrac{\text{活满 } n \text{ 年的病例数}}{n \text{ 年内观察的总例数}}\times 100\%$。除此之外还有无病生存率（disease-free survival rate，DFS）、中位生存期（median survival time，MST）等指标描述生存分析。

图 10-1 中所示的 4 条生存率曲线分别代表 4 种不同的结论：A 表示至研究终点，几乎没有患者死亡，有可能是疾病预后良好，也可能是研究时间太短还未出现我们预期的结局。B、C、D 都说明某种疾病的 1 年生存率只有 20%，也就是说我们可以告知患者或者家属，一旦诊断为该疾病，其生存时间超过 1 年的可能性是 20%。但这三条曲线的形状不同，即中位生存率不同（即达半数患者死亡的时间不同）。B 表示 3 个月时有 50% 的患者死亡，即中位生存时间为 3 个月，而 C 代表到 9 个月时 50% 的患者死亡，即中位生存时间为 9 个月，而 D 表示生存率随着时间推移呈稳定下降的趋势。1 年生存率、中位生存率和生存曲线（survival curve）分别告诉我们三方面的情况，因此作为一项完整的预后研究，应同时有这三方面结果。

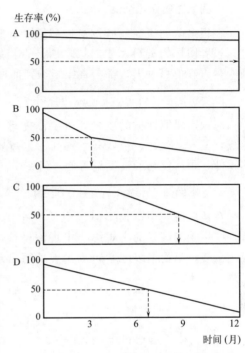

图 10-1　用生存曲线表示预后

四、预后研究常见的偏倚及控制

（一）影响预后研究证据真实性的常见偏倚

1. 集中偏倚（assembly bias）

临床上患者的就医规律通常为"小病到社区，大病到医院"，病情较轻者通常选择级别比较低的医院，而复杂难以救治的疾病往往出现在"三甲"医院。不同医院由于患者特征不一，预后存在差异。对同一疾病预后的总体评估，级别较低的医院的预后指标（如治愈率）甚至会比级别高的医院还要高，其原因可能是由于"集中偏倚"造成的。

2. 存活队列偏倚（survival bias）

我们在测量某一疾病的"病死率"时，如果选择数据是从医院观测得到的，研究对象的来源往往集中于医院，但是还有很多急性病例的死亡是在家中或家属送往医院的途中发生的。仅纳入在医院观测的数据，则容易引起"存活队列偏倚"，造成整个疾病群体的病死率低于在医院观测的比率。

3. 回忆性偏倚（recall bias）

在很多队列研究或病例对照研究中，除了依靠病历资料外，还会涉及很多通过让患者回忆的资料，如回想之前是否接触过某些传染源，但患者的回忆是否准确或是否有信息丢失，都会直接影响到证据的真实性。

4. 失访偏倚（lost to follow up bias）

对预后研究证据的质量评价要高度重视失访偏倚，很多疾病往往呈现出病情越重，复发、死亡、致残概率越高，也越容易失访。在设计严谨的研究中，失访率越低，预后评估的证据越可信，研究中一般失访率要控制在20%以内。

5. 测量偏倚（measurement bias）

在预后研究中，很多时候无法完全实施"三盲"或"双盲"，尤其是盲评价者，结果受测试者的主观影响出现测量性偏倚。在很多护理研究中，测量工具若专业量表，当受很多因素影响量表填写出现不可控的随意性，也不能测得患者真实意愿。

（二）预后研究偏倚控制方法

1. 随机化（randomization）

随机化是指每个研究对象都有同等的机会进入观察队列和对照队列，随机化分组使两组具有可比性。当两个队列进行比较研究时，应当除研究的预后因素外，其他因素两组均相同，即基线要均衡，这样才能比较该预后因素在两组中是否有差异。按照随机化方法分组是消除混杂最好的方法。

2. 限制（restriction）

在选择研究对象时，限制具有一定特征的对象进行观察，以排除其他因素的干扰。例如研究年龄是否为急性心肌梗死的预后因素，如将研究对象限定在黄种人、男性、无并发症的前壁心肌梗死患者进行观察，这样就可以排除种族、性别、心肌梗死部位和并发症等因素的干扰和影响，就能比较清楚地反映年龄对急性心肌梗死预后的影响。但用这种方法来控制偏倚所获得的预后结论常有很大局限性。

3. 配比（matching）

配比就是为观察组的每一个研究对象匹配一个或几个具有同样因素的对照，

然后比较两组的预后因素，通过配比能消除这些因素对结果的潜在影响。例如，许多研究者常以年龄、性别和种族作为配对条件，有的研究也把疾病的严重程度、治疗方案、手术方案等作为配对条件。但要注意不要把研究因素作为配对条件，否则就不能观察该研究因素在两组中的差异。

4. 分层（stratification）

分层分析是指将数据资料按某些影响因素特征分成数层（亚组）进行分析，观察研究因素是否在每层内各组间有差异，以明确该研究因素是否为独立的预后因素。分层是最常用的检出和控制偏倚的方法之一，特别是有潜在的混杂偏倚时。

5. 标准化（standardization）

当我们比较两个率时，如果两组对象内部构成存在差别足以影响结论时，可用率的标准化加以校正，使可能影响结果的因素受到同等的加权，达到可比。

6. 多因素分析方法

在临床预后因素研究中可能有多个预后因素相互作用，影响结局，应用单因素分析时不能将各预后因素对结局的影响分析清楚，此时应借助于多因素分析方法（如多元线性回归、Logistic 回归分析、Cox 比例风险回归模型）。多因素分析可以同时处理多种因素，统计出各个因素在决定预后中的相对比重，从中筛选出与疾病解决相关的主要预后因素。在预后因素研究中以比例风险模型 Cox 回归分析方法最为常用。该模型不仅可以分析预后因素与预后结局和时间之间的关系，还可处理删失数据，容许失访病例存在。

第二节　提出和构建护理预后问题

护理临床案例：运动对乳腺癌患者生存期的影响

患者，女性，57 岁，退休职工。体检时发现右乳肿块，大小约 2.5cm×2.0cm，医生建议行乳腺彩超检查，结果提示右乳实性结节（BI-RADS 4C）。住院行右乳腺癌改良根治术，术后病理结果提示右乳浸润性乳头状癌，腋窝淋巴结未见转移。经化疗后，患者病情稳定，精神尚可，医生建议出院。出院前责任护士对其进行健康教育，鼓励患者体力恢复后可进行规律运动。患者及家属提出疑问：①运动是否可以降低癌症的复发率？②患者女儿认为大城市医疗条件更优，想让母亲到自己所在城市休养，但母亲更倾向于在自己农村家中休养，不同地区居住的乳腺癌患者生存时间是否有差异？

一、提出预后护理问题

护理人员在临床实践中常常扮演多种角色，如健康教育者、健康咨询者、护理措施执行者等。在临床实践中，像"乳腺癌术后的生存时间有多长"这样的预后问题是患者最为关心的问题。提出并解答预后相关的护理问题要求护理人员必须充分了解患者的病情、具备扎实的医学相关理论知识和循证实践的能力。预后问题主要包括疾病进程和结局的判断及相关影响因素。针对不同的预后内容和指标可以提出不同的问题。

二、构建临床问题

在上述案例中，患者及家属主要关心运动干预是否能降低癌症的复发率、延长生存期？选择哪个居住地更有利于疾病的恢复？明确初始问题后，遵循 PICO 原则构建循证可回答的预后问题。

P：乳腺癌患者（城市/农村地区）。

I：运动干预。

C：常规护理。

O：生存时间。

将患者及家属的问题简化为"运动干预对于不同地区乳腺癌术后患者的生存期是否有影响？"

第三节　检索相关预后研究证据

一、选择数据库

（1）首先选择经过筛选的二次文献数据库 Best Evidence，包括 ACP Journal Club 和 Evidence-based Medicine Clinical Evidence、Uptodate、Cochrane Library、Ovid EBM Reviews（包括 ACP Journal Club 和 Cochrane Library）。

（2）如上述数据库未检索到相应证据，可考虑检索原始文献数据库 Pubmed、EMBASE。

二、确定检索词和检索策略

通常选择 PICO 中的"P"和"I"作关键词，两者用"AND"进行逻辑组配。

如果检索结果多，再考虑使用"O"和"C"对检索结果进行限制以缩小检索范围。有时一个关键词可能有不同书写方式或者同义词，可将这些词汇用"OR"进行逻辑组配。

以 PubMed 为例，进入 http：//ncbi. nlm. nih. gov/ pubmed/，进入 Clinical Queries，检索式为"breast cancer AND exercise AND survival ADN residence"，共检索出12 篇文献，其中有 3 篇文章与本研究案例相关，选择其中"Hayes SC，Steele ML，Spence RR，et al. Exercise following breast cancer：exploratory survival analyses of two randomized controlled trials [J] Breast Cancer Res Treat，2018，167(2)：505-514"一文分析该研究中的问题。

第四节　预后证据的评价与应用

在循证护理实践中，对带着问题所收集的相关文献与证据，必须采用公认的质量评价标准进行严格评价（critical appraisal）。由 McMaster 大学国际临床流行病学资源和培训中心制订的预后证据评价标准（表 10-1）可评价预后证据的真实性（validity）、重要性（Importance）和适用性（applicability）。其中真实性是基础，如证据不够真实，则无所谓重要和适用；反之，真实性好的证据也不一定都是重要的和适用的。

表 10-1　预后研究证据评价标准

1. 证据（文献结果）是否真实？
（1）是否有代表性而且定义明确的患者样本群体，并都在病程相同起点开始随访？
（2）随访时间是否足够长，随访是否完整？
（3）对结果的评定标准是否客观，没有偏倚？
（4）是否对重要因素进行校正？
2. 研究的结果是什么？
（1）一段特定时间内，所研究结果发生的可能性有多大？
（2）对所研究结果发生的可能性的估计是否精确？
3. 研究结果对我的患者是否有帮助？
（1）文献中的患者是否与我的患者相似？
（2）研究结果是否可以直接用于临床，有助于向患者解释？

（一）预后证据的真实性评价

1. 样本的代表性

文献结果的真实性要求本研究中的患者样本明确，具有代表性，而且都是在病程的起始点开始随访。理想情况下，预后研究所纳入的样本应该是所有患同一疾病的人群，而且都是从发病开始进行。但实际上，这样理想的预后研究是不可能得到的。因此，为了获得一个尽可能理想的证据，首先要分析研究中的对象的定义是否严格，这些对象是否能代表该类疾病的患者人群。纳入的文献中应包括明确的诊断标准、纳入标准和排除标准。其次要分析研究对象是否都从病程中的定义明确的点上开始随访，对所研究对象在疾病的哪一阶段进入研究应该有清楚的描述。强调最好从疾病的早期进入研究。

分析 Hayes 等的研究，这是随机对照试验的随访研究，该研究纳入了 2006 年 10 月至 2008 年 6 月在医院行乳腺癌手术治疗的患者，根据详细的纳入和排除标准，这些患者均是初次诊断为浸润性乳腺癌的 20～69 岁女性，排除标准是在研究期间处于妊娠期或哺乳期的患者、不愿接受随机分组、有进一步手术（如乳房重建）计划、英语书写或口语障碍或健康状况不允许参加运动训练（如不稳定型高血压）的患者。研究对象随访的起点均为手术后 6 周＋8 个月，因此所有研究对象是在疾病的同一阶段进入研究的。总生存期（overall survival，OS）定义为第一次乳腺癌手术到任何原因死亡的间隔时间。无病生存期（disease-free survival，DFS）定义为手术时间到乳腺癌复发或诊断为新发的原发性乳腺癌的时间间隔。随访终点即死亡日期。该研究中的研究对象具有明确的纳入、排除标准，得到了较为准确地控制，样本代表性较好。

2. 随访的完整性

随访的完整性主要表现在对研究对象的追踪观测时间是否足够长、追踪是否完整。对纳入预后随访的研究对象，应根据疾病临床病程特点，结合预后相关指标设计相应的随访时间和间隔时间。随访时间不能过短，要求尽可能地观测到绝大多数研究对象的终末指标，否则可导致假阴性的结果。要控制研究的失访率，失访率越低，结果的真实性越好。然而，因种种原因（如意外死亡、迁移、通信失联等），往往存在失访，需要指出失访的客观原因。为确保证据的真实性，随访率应≥90％，至少不低于 80％。也可参考 "5 和 20" 的粗略规则：若失访率≤5％，预后证据受偏倚影响较小，结论很可信；如失访率≥20％，则预后证据真实性受到严重影响。此外，处理失访数据较为严格的方法是进行敏感性分析（sensitivity analysis），计算事件发生率的最低和最高值，为真实性评价提供参考。

在我们获取的文献中，患者的纳入时间是 2006 年 10 月至 2008 年 6 月，中位随访时间是 8.3 年，研究结束时间是 2015 年 12 月，可以认为随访时间足够长，并且由于作者是从昆士兰癌症登记处获取相关资料，完整地随访了所有患者，并且最后研究者将所有患者都纳入了统计分析，采用了意向性分析，具有很好的随访完整性。

3. 结果判定标准的客观性

预后研究结果评判应制定客观的评价标准，并采用盲法进行测评。结局如果是死亡或治愈等客观、明确的指标，判定不受影响。但如果介于二者之间，如好转、缓解、致残，其程度的判断标准往往不统一。同时预后结局的评判如果受研究人员主观偏倚的影响，也会影响结果的真实性评价。因此，为保证预后证据评价的真实性，在设计之初为不同预后结果制定客观的评价标准，并且使用盲法测评。

Hayes等的研究中介绍了相关随访方法和随访时间，其中的一些病理学检查结果是从昆士兰癌症登记中心获取的。死亡事件、复发率等预后标准较为明确，但生活质量等部分指标采用的是患者自我报告的形式，可能对于标准的客观性有一定影响。

4. 对重要因素进行校正

实践中往往很难做到纳入对象完全相似，在一些预后因素上会存在组建差异，这时需要对重要预后因素及对独立的"测试组"患者进行亚组分析或多因素校正。当确定预后因素后，为了探讨对不同类型患者的影响程度，往往根据亚组进行分层分析，以提供更确切的证据，为使用者提供方便。亚组分析是将所纳入的患者依影响预后的最主要因素进行分层，归纳成几个独立的测试亚组，然后分别与有关重要的预后因素进行校正性分析比较，从而得出合理的结论。

该研究中，作者将研究对象的居住地作为一个重要的分层因素进行了校正分析，同时还将年龄、BMI、疾病分期、并发症等可能的预后指标进行评价，结果发现运动干预有助于提高总生存率（校正 HR 0.44，95％ CI 0.19～0.98；P 0.046），但对无病生存期的影响无统计学意义（校正 HR 0.65，95％ CI 0.36～1.17；P 0.15）。

（二）预后证据的重要性评价

1. 一段特定时间内、研究结果发生的可能性有多大

在获得真实的预后证据后，则要进一步审查效应所覆盖的时间范围有多大，是否从始至终全程观测预后结果。预后研究定量结果需要报告一段时间内发生结果的事件数，如 1 年生存率、中位生存率等。根据不同时点所发生事件发生率计算并绘制 Kaplan Meier 生存率曲线，评价有关疾病的预后状况。

该研究中，截至 2015 年 12 月 31 日，共 26 名患者（7.7％）死亡，每组有 10 名女性死于乳腺癌，常规护理组比率 7.7％，运动干预组 4.8％（表 10-2）。

表 10-2　两种不同护理干预方式随访结局

事件	合并后数据		
	总数 $n=337$ $n(\%)$	常规护理组 $n=130$ $n(\%)$	运动干预组 $n=207$ $n(\%)$
总生存事件	26 (7.7)	15 (11.5)	11 (5.3)
因乳腺癌致死数	20 (5.9)	10 (7.7)	10 (4.8)
非乳腺癌致死数	6 (1.8)	5 (3.8)	1 (0.5)

事件	合并后数据		
	总数 $n=337$ $n(\%)$	常规护理组 $n=130$ $n(\%)$	运动干预组 $n=207$ $n(\%)$
无病生存事件[①]	48 (14.2)	23 (17.7)	25 (12.1)
乳腺癌复发	20 (5.9)	8 (6.2)	12 (5.8)
随访时仍存活	9 (2.7)	3 (2.3)	6 (4.6)
随访时死亡	11 (3.3)	5 (3.1)	6 (4.6)

① 无病生存事件：包括乳腺癌复发、新的原发性乳腺癌和全因死亡。在随访前复发并死亡的患者只计算一次无病生存事件。

2. 对所研究结果发生的可能性的估计是否精确

预后研究的纳入对象只包括了该类疾病的部分患者（样本），考虑到抽样误差，以相同的研究标准抽样患者，并重复 100 次这样的预后研究，每次的结果都不完全相同。因此，在判断预后研究的结果时，我们需要知道由于概率造成的结果变化范围。一般以 95％的可信区间来表示，即代表该病患者的预后 95％可能所在的范围。必须注意，在大多数生存曲线中，随访早期比随访晚期有更多的患者有随访结果。其原因为失访，或是有些患者入组时间较晚，导致在整个研究的早期有较多的期望结果。换言之，生存曲线的前一部分精确度较高，曲线左侧的可信区间较窄。还可通过预后因素的相对危险度（RR）来计算可信区间。一般预后的研究结果都应提供 95％的可信区间，区间越窄，可信度越高。同时中位生存时间也是估计预后结果精确性的一个重要指标。

如图 10-2，文献报道了 6 年累计总死亡率（$P=0.04$）和不同居住地患者的总死亡率。同时也校正分析了不同年龄、身体指数、疾病阶段等因素对死亡率的影响（校正的 HR 0.44，95％ CI 0.19～0.98；P 0.046），但对于总生存率没有统计学差异（P 0.43）。

根据不同居住地分析显示，城市患者，运动组总生存率优于常规护理组。（未校正的 HR 0.31，95％CI 0.10～0.97；P 0.04；图 10-3），而农村患者的调查显示虽然研究结果仍支持运动，但效应已减弱，不再具有统计学意义（HR 0.69，95％ CI 0.24～2.00；P 0.49；图 10-4。出现这种结果的原因作者在讨论部分也做了分析，可能是未纳入经济水平等因素的影响。

（三）评估后的预后证据是否可以用于我们的患者

真实、重要的证据还不能直接应用于临床，在应用之前要考虑以下两个问题。

1. 预后研究中患者的情况与当前患者是否相似

要从患者的人口学资料、患者的病程、疾病类型、手术方式等方面比较两类人群是否有可比性。同时也要考虑到研究所处的环境，包括实施干预的医疗条件、

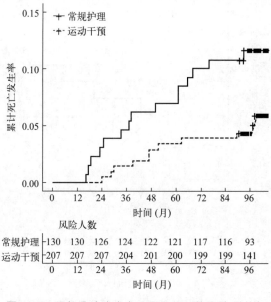

图 10-2　两组乳腺癌患者不同干预下的累计死亡率

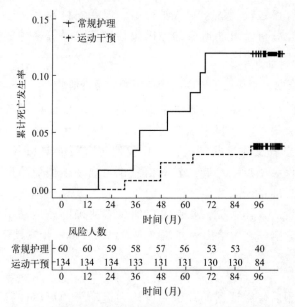

图 10-3　城市地区乳腺癌患者不同干预下的累计死亡率

患者的经济水平、患者的文化程度、患者的意愿及社会支持利用情况。在综合考虑诸多因素之后，才能决定是否将证据应用到当前患者。

　　通过对纳入文献的评价，我们发现检索出来的文献与我们要解决的问题比较相符，文献明确提出运动干预对乳腺癌患者术后总生存率、复发率等预后指标是有积极影响的，同时也比较了在相同干预下、不同居住地患者的预后。对于城市

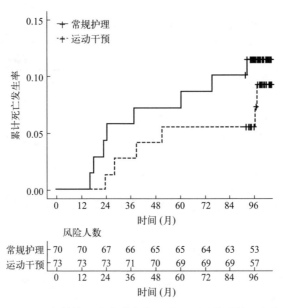

图 10-4　农村地区乳腺癌患者不同干预下的累计死亡率

患者而言，总生存率运动组优于常规护理组，但在农村地区，运动干预的效应呈下降趋势。文章也分析了可能造成的原因包括经济水平等多种影响因素，但在本研究中没有进一步分析原因。

2. 根据预后证据是否有助于做出临床决策和向患者解释

预后因素为医护人员做出临床决策提供基础，如果证据提示未对患者予以干预，患者的预后会很差（并且干预会对患者的预后产生积极的、有意义的影响），那么，我们将向患者反映这些情况，并且我们更有可能对患者予以干预。此外，向患者及家属提供关于疾病可能的转归信息也可以使他们免除焦虑或对不良的结局做好充分的思想准备。

结合我们患者的具体情况，我们可以向患者明确的是运动干预的效果，但对于不同居住地的影响，文中给出一些建议，但仍需要进一步文献证据支撑。

（四）临床决策

通过对以上预后研究证据的评价，可认为运动干预可以改善预后结局，降低该患者的复发率，鼓励其积极运动。但是在休养地方的选择上未有证据显示农村和城市有差别。

（张秋实）

扫码观看本章
课程视频

第十一章
系统评价

学习目标

识记：系统评价相关概念和基本步骤。

理解：系统评价和 Meta 分析基本方法。

运用：系统评价的制作、报告和评价。

医疗实践迅速发展、医学研究成果层出不穷，医护工作者需通过各种途径去了解临床研究进展。但是，医护人员和研究者所面临的信息量巨大，而现有临床研究多数规模较小，纳入研究对象数量有限，针对同一种疾病的同一或同类干预措施的文献资料数量较多，质量良莠不齐，结论也不尽一致。且医护人员时间有限，如何从众多信息中找出真正有效的干预方法，如何评判不同处理措施间的优劣，这是临床医护人员面临的实际问题。系统评价针对某一具体临床问题，采用一套科学、规范的方法全面收集、严格评价和科学分析相关研究资料，得出综合可靠的结论，指导了临床实践和科研工作。本章将重点介绍系统评价的概念、步骤以及如何撰写，以期为医护人员在实际工作中带来参考。

第一节　系统评价概述

一、系统评价的定义与意义

系统评价（systematic review，SR）也叫系统综述，是针对一个明确的临床问题，定义相关临床研究的范围后，全面系统地搜索与获取当前可及的相关临床证据，一方面提取所纳入临床研究的数据和资料，对同质的研究进行统计数据上的合并，另一方面对每一项纳入系统评价的临床研究方法学质量，运用规范统一的标准进行评价，对现有临床研究的数据与可信度进行客观的综合、呈现和评价，得出综合的研究结论，为临床决策提供依据。

因此，系统评价属于二次研究的范畴，不同于临床试验、临床观察等一次研究在临床工作与科研中收集原始数据，系统评价通过文献检索等方式，系统地获取当前能够获取的临床研究，基于已经完成的临床研究，进行综合和评价的过程。有些学者也将其称为系统评价，其中的"评价"一方面指的是对于所研究的干预措施、诊断方法等进行的综合评价，另一方面也指对所纳入的临床研究进行的评价。系统评价有别于通常所说的文献综述，如果缺少"系统"二字，则与本章所介绍的系统评价完全不同，通常将这类文献综述称为"传统综述"，仅针对某个问题进行文献的整理和复习，没有前瞻性的研究方法设计，得出的结论往往存在主观性，而系统评价一定是基于结构化的研究问题，事先制定规范的研究方法，再进行全面系统的文献检索，客观分析、综合、评价和呈现当前相关临床研究发现再得出研究结论的。完成一项系统评价，需要一套严谨规范的研究方法，而系统评价本身属于一项研究，而不仅是简单的综述。

在临床实践及科研中，任何领域都可能提出临床相关的问题，如病因与危险因素、疾病的预防、治疗、康复、护理等。针对某个具体问题进行文献检索，如果能够检索到临床研究，则说明关于这个问题存在临床证据，然而单个原始的临床研究仅从一次研究的角度提供研究发现的信息，如果已经存在多项研究关注的临床问题一样，研究的对象、具体方法以及关注的指标具有同质性，如果运用数据统计方法将各项研究的结果进行合并，则相当于增大了研究的样本量，从而增强了研究结论的效力。同时，临床研究的数据仅是一方面，要判断每项研究的结论是否可靠，还应该应用批判性思维的原则，对每项研究的方法学质量进行严格评价。此外，对于政策制定者、临床医生以及患者等人群，全面阅读和分析每项临床研究并不现实，系统评价能够收集和评价所有当前临床证据，客观呈现信息，为临床决策提供依据，这也节省了读者的大量时间和精力。

二、定量系统评价

系统评价可以对同质的临床研究进行数据上的合并，相比于单一的临床研究，这样的合并相当于增加了样本量，从而增强了临床证据的把握度。这种合并的方法被称为 Meta 分析（Meta-analysis），又称荟萃分析。针对不同的数据类型，Meta 分析采用的指标也不同。如果原始研究的结果数据为二分类变量，如死亡率、痊愈率等，Meta 分析的数据指标则常用比值比（odds ratio，OR）、相对危险度（RR）；如果原始研究的结果数据为连续变量，如血压、血糖等具体数值，Meta 分析则通常采用相应的均值±标准差（$\bar{x} \pm s$）等。目前有许多软件可以实现 Meta 分析，常用的有 RevMan、STATA 等。

需要强调的是，Meta 分析仅是一种将两个或两个以上多组数据进行合并的统计学方法，是系统评价常用的数据综合方法之一，不可将 Meta 分析与系统评价等同，"Meta 分析就是系统评价"是错误的提法。

进行定量的系统评价数据综合，有一个非常重要的原则，即被综合与合并的临床研究本身需要具备同质性，这个同质性具体体现在研究对象、研究干预措施、研究对照、结局指标以及研究类型五个方面，通常用 PICOS 来表示（P——population，研究对象人群；I——intervention，干预措施；C——comparison，研究对照措施；O——outcome，结局指标；S——study，纳入研究的设计类型）。需要注意的是 Meta 分析是基于结局水平的，最终落实的指标无论是率的相关指标 RR、OR 等，还是数值的指标 $\bar{x}$、s，都是基于某一个具体结局的。只有两个或者两个以上的研究 P、I、C、O、S 五个方面都相同或者从临床专业角度相似，具备合并的条件，才可以基于某个结局指标进行多个研究该结局数据的合并，也就是 Meta 分析。当上述同质性在 P、I、C、O、S 中的任何一方面不存在时，即使进行了 Meta 分析，得出的结果也不具备临床意义，没有参考价值。

三、质性系统评价

在一个系统评价中，如果两个或两个以上研究 P、I、C、O、S 中的任何一方不具备同质性时，便不适合进行 Meta 分析。例如，当研究属于 PICO 问题时，CO 是参加药物临床试验的现象，是某具体的情形，可能无法对情形进行定量的合并。

但是系统评价的意义在于系统收集当前最佳临床证据，客观评价、综合与呈现，所以如"PICO"，即便不能进行 Meta 分析，仍然可以对纳入的研究进行定性的综合，也就是对所纳入的临床研究进行定性的描述以及方法学质量的评价。质性 Meta 分析将在其他章节中详述。

四、Cochrane 系统评价

Cochrane 系统评价是 Cochrane 协作网的评价人员按统一工作手册，在相应 Cochrane 评价小组的指导和帮助下所完成的系统评价。由于 Cochrane 协作网有严密的组织管理和质量控制体系，如严格按照 Cochrane 系统评价手册，采用固定的格式和内容要求，用统一的软件（RevMan）管理和分析数据、撰写系统评价计划书和报告，发表后定期更新，因此 Cochrane 系统评价的质量通常高于非 Cochrane 系统评价，是评价干预措施疗效的最佳证据。

第二节　系统评价的制作方法与步骤

系统评价是一种研究方法，需要严谨的设计、严格的实施、科学的分析、规范的报告。制作一项系统评价，通常包括以下步骤：确定临床问题、制定系统评价方案、检索与筛选文献、提取资料、评价研究质量、分析资料、撰写报告。

一、确定系统评价的研究问题

系统评价的目的是为决策提供高质量证据，特别适用于单个研究存在较大争议或难以判断利弊的问题。临床实践各个环节中的问题都可以作为系统评价的选题，如针对干预措施疗效的系统评价，也可以是针对病因/危险因素、预防、诊断、护理等方面的系统评价。提出一个明确的、结构化的、可回答的研究问题，是系统评价制作的前提，通常根据 PICOS 五个要素进行设计。

二、制定系统评价方案

系统评价是一种具有完整体系的研究方法，基于研究问题需事先按照系统评价的制作方法和流程，制定科学合理的研究方案，再根据研究方案逐步完成系统评价。研究方案一经确定，具体实施过程中不再修改。系统评价方案内容如下：①确定文献检索策略，包括检索数据库、时间跨度、检索词与检索式等；②制定文献纳入排除标准，明确什么样的研究予以纳入；③明确资料提取方法与内容，设计资料提取表；④纳入文献的质量评价方法；⑤资料分析方法。

三、文献检索与筛选

1. 文献检索

系统评价文献检索的原则是通过检索多种渠道全面地搜集可能相关的临床研究，避免遗漏。一般以电子数据库检索为主，辅以手工检索纸质杂志和引文检索，同时对已发表的相关系统评价所纳入的研究进行核对，补充文献检索结果。除发表的文献外，还应搜集尚未发表的灰色文献和正在开展的研究。

检索策略需要领域专家和信息专家共同制定，综合考虑检索资源、检索的起止时间、检索词、检索式、检索方式以及文献管理方法（如软件使用）。数据库的选择与研究问题相关，一般不限定语种和时间，主要包括：综合性文献数据库（如 MEDLINE、EMBASE、CNKI 等）、专业数据库（护理领域如 CINAHL、British Nursing Index 等）、区域数据库（如 CBM 等）、灰色文献数据库（如 SIGLE、EAGLE、NTIS 等）、在研数据库等。

2. 文献筛选

筛选文献指从收集到的所有文献中筛选出符合研究方案拟定的纳入和排除标准的文献。排除标准的设置应该是在符合纳入标准的基础上排除不适合的对象，而绝非纳入标准的"反义词"。例如，一项研究如果计划纳入"60岁以下的患者"，排除标准就不应该是"排除60岁以上的患者"，而应该年龄在60岁以下但不应纳入研究的患者，比如患有某种合并症、禁忌证的患者。纳入标准通常从P（研究人群）、I（干预措施）、C（对照措施）、O（结局指标）、S（研究类型）五个方面来考虑。

（1）不同目的和类型的系统评价纳入的原始研究类型差别很大。评价疗效的系统评价通常纳入随机对照试验（randomized controlled trial，RCT）或非随机对照试验（non-randomized controlled trial，CCT）；病因与危险因素评价的系统评价通常纳入观察性研究，如队列研究和病例对照；诊断试验系统评价则纳入诊断性试验。

（2）评价疗效的系统评价研究人群通常是患者，而观察性研究的系统评价也可以是普通人群。设定纳入标准时通常需要考虑疾病的诊断标准、年龄、性别、病程等与疾病结局相关的因素。

（3）干预措施应是要评价安全性与有效性的护理方法或干预手段，需考虑干预措施的使用方法、方式、频率、剂量与强度等。观察性研究系统评价则可能是某种暴露因素。

（4）对照措施的设定应遵循以下两个原则。第一，通常情况下对照应该是疗效确定的措施。要评价某护理措施的有效性，只能选用疗效明确的护理措施作为对照，如果将两种都不确定的方法进行对比，即使分析出差异，也无法回答待评价措施的疗效。例如，要评价洗手减少手部病原体感染的有效性，可以纳入免洗酒精 vs. 流水搓洗、消毒肥皂 vs. 空白对照等研究，其中免洗酒精或者不做处理是目前确切措施。第二，原始研究的对照体现出系统评价想要评价的手段或方法时才应该纳入。例如，如果研究问题是心理干预与空白对照相比，哪个更能有效改善患者预后，则可以纳入心理干预＋基础治疗 vs. 基础治疗、心理干预＋常规治疗措施 vs. 空白对照＋常规治疗措施等对比组合的研究，却不能纳入心理干预＋特殊护理＋基础治疗 vs. 基础治疗等组合的研究。因此，不能仅看到干预组中有心理干预，就可以纳入研究，而需仔细思考和分析不同疗法对比组合的本质是对比了什么。

（5）结局指标应根据专业知识确定分为主要指标和次要指标。主要结局指标是得出研究结论的依据，一个系统评价一般只有1个，常选用终点事件结局，如生存率、复发率、痊愈率等。次要结局指标可以多个，一般可考虑终点结局与替代结局。

文献资料的筛选过程如下。①初筛：根据检出文献的题录信息（标题、摘要等信息）剔除明显不符合纳入标准的文献，对肯定或不确定是否纳入的文献应获取全文再次筛选。②阅读全文：对可能合格的文献资料，应逐一阅读和分析，以确定是否合格；若因文中信息不全而不能判断，或有疑问和分歧时可联系原文作者获得相关信息后再判断是否纳入。文献资料的筛选至少需要2位评价员独立筛选核对，若有分歧可协商达成一致意见或请第三方判断。筛选过程应根据 PRISMA（preferred reporting items of systematic reviews and Meta-analyses）声明，采用流程图展示，列出检索的文献总量、根据题目和摘要纳入及排除的文献量、获取的全文文献量、阅读全文后排除的文献量及原因、最终纳入研究数量等，具体要求请参见 PRISMA 声明。

四、资料提取

资料提取指采用手工或计算机录入的方式从符合纳入标准的单个原始研究中提取所需信息，填入资料提取表。为了确保资料提取的准确性，需要两名研究者独立提取后进行核对，发现不一致的地方需要协商达成共识，或请第三人判断。在提取数据前应根据研究目的精心设计资料提取表，确保重要信息不被遗漏。资料提取表以纳入的研究为单位，包括研究基本信息、纳入判断过程信息、研究设计要素、研究结果数据以及备注等。有的资料提取表也会同时整合研究质量评价的部分。

1. 基本信息

通常包括文献的题名、作者、发表时间、发表的期刊、期刊年卷期页码等，同时还应记录文献作者的联系方式。这是因为在制作系统评价过程中，如果纳入研究报告的信息不充分，可能需要联系原作者进行确认和核对。资料提取表还需要体现资料提取时间和人员信息，如必要，应该对资料提取表进行编号。

2. 纳入判断过程信息

纳入判断过程信息指决定将某项研究纳入系统评价的思考依据，是文献筛选思维过程的体现，通常采用纳入排除标准表达。一种常见的方法是将纳入标准和排除标准逐条列出，如果某篇文献分别符合每一条纳入标准，则最终的决定是"纳入"；如果一篇文献不符合纳入标准的要求，或者出现了排除标准中的情况，则"排除"。

3. 纳入研究的设计要素

研究设计要素主要包括研究设计方案、随访时间、研究对象、干预措施、对照措施、结局指标、经费来源等。若系统评价只纳入一种研究（如仅纳入 RCT），则可以将设计方案略去。在资料提取表中应该用简明的语言，涉及临床研究的信息要素详细记录下来。如除了干预措施的名称，还应该提取相应的服药方法、剂量、疗程等。

4. 研究结果数据

每项临床研究通常会报告多个临床结局，资料提取表应该提取系统评价方案中的结局。常见的结局指标分为分类数据和定量数据。分类数据常以率的形式呈现（病死率、发生率），不仅要提取每组的事件发生率，还要提取每组人数、失访和退出情况。定量数据应收集每组结局的均数、标准差和人数。Meta 分析时，连续变量应该提供每个患者指标变化的数值，比如评价药物的降压效果，则需要纳入研究提供每个患者治疗前后血压的变化值，从而算出每组中所有患者血压变化值的均值与标准差。相应地，在进行资料提取时，首选提取变化值的数据。如果文献中无此数据，则提取治疗前后的数据。

5. 其他

对临床研究进行质量评价，需要提取研究的方法学要素。具体内容需要根据系统评价采用的评价标准决定。完成以上部分的资料提取后，如果还有需要备注和特别说明的事项，或者作为研究者，对文献有何附加评论，可以在提取表的最后体现。虽然系统评价不需报告纳入的原始研究结论，但原文的结论或评论可验证系统评价的结果，可放入备注。

五、纳入研究的质量评价

系统评价结论的真实性和可靠性直接受纳入研究质量的影响，若纳入研究质量不高，系统评价的质量也不高。对纳入系统评价的研究在设计、实施、测量和分析过程中的偏倚风险进行严格评估，以分析和解释纳入研究质量对系统评价结果的影响，是系统评价与普通综述的一个重要区别。为避免评价员的偏倚，一篇文献可由 2 位或多位评价员独立评价，若文献评价结果存在分歧，可协商或请第三方评判。

偏倚是一种系统误差，存在于研究全过程。Cochrane 系统评价手册将干预性研究的偏倚来源分为以下五种。①选择偏倚（selection bias）：发生在选择和分配研究对象时，因随机方法不完善导致组间基线不可比，可夸大或缩小干预措施的疗效。采用真正的随机方法并对随机分配方案进行隐藏可避免这类偏倚的影响。②实施偏倚（performance bias）：干预措施实施过程中，除比较的措施不同外，向试验组和对照组提供的其他措施也不一样。采用标化治疗方案和盲法干预可避免实施偏倚。③测量偏倚（detection bias）：试验组和对照组结果的测量方法不一致造成的差异，尤其是主观性指标的测量更易发生测量偏倚。采用统一、标化测量方法和对研究对象及结果测量者实施盲法可避免其影响。④失访偏倚（attrition bias）：指在试验随访过程中，试验组或对照组因退出、失访、违背治疗方案等造成人数或情况不一样而产生的系统差异。对此，应尽量获得失访者的信息和对失访人员采用恰当的统计学处理方法，如采用意向性分析（intention to treat analysis）。⑤报告偏倚（reporting bias）：指文章中报告的结果与实际分析结果间存在的系统差异，如文章中未报到不利于研究组的结果指标。

评价文献质量的工具较多但缺乏共识，不同的研究设计方案需采用不同的评价工具，如 RCT 建议采用 Cochrane 随机对照试验偏倚风险评估工具 RoB2.0、非随机干预研究偏倚风险评估工具 ROBINS-I、观察性研究也可用 NOS 量表（the newcastle-ottawa scale，NOS）、诊断试验采用 QUADAS-2，具体详见第五章。

六、系统评价的资料分析

1. 资料的类型

广义来说，系统评价的资料分析包括定量分析和定性分析。定量分析即数据统计分析，常见的包括对多个原始研究结果进行 Meta 分析，以及通过数据的分析和计算呈现的信息（如发表偏倚的计算）。定性分析指采用描述与评价的方式来呈现结果，包括对原始研究进行的质量评价、对不能进行 Meta 分析合并的研究进行定性描述、对异质性现象进行分析等。本节重点介绍资料的 Meta 合并。

2. 效应量的选择

根据数据类型，效应指标分为定量资料与定性资料。定量资料通常是连续性数据，用均值与标准差来表示。理想情况下，Meta 分析所用的均值和标准差是患者治疗前后的变化值。然而很多原始研究未必报告了患者的变化数据，而是分别报告了基线数据和干预后结果。这时，可尝试联系原作者等方式询问 Meta 分析所需的变化值。如果无法获取变化值，在基线均衡的前提下可直接使用干预后的值进行 Meta 分析。定量资料通常选用均方差（mean difference，MD）、加权均方差（weighted mean difference，WMD）作为统计指标将多个同类研究结果合并成单一效应量。若研究间结局指标相同但测量方法和标准有差异（例如不同的研究采用不同的量表测量生活质量），合并效应量时需选用标准化均方差（standardized mean difference，SMD）。

定性资料也叫分类资料，如男/女、是/否这样的二分类变量，以及轻/中/重、痊愈/好转/无效这样的多分类变量，在统计中常以率的形式呈现。定性资料的 Meta 合并通常将资料转化成二分类变量，选用比值比（odds ratio，OR）、相对危险度（relative risk，RR）或危险差（risk difference，RD）作为统计指标。随机对照试验、前瞻性队列研究等前瞻性研究因能够计算发病率常选用 RR 值，回顾性队列研究、病例对照等回顾性研究则使用 OR 值更恰当。当事件发生率比较低时，RR 值和 OR 值的差别不大；而当事件发生率高时，RR 值明显小于 OR 值。

3. 效应量的合并

只有 PICOS 各方面同质的研究才可以进行效应量的合并，也就是说研究间的研究对象、干预措施、对照措施、结局指标、研究类型都相同或者相似，在临床上具有可比性才能进行 Meta 合并。研究间一致性较好可选用固定效应模型合并，若研究间存在不能解决的异质性则选用随机效应模型合并研究结果；当异质性很大时不能合并，只能进行定性的描述。Meta分析结果采用森林图（forest plot）表示（图11-1）。

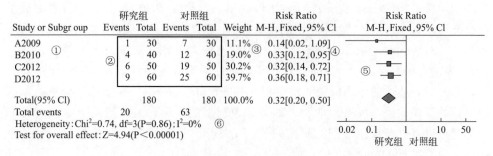

图 11-1　Meta 分析结果

如图11-1所示：①表示每项研究的编号。②表示每项试验中治疗组和对照组的数据。③表示Meta分析中每项试验所占的权重值。④表示每项研究的效应值及其置信区间。⑤表示4项研究的Meta分析森林图，位于底部的平行线表示测量效应的刻度；位于正中的垂线（等效线）表示研究组与对照组疗效无统计学差异；横线表示每项研究效应的置信区间，若横线与等效线相交或穿过等效线，表示两组的疗效差异无统计学意义；横线上的方块表示研究的效应值，方块大小与该项研究所占权重成正比；菱形表示合并结果，菱形上下两端最宽处表示点估计值，菱形左右两端的宽度表示置信区间。若菱形与等效线相交或穿过等效线，表示两组疗效的合并值差异无统计学意义。本例RR合并结果为0.32，95%置信区间[0.2~0.5]，未与等效线相交，有统计学意义。⑥表示异质性检验的 χ^2 和 I^2 值，本例 $\chi^2=0.74$，$P=0.86$ 大于0.05，$I^2=0$，不具有异质性。

4.异质性的处理

系统评价的异质性可分为三类：由受试者、干预措施和结局测量等引起研究间的差异称为临床异质性；由设计方案、偏倚风险引起研究间的差异称为方法学异质性；研究间干预措施的效应值差异称为统计学异质性。临床异质性或方法学异质性往往都会表现出统计学异质性。在进行数据综合前，应先进行临床异质性的分析。如果从临床角度，研究间具有明显的异质性（如两个研究的干预措施是两种不同的干预），即使统计学异质性不显著，也应放弃Meta分析，而进行描述性分析。当临床异质性不明显时，考虑进行Meta分析。例如，多项研究所用的干预措施都是每天1000mL的绿茶，而患者、对照、结局指标、研究类型等其他方面也都一样，可进行Meta分析，采用固定效应模型（fixed effect model）。对于异质性较明显的研究，应选用随机效应模型（random effect model）。例如，有2项临床试验都观察饮用绿茶对癌前病变患者的干预效果，其中一项研究让患者每天喝五杯绿茶，另一项研究让患者每天吃三次绿茶提取物。两项研究的干预措施的活性成分和机制相似，但剂型和方式不同，采用随机效应模型。

异质性的检验可通过图示法、统计检验法进行分析。①图示法。观察各纳入原始研究结果的效应值和置信区间的重叠度，若置信区间重叠较少则异质性较大。②统计学检验法。用 Q 检验进行异质性探索，若检验 P 值较小（$\leqslant 0.1$）则表示存在异质性；也可用 I^2 定量估计异质性大小，若 I^2 在 $0\%\sim40\%$ 表示异质性可能不重要，$30\%\sim60\%$ 表示有中度异质性，$50\%\sim90\%$ 表示有显著异质性，$75\%\sim100\%$ 表示有很大异质性。研究间若存在异质性则不能直接对多个研究结果进行合并，需分析异质性的原因或做亚组分析（subgroup analysis）和敏感性分析。如前面提到的绿茶饮品与绿茶提取物，如果考虑剂型的差异，虽然同属于绿茶，Meta分析时可以将直接饮用绿茶的研究归于一个亚组，服用绿茶提取物的归于另一个亚组，分别进行 Meta 分析。

5. 敏感性分析

敏感性分析（sensitivity analysis）指改变某些影响结果的重要因素如研究纳入标准、研究对象、干预措施、统计方法（固定效应或随机效应模型）、终点指标等，以观察合并结果和研究间异质性是否发生变化，从而判断结果的稳定性和可靠性。例如，个别研究方法学质量偏低，某个研究的样本量特别大等，可以在Meta分析中去除这几项研究，得出的结论与未去除是否一致。若敏感性分析对系统评价或 Meta 分析的结果没有本质改变，其分析结果的可靠性增加，若敏感性分析导致结论不同，则该结果可靠性较低，需谨慎解释结果。

6. 发表偏倚

阳性研究结果或效应量较大的研究更容易被期刊接受和发表，而阴性研究结果或效应量较小的研究则不易被发表。若系统评价仅基于已发表的研究，往往会夸大干预措施疗效或漏掉干预措施的重要不良反应造成偏倚，这类偏倚称为发表偏倚（publication bias）。分析发表偏倚最常用的方法是绘制漏斗图（funnel plot），它是根据单个研究的效应量和样本量绘制的散点图。样本量小的研究数量多、精度低，效应估计值在漏斗图的底部呈左右对称分布；样本量大、数量少、精度高的研究其效应估计值分布在漏斗图的顶部，且向中间集中。无发表偏倚时，其图形呈对称的倒置漏斗状；当存在发表偏倚时，漏斗图呈不对称分布，不对称越明显，存在发表偏倚的可能性就越大。

图 11-2 假设为漏斗图的两种情况，左图中所有研究围绕中心线（虚线）对称排列，呈倒置漏斗形，表明没有发表偏倚。右图中底线右侧缺失研究，呈不对称分布，表示存在发表偏倚。绘制漏斗图需纳入较多的研究个数，原则上要求 5 个才能进行，一般建议 10 个以上。除漏斗图外，也可用 Egger 回归、Begger 分析等定量统计方法进行发表偏倚评估。

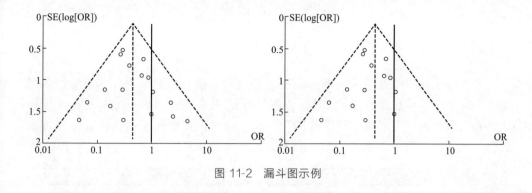

图 11-2　漏斗图示例

七、解释结果，撰写报告

系统评价报告不仅要展现和总结纳入研究结果，还需对纳入研究的受试者、研究质量、主要结局指标等做出解释，清晰的表达作者结论。

第三节　系统评价的报告与撰写

一、系统评价报告的结构

系统评价的报告通常包括研究背景、研究方法、研究结果、讨论和结论，结构化的摘要和正文都应该包括以上几个方面。

以干预性研究的系统评价为例，研究背景需要介绍疾病的基本信息和研究目标人群的发病率、造成负担等，目前常规的治疗方式、所研究干预措施特点、研究基础、既往已有研究的发现和已知信息、存在问题等，最后提出研究问题和研究目的。

方法部分应当介绍研究的检索策略、纳入排除标准、资料提取方法、研究质量评价、数据分析等信息。

结果部分应当按照方法设计的条例，如实报告研究发现，包括研究过程的描述、文献数、文献质量评价、数据分析、异质性分析等。

讨论是基于研究结果进行的进一步思考，除了研究者根据结果进行的思考，还需要比较既往相似相关研究的发现和本次系统评价有何异同，本研究是否有新的和不同的发现。

最后用简要的语言进行结论，总结本研究的发现，同时为临床决策和今后研究提出建议。

二、结果的呈现

系统评价需要通过结果数据、图表等的呈现，报告研究结果。其中有些内容是必须报告的，呈现也有固定方法，以下进行介绍。

首先需要报告文献检索、筛选的全过程，同时需要用一个研究流程图进行报告。流程图所需要的信息如图 11-3 所示。

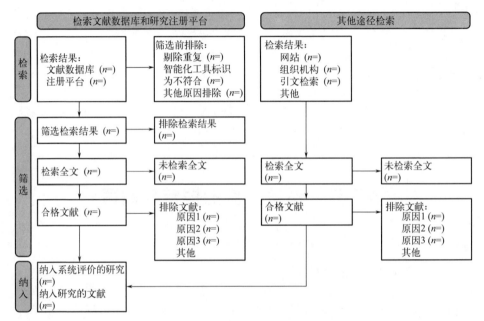

图 11-3　系统评价各阶段信息收集流程

在呈现研究和统计数据前，应该报告研究的基本特征，包括每项纳入研究的研究类型；纳入的患者数和患者情况；干预措施的名称、给药途径、剂量、疗程；对照措施；结局指标名称等。一般可以通过一个研究特征表呈现，主要信息包括能够代表研究特征的 PICOS。

如果纳入的研究能够进行 Meta 分析合并数据，一般通过文字与图表相结合报告分析结果。Meta 分析的报告需要体现每项单独研究的相关结局指标效应值和显著性，Meta 分析的综合效应值、显著性，亚组分析的情况（如果有），敏感性分析的情况（如果有），异质性情况、发表偏倚等。Meta 分析的情况一般可以通过软件生成的森林图来呈现，但如果研究数量不多，图不能说明更多典型的信息，则并不强制。同时可以通过证据概要表（summary of finding，SoF）在结局层面结合证据强度给出证据的推荐。

对纳入研究的质量需要进行专门报告，包括评价指标和评价结果。在干预性研究的系统评价中，通常应用 Cochrane 的偏倚风险评估方法，则应该针对每个条目，报告研究的情况，RevMan 软件可以生成偏倚风险评估表（risk of bias graph）与偏倚风险概括表（risk of bias summary），具体操作方法详见第十二章。

三、证据的解读

系统评价的任务是系统收集和评价当前证据，为临床决策与今后的研究提供依据。如实呈现现有证据的信息之后，更重要的是进行证据的解读。这一部分应该在系统评价报告的讨论中进行，对证据和研究结果的诠释应注意客观的原则，对证据的诠释应该结合研究异质性、研究质量评价和判断进行，同时应该考虑研究在不同环境的外推性，综合考虑后得到研究结论，为临床决策提供依据。如果研究纳入的研究目前证据尚不充足，或现有研究方法学质量有缺陷，还应该判断目前证据的缺口，建议今后的研究方向。

四、系统评价的报告规范

目前较为公认的系统评价报告规范是 PRISMA 声明（preferred reporting items for systematic reviews and Meta-analyses），该声明包括一个流程图和一张清单，清单包含 27 个条目。流程图因系统评价种类和原始研究检索来源不同而不同。详见第十七章。报告规范全文可以在 PRISMA 网站获取。

五、系统评价的注册与更新

系统评价在制作前，也需要对其研究方案进行注册，这是研究透明性的体现，也利于同行交流，避免重复工作。发表在 Cochrane 图书馆（Cochrane Library）的系统评价都需先注册题目，经同行评议（peer review）后发表研究方案（review protocol），之后再发表全文（full review）。非 Cochrane 系统评价可在 PROSPERO 网站注册，目前尚没有同行评议的要求，仅需形式合格。注册成功后可获得全球唯一注册号，在系统评价全文投稿和发表时，报告这个注册号。系统评价发表后还需定期收集新的原始研究，若有新的原始研究出现，则根据前面的步骤及时更新和完善系统评价。Cochrane 系统评价要求每 2 年更新 1 次。

随着循证实践理念和方法的普及，系统评价数量呈井喷式增加，但能有效指导决策的高质量系统评价却不多。只有遵循严格的方法学要求和规范的报告标准，才能生产出高质量的循证决策证据。

（李雨鄰）

思　考　题

1.请简述系统评价的一般步骤。
2.请简述提出临床问题的注意事项。

扫码观看本章
课程视频

第十二章
RevMan 软件的使用

 学习目标

掌握：RevMan 软件的基本操作。

熟悉：不同类型数据使用 RevMan 软件进行 Meta 分析的操作。

Review Manager 软件（简称 RevMan）由国际 Cochrane 协作网开发，是用于制作、保存和更新 Cochrane 系统评价的专业软件，具有文字写作、文献评价、Meta 分析等功能。该软件操作简单、结果直观，是目前系统评价和 Meta 分析最常使用的软件。在线写作版本为 RevMan Web，目前只用于制作干预类 Cochrane 系统评价。本章重点介绍 RevMan 5.4 的常用功能与操作使用。

第一节　RevMan 软件的基本操作

Cochrane 协作网向系统评价制作者免费提供 RevMan 5.4，预设了干预性研究系统评价（Intervention Review）、诊断性试验系统评价（Diagnostic Test Accuracy Review）、方法学系统评价（Methodology Review）和系统评价再评价（Overviews of Reviews）4 种常见格式。此外，还有一种为"自定义系统评价（Flexible reviews）"设有三个可选类型，包括预后（Prognosis）、质性（Qualitative）及标准（Prototype）。

一、RevMan 下载和安装

首先登录 Cochrane 协作网的软件下载页面选择 RevMan 5，填写个人信息和下载理由后下载相应安装包。目前有 32 位和 64 位 Windows 操作系统、Linux 操作系统和 Mac OS 操作系统适用版。

RevMan 的安装为常规步骤，按提示选择安装路径和少量安装选项即可完成安装。安装完成后，建议依次点击菜单栏"Tools"—"Preference"—"Connection"

标签页，将 Server（服务期）修改为"Local Server"，避免与 Cochrane 协作网连接不畅导致软件卡顿。仅当上传 Cochrane 系统评价时，才选择"Production Server"。

二、RevMan 操作界面

打开或者新建一个系统文件，可以看到图 12-1 所示的操作界面，主要是由菜单栏、工具栏、目录窗口、内容窗口和引导窗口组成。菜单栏包括 RevMan 软件的所有功能，工具栏主要为 RevMan 软件常用功能按钮。左边的目录窗口以树形结构显示系统评价的框架目录；中间是内容栏，显示目录窗口对应的详细内容；右侧是随时查阅的 Cochrane 手册内容。

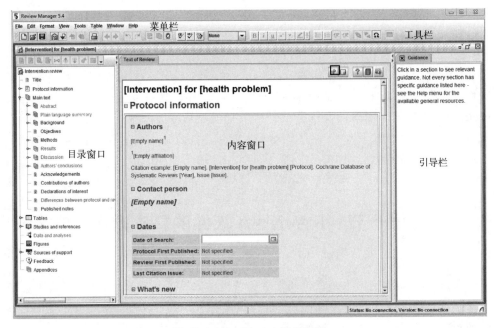

图 12-1　RevMan 主操作界面

三、RevMan 操作步骤

使用 RevMan 新建一个系统评价，操作步骤主要有 7 个：①新建系统评价；②录入纳入研究；③评价纳入研究偏倚风险；④添加结局；⑤录入数据；⑥生成分析结果；⑦保存结果。

1.新建系统评价

在菜单栏中选择 File→New（或直接在工具栏中选择最前方的新建按钮），可新建一个项目，出现"New Review Wizard"对话框，如图 12-2 所示。点击

"Next"按钮，出现系统评价类型的选项，以"Intervention review"为例，见图 12-3。再点击"Next"填写题目的基本信息，见图 12-4。点击输入题目后，默认选择"Protocol"，若要用到 RevMan 文献评价和统计分析等功能，则择"Full Review"（非 Cochrane 系统评价模式下不受此处选择影响），见图 12-5。

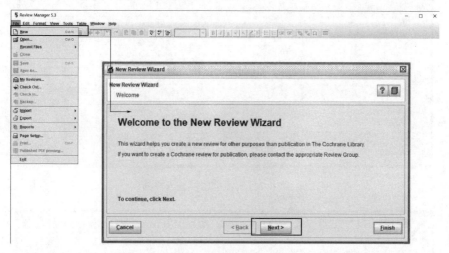

图 12-2　新建系统评价

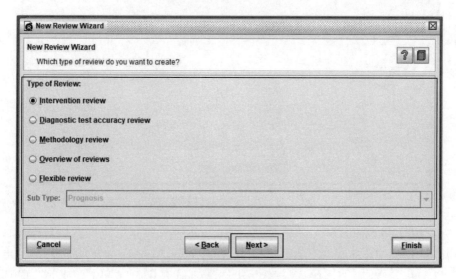

图 12-3　系统评价类型选择界面

2. 录入纳入研究

RevMan 5.4 录入纳入研究的方法主要包括手工输入和导入 2 类，见图 12-6。手动输入从左侧目录窗口的"Tables"中点击下级按钮，出现"Characteristics of studies"，点击下级按钮，出现"Characteristics of Including Studies"，鼠标放置

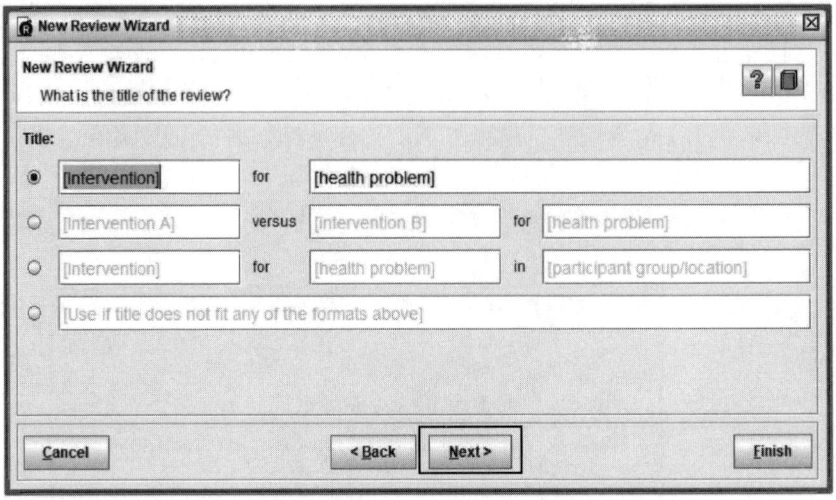

图 12-4　系统评价题目输入界面

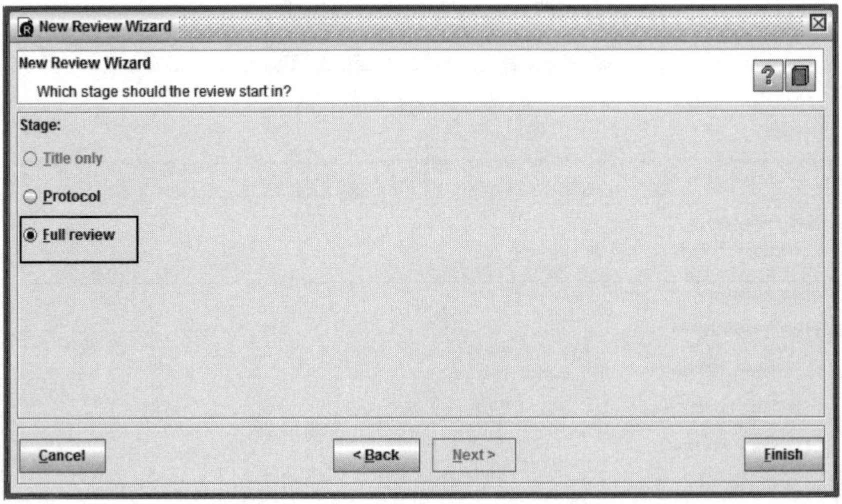

图 12-5　系统评价阶段选择界面

文字上点击右键，出现"Add Study"，即可添加纳入研究。也可点击目录窗口的"Studies and references"，在下级目录"Included studies"上点击右键，出现"Add Study"，添加纳入研究。导入方式添加研究则从菜单栏"File"中选择"Import"的下级菜单，点击选择"References"导入研究。

　　以手工输入为例，在图 12-6 中，点击"Add Study"按钮后，输入研究第一作者姓（中文输姓名）及年份；一直点击"Next"至图 12-7 第 5 个界面，选择"Add another study in the same section"，并点击"Continue"继续录入下一个研究，如此反复直至所有研究录入完毕。录入完毕后，在图 12-7 第 5 个界面中点击选择"Nothing"后，"Continue"将变成"Finish"，点击完成。

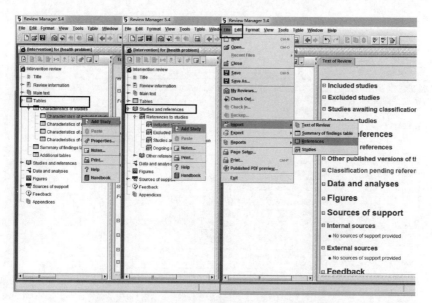

图 12-6　RevMan 5.4 纳入研究录入的两类方法

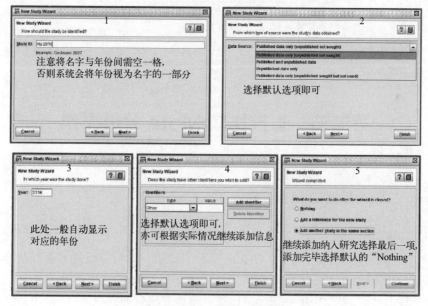

图 12-7　逐个录入纳入研究

3. 评价纳入研究偏倚风险

如图 12-8，在左侧目录栏"Tables"依次展开，单击"研究名"，则右边内容窗口出现"Risk of bias table"，即可依次选择各项的风险偏倚程度并填写判定理由。此处需注意若"Unclear risk"，必须在后方输入理由，否则在偏倚风险图中所有"Unclear risk"不会有颜色显示；只有输入内容（输入任何字符，如输入"1"）后，才会显示黄色。"Risk of bias table"键的设置按钮，可更改偏倚评估工具及标准。

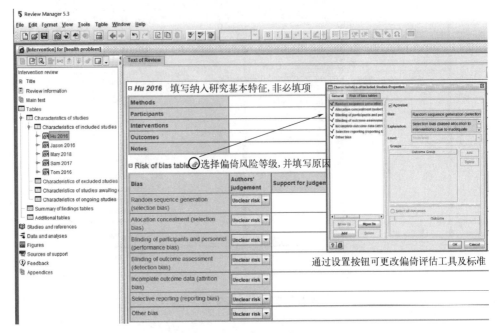

图 12-8　纳入研究偏倚风险评价

第二节　直接比较 Meta 分析操作

一、二分类数据的 Meta 分析

1.添加结局指标

在上一节的基础上，按照图 12-9 中所示的流程，即可完成比较及结局指标的添加。因 RevMan 5.4 是按照不良结局设计的，若是有利结局，则需在图 12-9 的第 "5" 和第 "8" 界面中填写相反的标签。添加完成后的界面如图 12-10 所示。

2.添加数据

数据添加有打开、复制及手动输入三种方法，此处选择最常用的手动输入的方法。在图 12-10 中，依次展开树形目录："Data and analyses" — "B Outcome" — "Mortality"，选中 "Mortality" 单击右键，按 "Add Study Data" 按钮后，出现 "New Study Data Wizard" 对话框，在对话框中依次选中结局指标所需要纳入的研究后，点击 "Finish"，出现如图 12-10 的显示结果，若需要展示偏倚风险结果，则

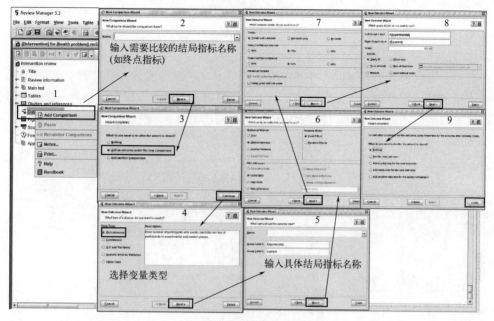

图 12-9　添加结局指标

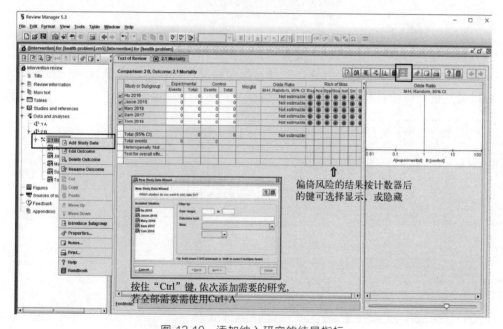

图 12-10　添加纳入研究的结局指标

按计算器后一个按键，内容界面会出现森林图。

3.生成分析结果

在图 12-11 中，逐个输入相关数据，每输入完成一项研究，则立即自动计算结果并呈现森林图结果。右上角的工具栏包含多种操作，从左到右，单击左键可以添加新研究；通过单击"OR"按钮可以实现 RR/RD/OR 三种效应指标的转换；单击"FE"按钮可以实现 FE/RE（固定效应模型、随机效应模型）两种模型的切换；点击森林图按钮可调出森林图对话框；单击漏斗图按钮，可调出漏斗图对话框；单击计算器按钮可做相关指标的统计学计算；通过点击计算器按钮可以调出或隐藏风险计算器通过点击偏倚风险概况图按钮可以调出或隐藏概况图。后面依次是设置（Setting）、笔记（Notes）、打印（Print）、帮助（Help）和手册（Handbook）功能按钮。

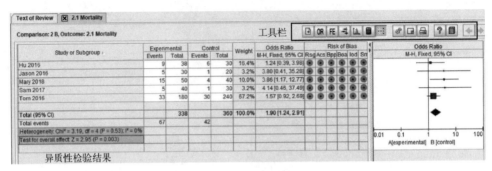

图 12-11　纳入研究结果分析

4. 保存结果

点击森林图图标，则可以生成森林图，按照图 12-12 中的步骤进行保存即可。漏斗图的生成及保存方式同森林图。森林图的标尺可以通过图中的 Scale 设置，亦可以通过拖动图中森林图下方的滑尺调整。

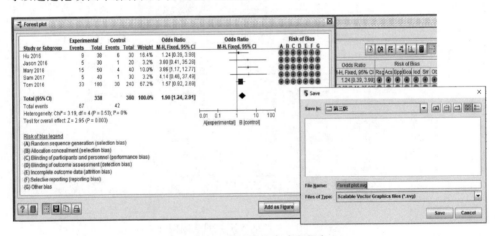

图 12-12　森林图的生成及保存

目录栏中右键单击"Figure"键出现"Add Figure"选项，可单独选择生成、保存结果相关的所有图形，包括森林图、漏斗图、偏倚风险图、纳入研究流程图等，如需单独生成偏倚风险图，见图 12-13。

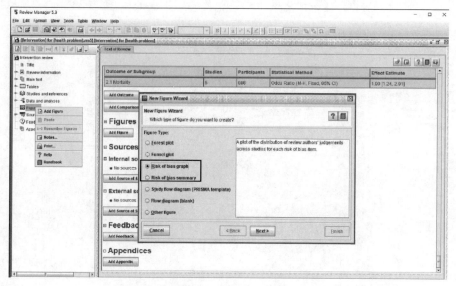

图 12-13　图表的生成

二、直接比较连续型数据的 Meta 分析

连续型数据的 Meta 分析步骤与二分类数据相同，区别在于添加结局指标时，如图 12-14 中的"4"选择"Continuous"，在"5"中填写连续数据的名称即可。数据输入完成后，见图 12-15。

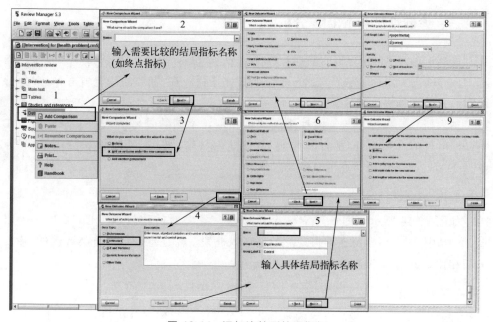

图 12-14　添加连续型结局指标

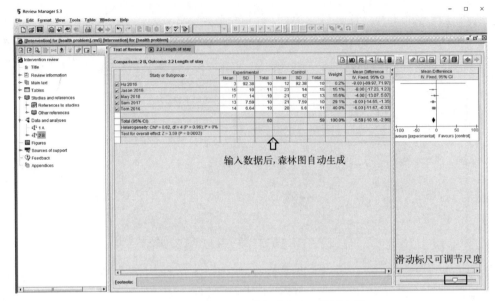

图 12-15　完成连续型数据的 Meta 分析界面

第三节　其他类型 Meta 分析

一、诊断性试验 Meta 分析

诊断准确性 Meta 分析的新建过程同二分类数据，但需在图 12-16 中的"1"选择"Diagnostic test accuracy review"。新建完毕后，在"2"的位置填写 Meta 分析的名称，共四种表述格式。

纳入研究录入过程与干预性系统评价相似，不同的是每输入一个研究名，在"Data and analysis"下方会同步显示（图 12-17），偏倚风险评估工具默认为QUADAS-2，具体条目亦可通过设置修改。

1. 建立比较组及录入数据

如图 12-18 所示，即可建立一个比较组，建立后的比较组见图 12-19，按照图 12-19 中"1"所示方法即可建立数据录入框架。需注意，与二分类数据的 Meta分析相比，此处尚不能直接生成森林图。

2. 完成分析

按照图 12-19 中"2"所示的步骤，依次操作进行数据分析后，即可进入到森

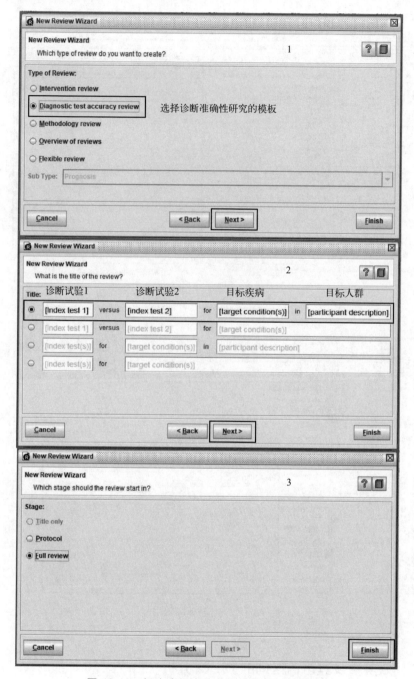

图 12-16　新建诊断性准确性研究的 Meta 分析

林图及拟合 SROC 曲线图界面，点击"6"右上角的图标即可生成相应的图形（森林图与 SROC 曲线图），保存方式同干预性 Meta 分析。

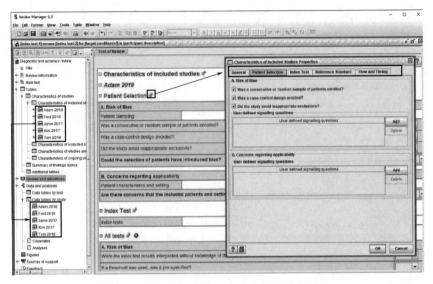

图 12-17　偏倚风险评估结果与数据添加界面

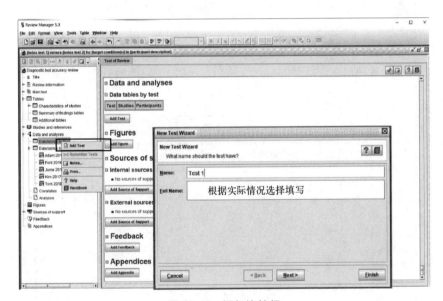

图 12-18　添加比较组

二、效应量及其可信区间的 Meta 分析

1.选择效应指标

研究纳入、质量评价过程均同干预性 Meta 分析。一般来讲，当进入到图 12-20 时，在 "4" 中选择 "Generic Inverse Variance"，在 "5" 中填写结局指标即可。此处

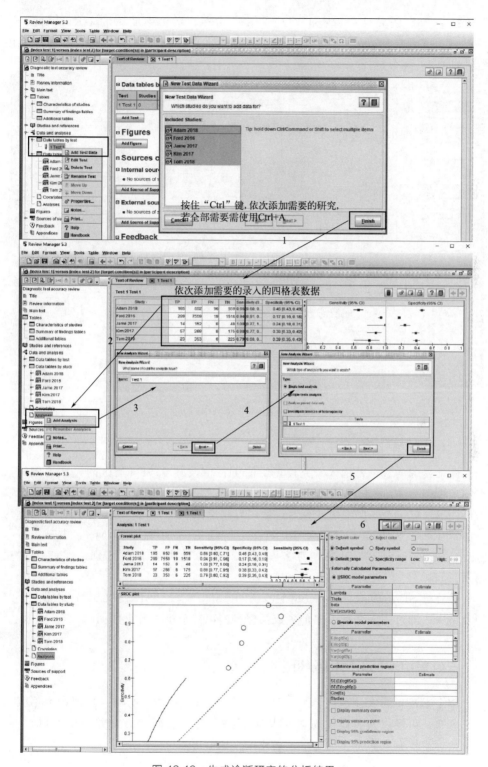

图 12-19 生成诊断研究的分析结果

需注意在"6"的界面中选择所对应的效应指标，示例中使用的 HR，因此，在"Name of Effect Measure"处下拉选项，选择"Hazard Ratio"，其余部分同干预性研究的 Meta 分析。

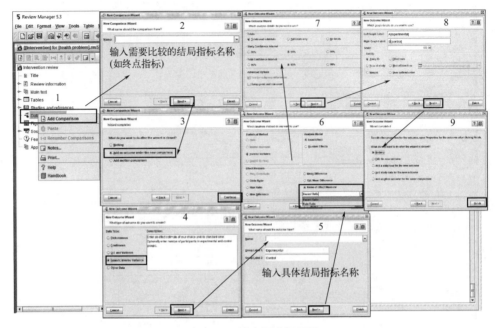

图 12-20　效应量选择界面

2. 数据转化与结果分析

此处提取的数据是纳入研究校正后的 HR 值及其 95％可信区间，且给出的数据输入框架为"log［HazardRatio］"及其"SE"，故必须先对数据进行转换。转换需借用 RevMan 5.4 自带的计算器，使用方法见图 12-21。在"6"中选择的指标为"Odds Ratio/Risk Ratio/Risk Difference"时的计算器和"Mean Difference/Std. Mean Difference"时的计算器与图 12-21 中的内容有所区别，但使用方法相同。

计算出 SE 的值后，将"log［Hazard Ratio］"及"SE"的结果填入图 12-21的表格中，即可完成分析，图形生成及保存同第二节中二分类数据的 Meta 分析。

三、单组率的 Meta 分析

单个率资料的 Meta 分析要求率的分布应尽量服从正态分布。如原始率不服从正态分布，可经过转换使其服从或接近正态分布，从而提高合并结果的可靠性。效应指标主要有患病率、发病率、病死率、比值等。

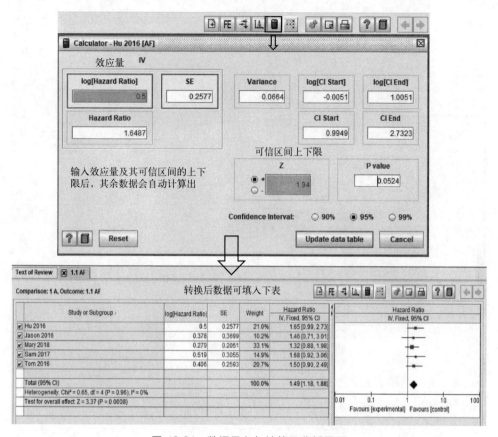

图 12-21　数据录入与计算及分析界面

1. 选择单组率的指标

研究纳入、质量评价过程均同干预性系统评价。当进入图 12-22 时，在"4"中选择"Generic Inverse Variance"，在"5"中填写结局指标，然后在"6"中选择"Risk Difference"，其余部分同干预性研究系统评价，点击"Finish"完成添加。在图 12-23 的界面中，单击"添加研究"按钮，则出现新的对话框，可直接选择添加所需研究。

2. 数据转化与结果分析

此处填写的数据是纳入研究"发生率（一般来讲，需要事件发生数，发生率或总人数，其中两项即可算出第三项）"，给出的数据输入框架为"Risk Difference"及其"SE"，故必须先对数据进行转换。转换需借用 RevMan 携带的计算器，使用方法见图 12-24。当在"6"中选择的指标为"Odds Ratio/Risk Ratio/Risk Difference"时的计算器和"MeanDifference/Std. Mean Difference"时的计算器与图 12-23 中的内容有所区别，见图 12-24，该计算器可选择计算对应的"Odds Ratio/Risk Ratio/Risk Difference"值及其"SE"值。输入实验组与对照组

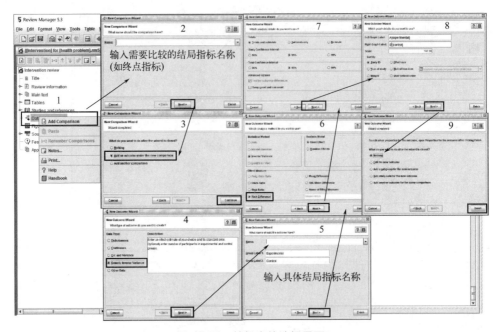

图 12-22 单组率的选择界面

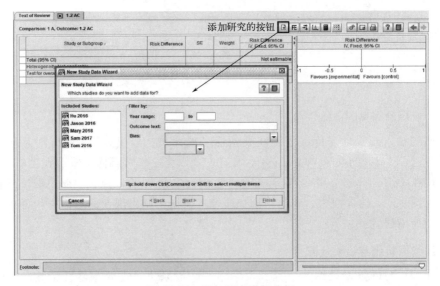

图 12-23 添加研究进行分析

的"事件发生数"及"总数",即可计算出"Risk Difference"及其"SE"。

计算出 SE 的值后,将"Risk Difference"及"SE"的结果填入图 12-24 的表格中,即可完成分析,图形生成及保存同第二节中二分类数据的 Meta 分析。

此外,RevMan 软件还能录入系统评价再评价的模板,但方法学质量评价和数

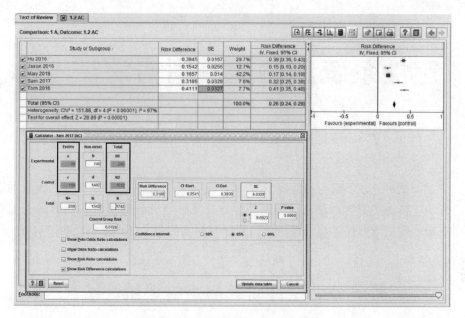

图 12-24　数据转化与录入分析界面

据分析未设定在模板内，在"目录窗口"中，无"Data and Analyses"的操作，因此，不能进行数据分析与合成。

　　Revman 软件的统计分析功能操作简单、结果直观，能进行多种类型数据的 Meta 分析，是所有 Meta 分析软件中唯一可与 GRADE proflie 软件相互导入进行证据等级评级的软件，也是当前医学领域应用最广泛的 Meta 分析软件。软件可绘制森林图及漏斗图，但不能进行 Meta 回归分析、累积 Meta 分析、Beggs 检验、Eggers 检验及拉贝图绘制等。

（周旭　刘佳鑫　沈建通）

思　考　题

1. 使用 RevMan 软件评价随机对照试验和诊断准确性研究的偏倚风险。
2. 使用 RevMan 软件对直接比较的二分类数据进行 Meta 分析。
3. 使用 RevMan 软件对直接比较的连续性数据进行 Meta 分析。

扫码观看本章
课程视频

第十三章

定性系统评价的撰写方法

护理证据多样，不仅有定量研究证据，还有关注人们对某一事物或现象的经历、想法、情感等的定性研究证据。综合这些定性研究证据可以将已有的思想结合形成新的理论或系统，从而提供更为广泛和深入的含义、观点、经验。

第一节　定性研究与定性系统评价

一、定性研究的定义与研究现状

定性研究指通过观察法、个人访谈、焦点组讨论及参与性研究等方法，采用分析文字或影音记录资料等方法获取资料，旨在从研究对象的角度去了解与解释行为、观点、态度和经验等现象。部分学者将定性研究（qualitative research）译为质性研究。亦有学者认为定性研究可溯源到人类学的田野调查。受诠释学（hermeneutics）与现象学（phenomenology）的影响，定性研究也呈现出多样化的趋势。其研究方法包括观察法、访谈法，其中访谈法根据访谈框架不同，可细分为结构式访谈、半结构式访谈、焦点组访谈。根据 2016 年赵瑞、拜争刚等在中华医学会系列期刊上发表的定性研究的计量学分析，并利用 CASP（critical appraisal skills programme）评价量表评价纳入研究质量，可一定程度上反映国内定性研究现况，情况如下：①定性研究在国内发展迅速，受到科研工作者广泛重视。②研究对象涉及多个不同人群，但研究思路仍待进一步开拓。③研究对象招募策略合理，但大多研究设计不充分。④大多数研究资料收集和资料分析过程系统、透明。⑤多数研究缺乏对研究关系和自身主观偏倚的反思。⑥大多数研究符合伦理学标准，个别研究仍需加强。

二、定性系统评价定义

定性系统评价（定性证据合成）即针对研究问题，经系统检索后纳入符合纳入标准的定性研究并客观评价、分析得出结论的研究类型。定性系统评价能从不同角度观察、分析问题，如能定性探究某种干预措施的执行与持久程度的影响因素等问题，为决策者基于实际情况的决策提供可靠依据。针对某种干预措施，能提供参与者对其接受程度和依从性证据，为定量研究提供前期理论基础，弥补单纯定量研究的不足。

第二节　定性系统评价撰写方法

一、构建问题

撰写定性系统评价前需要有一个明确的研究问题。选择一个关注点，利用 PICO 模型构建一个可回答且有实际意义的研究问题能帮助研究者深入认识研究问题，有助于制定科学合理的检索策略。定量干预性系统评价常用 PICO 模型构建研究问题，但因定性研究样本小、无干预组与对照组、无确定的可量化结局指标等特点，无法直接套用 PICO 模型，必须对其进行改良。Cooke 等通过对 PICO 模型的一系列拓展，推出 SPIDER 模型能更系统、合理地构建定性系统评价问题，详见表 13-1。

表 13-1　SPIDER 模型

SPIDER	特点
S（sample）研究对象	定性系统评价以观察和访谈为主，以个体为单位，故样本比群体更加适用
PI（phenomenon of interest）研究内容	定性研究注重探究研究对象的需求、观点、态度与经验等
D（design）纳入研究	观察法、焦点组访谈法、个人访谈法等定性研究方法
E（evaluation）评价内容	定性研究评价内容是无法量化的主观指标
R（research type）研究类型	定性研究、定量研究、混合型研究均可纳入

二、检索证据

以电子数据库检索为主，辅以手工检索作为补充。主要使用 Cochrane 协作网定性研究小组推荐的心理学数据库 PsycINFO、护理学数据库 CINAHL 及 Medline 与 Embase，中文数据库主要使用 CNKI 和 CBM。英文检索的过滤器可参考：

＃1 qualitative OR ethnol＊OR ethnog＊OR ethnonurs＊OR emic OR etic OR leininger OR noblit OR "field note＊" OR "field record＊" OR fieldnote＊OR "field stud ＊" OR "participant observ ＊" OR "participant observation ＊" OR hermaneutic ＊ OR phenomenolog ＊ OR "live experience ＊" OR heidegger ＊ OR husserl ＊ OR "merleau-pont" OR colaizzi OR giorgi OR ricoeur OR spiegelberg OR "van kaam" OR van manen" OR "grounded theory" OR "constant compar" OR "theoretical sampl ＊" OR glaser AND trauss OR "content analy ＊" OR "thematic analy ＊" OR "narrative ＊" OR "unstructured categor ＊" OR "structured categor ＊" OR "unstructured interview ＊" OR "semistructured interview ＊" OR "maximum variation ＊" OR snowball OR audio ＊ OR tape ＊ OR video ＊ "action research" OR "focus group ＊" OR "photo voice" OR photovoice

#2 ＂Qualitative Research＂[Mesh]

#3 #1 OR #2

三、评价证据

定性研究的评价要点包括：研究目的（研究目的是什么，为什么开展研究）、研究方法（能否解释或说明参与者的行为或经验）、研究设计（研究者是否选择了合适的研究设计）等方面，如何评价偏倚风险和如何在系统评价结果分析中处理和报告偏倚风险。偏倚风险评估旨在尽可能找出偏倚的来源，分析其对系统评价结果的影响。定性研究常见的偏倚如下。

（1）研究者偏倚 定性研究重视研究者和被研究者之间的互动，具有一定的主观性、人为性、经验性和情境性，容易产生研究者偏倚。如研究者为获得自己所需要的内容或答案进行诱导性询问等；或有意识地深入调查具有某些特征的对象，对另一些则否。

（2）选择偏倚 与定量研究的概率抽样方法不同，定性研究样本来源主要采用非概率抽样法，即根据某一研究目的，寻找具有某种特征的小样本人群进行研究。注意，定性研究的样本代表性和可重复性若不清楚，则会产生选择偏倚。

（3）实施偏倚 为了保证定性研究的内部真实性，开展定性研究需严格按照设计的实施方案进行，包括：①问卷的发放和收取；②访谈提纲的说明；③访谈人员是否按照提纲开展访谈；④数据分析等。若未严格按研究方案开展研究则会产生实施偏倚。

（4）报告偏倚 定性研究的资料多为描述性语言，且由研究者对所获文字资料进行抽提、归纳、分析、综合后形成新的主题。与定量研究结果分析相比，此过程主观性明显增强，易产生报告偏倚。如研究者在资料分析处理过程中根据个人意愿选择性报告部分结果。

目前，定性研究偏倚风险评估工具有 CASP（Critical Appraisal Skills Programme）、JBI（Joanna Briggs Institute）、ETQS（Evaluation Tool for Qualitative Studies）

等。质量评价应由≥2名研究者通过仔细阅读全文逐条评价，当评价结果不一致时讨论解决。制作定性系统评价时，可考虑直接排除质量极低的研究。支持某一综合结果的研究质量均令人满意时，该综合结果的信度可能较高。研究者可根据研究特点与评价要点选用不同的工具进行质量评价，综合比较结果异同、优劣后，在综合评价基础上择优总结，同时指出不足及改进建议。

（一）CASP

CASP评价工具由2个筛选问题与8个详细问题以清单模式构成。若两个筛选问题的结果均不令人满意，后续的条目亦无须继续进行。CASP量表对每个标准都做了注释，是许多评价员青睐的工具，也是初次接触定性研究质量评价者的首选（表13-2）。CASP的问题是对原始研究的方法学评估尚待加强。

表13-2　CASP评价量表

问题	备选答案	参考因素
筛选问题		
1. 是否清楚地描述了研究目的？	——是 ——无法确定 ——否	——研究的目的是什么 ——为什么研究目的很重要 ——相关性
2. 应用定性研究的方法是否恰当？	——是 ——无法确定 ——否	——研究是否旨在解释或说明参与者的行为和（或）主观经验 ——定性研究是否为解决研究目的合适研究方法 ——是否值得继续
3. 研究的设计是否适合解决研究目的？	——是 ——无法确定 ——否	——研究者是否合理地选择了研究设计（例如是否经过讨论来决定采用哪种研究设计方法？）
4. 研究对象的招募策略是否恰当？	——是 ——无法确定 ——否	——研究者是否对如何选择参与者进行了解释 ——研究者是否对所选择的研究对象最适合于该研究的原因进行了解释 ——关于研究对象的招募是否存在争论（例如为什么有些人选择不参与研究）
5. 资料收集方法能否解决研究问题？	——是 ——无法确定 ——否	——资料收集的方法是否合理 ——是否清楚地描述了资料收集的方法（例如焦点组、半结构式访谈等） ——研究者是否合理地选择研究方法 ——研究者是否详细地描述了研究方法（例如对于访谈方法，有没有说明访谈是如何进行的？是否有访谈提纲？） ——研究过程中是否对研究方法进行修订？如果是，研究者是否对如何修订以及为什么修订做出解释？ ——资料的形式是否明确地描述（例如录音资料、视频资料、笔记等） ——研究者是否讨论了资料饱和问题
6. 是否充分考虑了研究者与参与者之间的关系？	——是 ——无法确定 ——否	——研究者是否严格地审视自己发挥的作用、潜在的偏倚及产生的影响 ——研究问题的格式化、标准化 ——资料收集，包括样本采集和研究场所设定 ——研究者如何应对研究中的突发事件，是否考虑了研究设计变化所产生的影响

问题	备选答案	参考因素
7. 是否充分考虑了伦理学问题？	——是 ——无法确定 ——否	——研究是否详细地描述了知情同意的过程，以供读者判断是否符合伦理学标准 ——研究者是否讨论了研究所提出的问题（例如知情同意的相关问题、保密性问题以及研究者如何处理研究过程中和结束后对参与者产生的影响） ——是否取得了伦理委员会的批准
8. 资料分析是否足够严谨？	——是 ——无法确定 ——否	——是否深入描述了资料分析过程 ——是否应用了主题分析法？如果是，是否清楚地描述了从资料中抽提主题的方法？ ——研究者是否解释了从原始样本中提取资料的方法，用以说明分析的过程 ——研究资料是否充分支持研究的结果 ——在什么程度上需要考虑资料的相互矛盾 ——研究者是否严格审视自己发挥的作用，潜在的偏倚以及在资料分析和选择过程中的影响
9. 是否清楚地描述了研究的结果？	——是 ——无法确定 ——否	——研究结果是否明确 ——是否充分地讨论了支持和反对研究者观点的证据 ——研究者是否讨论了研究结果的可靠性（例如三角互证法、被研究者论证、多个分析者等） ——研究结果是否针对研究的问题进行了讨论
10. 研究有多大的价值？	——是 ——无法确定 ——否	——研究者是否讨论了该研究对现有知识和理解的贡献（例如研究者是否认为研究结果与当前实际、政策或以研究为基础的文献具有相关性？） ——新领域研究的必要性是否得到认证 ——研究者是否讨论了研究结果能否以及如何应用于其他人群，是否考虑了其他研究方法的可行性

（二） JBI 评价工具

1996 年成立的 Joanna Briggs Institute 研究所是目前全球最大的推广循证护理的国际性机构，致力于合成、转化并应用具有可行性、适宜性、有意义和有效性的卫生保健证据，促进循证卫生实践全球化。《JBI 综述作者手册》推荐的定性研究质量评价工具包括 10 个条目，见表 13-3，分别用"是""否"及"不确定"和"不适用"作答。因 JBI 标准中很多评价条目未给予解释，故更适合定性研究专业分析者使用。

表 13-3　JBI 评价标准

问题	备选答案	参考因素
1. 阐述的哲学观点与研究方法是否一致	——是 ——否 ——不确定 ——不适用 ——评论	——是否清楚地说明了研究的哲学或理论前提？ ——是否清楚地说明了研究方法？ ——两者是否一致？

问题	备选答案	参考因素
2. 研究方法与研究问题或研究对象是否一致 3. 研究方法与收集资料的方法是否一致 4. 研究方法与资料的呈现、分析是否一致 5. 研究方法与研究结果的解释是否一致	——是 ——否 ——不确定 ——不适用 ——评论	——所选研究方法是否适合于解决研究问题？
6. 在文化上或理论上是否有对研究者定位的声明 7. 是否说明了研究者对研究的影响以及研究对研究者的影响 8. 参与者以及他们的观点是否被充分地表达 9. 根据现有标准，研究是否符合伦理或是否得到了伦理机构的同意 10. 结论是否基于对数据的分析或解释	——是 ——否 ——不确定 ——不适用 ——评论	——是否声明了研究人员的信念、价值观以及对研究的潜在影响？例如研究人员在定性研究过程中扮演着重要的角色，在评价证据时，明确研究人员的文化和理论定位十分重要 ——是否讨论了研究人员对研究的潜在影响以及研究本身对研究人员的解释的影响？

（三） ETQS

ETQS 是由英国索尔福德大学医疗卫生实践单位（Health Care Practice R&D Unit，HCPRDU）针对定性研究研发的质量评价工具，共 44 个问题，包括研究概况、研究样本和环境、伦理、数据收集和分析、政策推广实践应用和其他 6 部分（表 13-4）。相比 CASP 和 JBI 工具，ETQS 侧重于评价研究环境、资料收集和分析过程，对效度的评价能力较强。

表 13-4　ETQS 评价标准

项目与主题		条目号	描述
研究概况	研究基本资料	0	作者、标题、来源（出版商及出版社）、年份
	研究目的	1	研究的目的是什么？
		2	如果此研究是一更广泛的研究的一部分，那么它的目的是什么？
	主要结果	3	研究的主要结果是什么？
	评价总结	4	该研究及其理论、原理与实践意义的优缺点是什么？
研究、样本、环境、伦理	研究问题	5	正在研究的问题是什么？
		6	是否详细描述了研究现象的本质？
	理论框架	7	指导该研究的理论框架是什么？
		8	这个框架是如何在研究中反映出来的？
		9	作者是怎样在现有知识基础上定位他们研究的？

项目与主题		条目号	描述
研究、样本、环境、伦理	环境	10	该研究是在什么地理和保健环境下实施的？
		11	选择这个环境的理由是什么？
		12	对于解决研究问题，该环境是否合理和（或）足够准确？
		13	关于环境是否有详细的描述？
		14	该研究是在什么时间段实施的？
	样本	15	样本（事件、人物、时间及环境）是怎样选取的？（例如依据理论上可靠的、有目的性的、便利性来选择样本进行对照）
		16	选择的样本（信息提供者、环境及事件）对此研究的目的来说是否合适？
		17	样本在时间、环境和事件的广度和深度上是否合适？（例如抓出关键人物和事件并且探索它们之间的相互关系）
		18	样本的主要特征是什么（事件、人物、时间及环境）？
	结局指标	19	研究中用了什么结局指标？
		20	谁的观点将被采用（专家、服务人员、使用者、护理人员）？
		21	是否有足够的广度（如两个或更多观点的对比）和深度（对单一观点进行深入理解）？
伦理	伦理	22	是否得到伦理委员会的批准？
		23	研究中参与者是否知情同意？
		24	伦理问题是否已充分考虑？
数据收集、分析、潜在偏倚	数据收集	25	用了什么资料收集方法来获取和记录资料？（例如对数据的收集、独立分析的合适性和有效性做深入阐述）
		26	收集到的信息是否有足够的细节与深度来洞察信息提供者的意思与观点？
		27	是否合理描述了实地考察的过程？（例如，对如何收集资料的描述；问题的种类和范围；访谈大纲；观察工作的时间以及持续时间；笔记记录）
		28	研究者在这个环境下扮演了什么角色？
		29	是否有自我反省的证据？比如，对研究者与环境、数据产生及分析之间的关系做深入阐述
	数据分析	30	如何分析数据的？
		31	对数据分析的描述有多充分？（例如允许复制；采取措施防止选择性）
		32	是否有充足的证据支持分析？（例如，包括原始数据的提取；反复分析的证据；代表性证据的呈现；为评价有效性所做的工作——对负面证据的检索；使用多个数据来源；数据的三角测量）可靠性/一致性（在研究者、时间和环境方面；将所得资料的解释与信息提供者核对）
		33	是否能在其他研究或理论环境中解释研究结果？
	研究者的潜在偏倚	34	是否概述了研究者的立场、假设和可能的偏倚？（指出它们如何影响研究，特别是对数据的分析与解释的影响）

项目与主题		条目号	描述
政策推广和实践应用	应用	35	该研究结果可适用于什么环境？（例如，该环境是护理环境中典型的或具有代表性吗？在哪些方面？如果这个环境是非典型的，它对假设是支持还是否定的检验呢？）
		36	研究结果适用于什么人群？
		37	根据研究的实施得出的结论是否合理？（例如采样程序、使用的结局指标和得到的结果）
		38	对政策的意义是什么？
		39	对服务实践的意义是什么？
其他	其他事项	40	研究中引用的参考文献数？
		41	研究还有什么其他值得注意的特点？
		42	列出其他参考文献
	审稿人	43	审稿人的名字
		44	审稿日期

四、提取资料

定量研究中各项指标可以量化，数据提取是一个相对的线性过程，可通过某种模板提取需要的数据。定性研究的证据多用文字描述个人的行为或经验，故其提取资料的方式不同：①可提取所有合格的信息以避免遗漏原始研究中的重要信息；②可有针对性地提取特殊形式的证据，例如只提取直接通过访谈所得的证据；③可只提取定性研究的核心设定，例如研究问题、研究设计等；④可收集该研究中提供的所有信息，包括该研究收集与分析数据的方法，作者对其数据的解释等；⑤可选择使用一个理论框架以指导数据提取，将纳入研究的结果经过转化以便于合并主题的综合分析。但框架法对选择的理论框架要求较高，如果该框架不适用于某些证据的提取，则需对该框架进行修改。

定性证据具体提取方法需针对该研究的情况及系统评价的需求自行设计。如：在劳埃德琼斯提出基于框架方法进行定性资料的提取中，首先对研究方法是否能满足研究目的及是否能够准确地实施做了要求，在提取详细调查计划内容中，该框架要求对问题清单、文献回顾、研究者的纪律性和倾向性、数据收集与分析策略等各大要素进行详细划分，并在最后利用几个问题对研究的正确性与其报告形式的合理性进行探讨。资料提取表可参考表 13-5。

表 13-5　资料提取表

研究	研究问题	环境	哲学基础	方法学	样本量	样本特征	数据收集方法	数据分析技术	质量控制	主题/类别/结果
1										
2										
……										

五、合成证据

（一）主题综合法

主题综合法（thematic synthesis）是以形成主题而对研究结果进行资料综合的一种方法。2008 年由 James Thomas 和 Angela Harden 两位学者提出。主题综合法最鲜明的特征是：①形成了多个符合系统评价的目的，且能准确反映各研究结果内容的主题观点；②因其兼具实用性和科学性，目前被广泛地用于资料综合过程；③"三级诠释"是用其确立最终主题的有效方法，也是主题综合法的关键与核心步骤。合理且准确地运用主题综合法对定性研究系统评价的意义甚大。其关键步骤如下。

1. 根据研究目的整理资料

经过研究者的检索、筛选后，确定最终纳入的文献。研究者需反复阅读、理解、分析纳入的文献，提取信息，提炼出内容完好、解释明确的研究结果。不同类型研究所要求的提取方法不同，但都应将作者的总结结论及访谈内容等尽可能完整地提取出来，继之归纳形成主题，从而产生新的阐释。完成资料提取后，研究者需归纳、整理研究结果，为初步产生主题观点奠定基础。研究者分析研究结果所反映的事实，做出可整合的判断。初步归纳每个独立的研究结果，整理形成不同的主题类别。归纳整理时，研究者应客观理智，并具备一定的相关的专业知识。每位研究者先独立分析整合，再由≥2 位研究者讨论归纳、整理的结果以达成一致的主题。

2. 产生统一的主题框架

主题综合法的目标是形成主题。主题观点的产生过程并非一蹴而就，而需经过一系列环环相扣、逐步升华的阐释与分析。此过程主要经历两个阶段。①对原始研究结果进行"逐行编译"（line-by-line coding）。评价者可借助 EPPI-Reviewer软件对提取出的结果进行编译分析。编译过程中主要是把握原始结果中作者描述的关键词，及访谈语录中具有提示意义的相关词，根据这些重要或反复出现的关键词汇，将结果初步归类，进行"编译"、转化和分析，为进一步的总结描述奠定基础。②"三级诠释"为主题的形成提供了一种思路，也是主题综合法的核心思想。即经过阐释和提炼研究结果，形成描述性主题（descriptive themes），再发展成为分析性主题（analytical themes）。每一级主题都代表了形成主题过程中的阶段性目标。

（1）描述性主题　是在综合研究结果时以描述性语言提出的一种主题观点。主要是简单概述，反映每个整合类别下所有结果的含义，通常以问题的方式表达。其产生大都由研究者对归纳后的结果进行整体概括总结得到。描述性主题既在更广层面上包括了其他可合并的研究结果，又忠实于原始结果，且与系统评价的目的保持一致。因其语言表达具有描述性特点，包含研究结果的层次较低，故形成描述性主题作为"三级诠释"的基础。

如在1篇研究妇女在助产机构分娩受到歧视的研究中，某主题为"被嘲笑为低收入"。该主题通过对各项原始研究的结果进行整理概括而得出，属于描述性主题。

（2）分析性主题　是研究者以经验知识和理论作为依据，对已形成的描述性主题进行再次归纳整理，综合归纳结果，进行恰当地理性分析，得出具有理论特点的主题词。分析时要从研究结果所反映的实际入手，解析每个描述性主题所表达的含义，挖掘不同的描述性主题之间的内在联系，包括：共性、相关性和相似性，提取出可整合的关键点；用专业、简洁的语言来表达，形成分析性的主题观点。分析过程要求研究者具备较高的专业素质，以理性的逻辑思维对归纳后的描述性主题逐一考量、详细解读。当遇到理解性的困难时，还需追溯原始研究结果，重新阅读和理解。产生分析性的主题观点时，分析过程是主题最终形成的关键，决定系统评价结果的导向。

如：在同一篇研究中，另一个描述性主题为"被威胁不给予治疗或预后不良"，在理性分析上述描述性主题后，进行分析性解读，将其综合归纳为"威胁和责备"，该主题即为分析性主题。

描述性主题和分析性主题，是"三级诠释"思想中要求研究者达到的客观目标。主题综合过程是以归纳、理解、分析的主观思维为主，具体将哪种级别的主题词定位为描述性或分析性也是主观判断，但不影响主题的最终确立。若研究者具备更灵活的思维和更扎实的基础知识，可根据实际情况进行更多级的分析以产生主题。而"三级诠释"只是引导研究者进行一系列的归纳整合，目标是产生最终的主题框架。

3. 分类汇总相关主题

将反映同一评价问题的主题观点汇总到一个主题类别下。汇总的目的是为产生新观点或新解释提供支持和依据，指导研究者得出可靠的评价结果，帮助其他研究者更好地理解研究结果的综合。研究者需深刻认识各个主题的含义及其产生过程，并严格把握系统评价的目的和意义，解析已形成的主题框架，整理具有相关性的主题，思考其对最终所提出新观点的意义，再合理地将相关主题归纳到一起，最终提出第三级主题（the third order themes）。

第三级主题是基于分析性主题进一步提炼总结得出的，相比之前的描述性及分析性主题，总结归纳的层次又有上升，具有概括性和针对性，且能更加贴切地反映系统评价的目的和意义。第三级主题的产生标志着资料综合已基本完成，也决定了下一步将提出一个怎样的结论，并为其提供可靠性依据。

如："刺耳的语言"也是其中一个分析性主题，通过理解分析，"威胁和责备"及"刺耳的语言"具有相关性，结合定性研究系统评价的目的，最终将两个分析性主题总结提炼为"语言虐待"，此即为第三级主题。

4. 形成一致认可的最终主题

研究者各自对主题进行归纳整合形成最终的主题后，需与其他研究者交换意见，对主题再次进行检查核对，确定其规范性、严谨性和表达的准确性。对存在严重分歧的主题词，要相互进行解释说明，从而达到一致，若无法保持意见统一，则要求另外一位研究者做出判断。该过程应尽可能将人为主观偏差减到更小，使产生的主题更具有说服性和可靠性，且使评价结果更加准确。

5. 主题综合法的应用特点

适用范围：由果及因的推断，及各研究结果之间相互独立的情况。

优点：①清晰地确定重要的主题，使其他研究者更好地参考、理解综合资料过程，并对纳入的文献进行条理性、结构化的归纳整理。②方法灵活，给了研究者很多思考和发挥的空间。形成主题的过程依赖于研究者经验及知识等主观考量，便于研究者充分且全面地思考，从而得到更加完善的主题。③适用范围广，当纳入原始研究内容较丰富时，得到的研究结果也具有多样性，推荐采用主题综合法进行资料整合，既能兼顾多样化研究结果，又便于研究者综合。④相比其他方法，主题综合法更易被读者理解与接受。主题综合法所形成的主题词，其表述简洁通俗，能被读者更好地理解。且综合资料的全过程符合大多数读者的逻辑思维，更能被认可。

缺点：①对过程及目的缺少非常明确的阐释。因形成主题的过程是研究者进行理解分析得出的，无法阐述个人对主题的思考过程，且个人思维方式及专业背景的差异使主题的阐释可能有更多变化。②有个别低质量研究混入时，用主题综合法会掩蔽那些有缺陷的资料数据。归纳产生主题时，低质量研究结果也会被提取出来，与高质量研究结果一起为形成主题框架所用。故混入的低质量研究可能对综合资料的过程产生不利影响，也可能导致主题词与原始研究之间存在偏差。③在不断构建主题框架的过程中，经分析得到结构既要能反映研究结果中出现的高频率关键词的意义，又要与最终形成的高级别主题相适应，即保持与原始研究和系统评价目的根本上的一致性。研究者较难把握好这个关键。

（二） Meta 民族志

Meta 民族志（meta-ethnography）是综合定性研究证据的另一种常用方法。1988 年由 Noblit 和 Hare 两位学者提出。特点是将归纳和诠释相结合，通过提取定性研究中的概念、主题，以特殊综合方法建立更高层次的综合，形成一级/二级结构，并经"线性综合方法"最终形成三级结构，得出结论并据此提出新的概念和理论见解。其结果是形成一种新的、高层次的诠释或理论，以便较完善的解释现有的证据。故 Meta-民族志是在已确定研究领域时，对定性研究的综合和延伸，有利于定性研究更广泛的应用。它结合了部分民族学的研究方法，与定量研究的 Meta 分析也有一定相似之处。

需注意，Meta 民族志是一种诠释而非简单集合。不是像叙述性文献综述一样，简单地收集和评价一些解释，其目的在于开发新的理论以解释一系列研究结果。通过再分析和比较已发表的研究，对结果提出新的诠释，产生新理论。Meta 民族志关键步骤如下。

第 1 步标记关键概念，形成有关研究的一级结构：收集与研究主题相关的定性研究，经通篇反复阅读、理解后，根据研究主题标记出关键概念，作为进行综合的原始资料，即定性综合的一级结构（first order construct）。

第 2 步深入分析纳入文献对关键概念的诠释，比较各种关系，进行相似/对立综合，形成二级结构：通过对原始资料进行二次诠释，形成针对研究结果的二级结构（second order construct）。

第 3 步以此为基础建立整体概念，形成有关研究的三级结构（third order construct），经线性分析后得到最终结论：以相似分析转化/对立综合方法综合后得到的结果为研究对象，原始研究主题为基础，在全部纳入文献中具体分析其间的相关关系，形成关于研究主题的条理性大体分析框架。即对二级结构进行再诠释后得到基于此的三级结构，分析后才形成最终结论。

主要综合方法如下。

（1）相似分析转化（reciprocal translation analysis，RIA）　当提取的关键概念、主题在不同纳入文献中的诠释具有相似性时，可在具体分析后进行转化合并。例如，在研究儿童虐待相关课题时，1 篇文献出现的"殴打"概念和另 1 篇文献的概念"躯体暴力"，可以进行转化合并，归到"行为虐待"一类。注意，使用相似分析转化方法时，需综合考虑研究目的和关键概念的属性，选择合适的角度进行综合。

（2）对立综合（refutational synthesis）　当纳入文献中所提取的主题、概念相互驳斥时，可找出特征性矛盾点，进行对立分析，选择排除或进一步从新的角度深入分析研究问题。

（3）线性论证综合（line of argument syntheses）　当关键概念范围分布较广

泛，无明显相似或对立关系时，或已经过相似分析转化/对立综合后得到二级结构。在形成研究结果的三级结构过程中，以多篇纳入研究的结果为基础，深入挖掘关键主题、概念间的相关关系，并将其建立线性框架，从而形成结果的大体解释，其特征是本质性推断（essentially about inference）。

Meta 民族志应用特点如下。

（1）适用范围 研究涉及范围广，常用于传统综合方法应用有困难时，或因提取的关键概念缺乏明确指向性且分布广泛，需经转换合并后方可综合时，或纳入文献中有互相支持或互相对立的研究时。

（2）最终结果 形成有关研究主题的三级结构，在集合关键概念的同时，提出针对研究的新解释，从而助力理论发展。

（3）优点 方法具有系统性，可根据纳入研究中研究主题间的关系，制定具体的综合策略，有条理性的进行定性资料综合；综合现有研究的同时，形成针对研究主题的新解释，实现理论的创新和发展。

（4）缺点 有研究者指出，Meta 民族志"脱离具体情境"，即缺乏构建理论的明确目标，研究方法较局限，故方法的灵活程度不高。同时 Meta 民族志作为一种综合定性研究的方式，综合时由于并无样本指导，要求较高，过程繁杂，需随着相关软件的进一步发展与更多相关研究的进行方可获得改善。

（三）批判地解释性整合

批判地解释性整合（critical interpretive synthesis，CIS）是基于 Meta 民族志总结出的一种资料综合方法，主要用于以解释性结果为主的系统评价。2006 年CIS 由 Mary Dixon-Woods 等学者共同定义和发展。需说明，这种方法较传统的系统评价方法过程更敏感，解释性系统评价主要着眼于该评价本身的基本任务，包括归纳及解释，最终目的与主要观点与观念理论等的发展有关，并且让这些理论的观点更为完整，避免说明性的概念。CIS 更多用于对某种现象、重大事件及各种经验等方面的阐释，通过反复质询来探索各种结果之间的相关性，且可进一步发掘其关联层次及关联程度。

当系统评价目的是研究繁杂的分析过程时，传统评价方法无法实现，CIS 恰好是解决这类问题的重要理论方法。能针对研究过程中所存在问题、研究结果中的推断性结论，及其最终对决策选择所产生的影响，进行不断地质询、理解和评估。故应用 CIS 是一个持续的动态循环过程，且该过程有很大的灵活性。CIS 也是对纳入评价的文献再次排除的过程，并可通过评价者的反复质询，再次评估文献质量，这对资料的综合结果意义很大。

CIS 属传统定性研究系统评价的一部分，但更集中于纳入研究类型多样的定性研究，是介于证据和现有理论之间的一种中间学说。主要通过对定性研究系统评价所关注问题不断阐释、质疑及提炼，从而形成新的观点或理论，故更适合于混合了多种方法的研究。研究者利用此方法进行综合时，需正确判断是否纳入方法相似或混合了多种方法的研究。CIS 与 Meta 民族志同属于阐释性的综合方法，其应用过程的规范性和透明度尚未有定论，但其在综合定性研究结果方面的价值不容忽视。

CIS 的主要方法及步骤如下。

（1）鲜明表述评价目标，并根据实际纳入研究对系统评价主题进行合理调整。

（2）文献检索及筛选　进行理论抽样（theoretical sampling），保证纳入研究准确合理。要对纳入文献进行持续更新，对不断出现的研究，注意其与评价主体的潜在相关性，并对其进行合理的筛选。

（3）质量评价　根据研究结果对理论发展的意义评级。

（4）资料综合　首先要质疑纳入研究，并对结果进行动态转化分析。分析目的是整合证据结果以形成批判性观点和产生连贯的理论框架，以便更好地阐明研究结果之间的内在联系。同时注意研究中出现的理论标注，其对分析过程具有引导作用。系统地将各研究结果进行相互转化的过程即为相似分析转化（reciprocal translational analysis，RTA），适用于一些研究主题定位明确、研究过程系统完整，且需要综合的文献较少（少于 50 篇）的情况。因进行结果转化时，若主题定义含糊不清或概念说明有歧义，会直接导致转化的结果产生偏差及无法追踪到原始的研究结果。RTA 在处理较多数量的研究结果时，偏向于应用原始研究中的术语词汇进行总结性表达说明。再标示出研究报告中的矛盾冲突点，最后对其进行合理地解释。基于各独立研究，理解每篇文章的研究内容，深度解析文献，初步形成解析与阐释。再通过不断地对比说明各研究结果，重点强调和展示产生的主题目录。最终通过系列质疑、转化和分析，综合多文献的研究从而得出结论。

CIS 应用特点如下。

（1）适用范围　研究对象广泛，研究方法多样化的定性研究。

（2）综合结果　形成新的理论观点。

（3）优点　不会因为太过抽象而缺乏经验实用性，也不会因为特定化使说明范围有限。用于综合证据的多样主题时，能使理论产生更强的说服力。CIS 对研究方法学质量要求较高，纳入文献的质量评价应正规合理，以避免低质量研究混入，影响评价结果。

（4）缺点　在处理较多研究结果时，该方法无法准确地说明各研究间的转化关系，且很难得出建设性结论，难以体现其方法学价值。因未明确指定每个步骤的目的或过程目标，缺乏可查证性，操作的透明度较低，且不具备可重复性。

综上，20 世纪初定性研究起源于社会学、人类学、心理学、民俗学等学科，发展至今作为一种新的研究方法已受到重视。在定性研究的研究证据用于决策前，可通过定性研究系统评价对其进行系统审查以评价其真实性、有效性和关联性，以便于更好地理解和利用现有的临床证据，如针对某种干预措施可提供参与者对其接受程度与依从性的证据。

如何高效率高质量地综合定性资料是定性研究系统评价的关键，包括总结原始文献，重新理解文献结果，在此基础上提出新概念。系统性定性综合可促进方法学创新，也是定性综合与其他类型文献评价的不同之处。

主题综合法因其方法学严谨简洁，形成的结果更易被理解和接受。目前更多研究者偏向于用此法对纳入研究进行分析综合，应用前景非常明朗，方法学体系架构也将进一步完善。Meta民族志的综合过程可创新相关理论和概念，但因其综合过程较复杂，且目前尚无相关分析软件可利用，将来应用将受限制。CIS尚缺乏更多的方法学研究来详细说明其应用的具体过程，且需更多研究者在实际工作中来应用该方法，从而提出具体的步骤过程，故未来可能需要通过大量研究逐步发展并完善该方法，拓宽其应用领域（表13-6）。

表13-6　不同资料综合方法特点对比

对比点	Meta民族志	CIS	主题综合
适用范围	适用研究范围广，可综合互相支持或互相对立的研究	适用研究对象广泛的定性研究，及研究内容多样，研究方法各异的情况	适合由果及因的推断，及各研究结果间相互独立的情况
文献检索	无特殊要求	理论抽样，纳入对理论形成和发展有意义的研究	全面、系统
质量评价	评估各研究间的相关性	确定各研究结果对理论发展的影响程度	研究目的、背景、理论基础和结果的可靠性及有效性，方法学的适当性等
综合方法	相似转化分析；对立性分析；线性论证分析	研究问题的并行迭代；信息提取及文献总结；编译结果的定义和应用；发表评论并总结主题	"三级诠释"
结果	形成高层次的学说或概念	建立新的理论构想，综合结构	基于原始研究产生分析性主题，提出新的阐释

目前对定性资料的综合仍存有争论。主要集中在：①产生证据过程中质量判断标准的选择；②所产生证据的真实性与可靠性；③因现有许多定性资料综合方法都具有重叠性与交叉性（包括各综合方法的适用范围和具体综合步骤），且无十分明确界限，故进行定性研究系统评价时，往往对综合方法的选择有干扰。

六、讨论及结论

定性系统评价的结果部分需说明检索及筛选结果，描述纳入研究的特征并分析纳入研究的主题。不同于定量系统评价以统计图表描述合成结果，定性系统评价多纳入叙述性证据，故结果也是以描述性语言表达。定性系统评价的结果描述需合理运用上文介绍的资料提取与综合方法，提出新的学说概念或探讨对原始研究的新看法，并对所使用的方法进行简要介绍与分析。

可使用 CERqual 工具评估合并分析结果的可信度，可参考 ENTERQ 工具规范结果报告以有效提升定性资料综合的透明度。在总结本次系统评价研究的主要结果后，应在论文讨论部分客观地分析本系统评价与相关研究或相关系统评价之间的关系，并说明其结果在实际运用中应当注意的方面或可能存在的挑战。

定性系统评价存在一定的争议与局限性，作者在讨论部分应客观阐述本次系统评价存在的局限性，并阐述有关纳入研究的质量、语言等的限制及相关偏倚可能对本次评价的影响，还需客观说明本系统评价的结果对未来研究和实践的指导价值和意义，提出提高未来相关研究质量的具体指导意见。

第三节　定性系统评价的报告规范——ENTERQ

一、定性系统评价报告规范介绍

ENTREQ（enhancing transparency in reporting the synthesis of qualitative research）旨在提高定性研究合成报告的透明度，协助终端用户明确应用的核心步骤，提供一个工具帮助澄清各种用于描述定性合成过程中的概念和术语。ENTREQ 主要用于定性卫生研究的综合研究，也适合作为其他类型定性研究合成报告的基础规范（尤其对干预措施进行评价的定性研究），还可用于评价已发表的定性研究合成证据。

二、ENTERQ 解读

ENTREQ 指南包含 21 个条目，分为 5 个主要领域即背景、方法和方法论、文献检索和选择、评价及结果合成（表 13-7）。

表 13-7　ENTREQ 指南

编号	条目	指导和描述
1	目的	陈述研究问题及合成写法
2	合成方法学	确定支撑合成的方法或理论框架，并根据选择的方法阐述原理（例如 Meta 民族志、主题分析综合法、关键解释合成、扎根理论合成、现实主义者综合法、累积 Meta 分析、Meta-研究、框架合成）
3	检索方法	指出检索是否预先计划（包括制定全面的检索策略去寻找所有可用的研究）或可重复（寻找所有可用的概念直到达到理论性饱和）
4	纳入标准	详细说明纳入排除标准（如依据人口、语言、年份限制、出版物的类型、研究类型）

编号	条目	指导和描述
5	资料来源	当进行检索时，描述所使用的信息来源〔例如电子数据库（MEDLINE、EMBASE、CINAHL、psycINFO、Econlit）、灰色文献数据库（数字论文，政策报告）、相关组织网站、专家意见、通用网站搜索（google 学术搜索）、手工检索、参考文献〕；并提供使用这些资料来源的理由
6	电子检索策略	描述文献检索的过程（如提供带有与人口、临床或健康主题、经验或社会能力等方面相关术语的电子检索策略，定性研究滤器和检索限制）
7	研究筛选方法	描述研究筛选的过程（如依据标题、摘要或全文进行筛选，及筛选研究的独立评价者数量）
8	研究特征	说明纳入研究的特征（如出版年份、国家、参与者数量、资料收集过程、研究方法学、资料分析方式及研究问题）
9	研究筛选结果	确定筛选出来的研究数量并提供排除研究的原因〔如进行全面的检索，提供纳入研究的数量和排除研究的理由，并用图/流程图表示；重复检索并分别描述纳入排除标准是基于研究问题的修改，和（或）对理论发展的贡献〕
10	评价的基本原理	描述用于评价纳入研究特征或选定结果的基本原理和方法（如行为的有效性和稳定性评价，报告的透明度评价，结果的内容及效用评价）
11	评价条目	陈述用于评价研究和选择结果的工具，如现有的工具（CASP、QARI、COREQ、Mays、Pope）或评价者开发的工具，并描述和评估研究小组、研究设计、资料分析及解释、报告规范等方面的情况
12	评价过程	指出评价是否由多个评价者独立进行及是否需要达成共识
13	评价结果	说明质量评价的结果，如果有可能的话，指出哪些文章是基于评价衡量/排除的，并给出理由
14	资料提取	说明对主要研究的哪些部分进行了分析及资料如何从主要研究中提取（例如所有文本标题下的"结果/结论"都以电子信息的方式被录入计算机软件）
15	软件	如有，说明所使用的计算机软件
16	评价者数量	确定参与资料编码和分析的人员
17	编码	描述资料编码的过程（如逐行编码每个检索概念）
18	研究对比	描述研究内部和研究之间如何设置对比（如后续研究是被编码到预先存在的设想中的，新设想是在必要时创建的）
19	主题来源	解释主题或概念产生的过程是归纳的还是演绎的
20	引用	提供主要研究的引文来说明主题/概念，并确定其是否为作者解释中参与者的引文
21	合成结果	说明丰富的、引人注目的和超越主要研究总结的新见解（如新的解释，证据模型，概念模型，分析框架，新的理论或概念的发展）

（一）背景

条目 1：指出一个合格的定性研究合成必须陈述研究问题及构建问题的方法。研究问题可根据 SPIDER 模型构建，包括 S（sample，研究对象）、PI（phenomenon of interest，研究内容）、D（design，纳入研究）、E（evaluation，评价内容）和 R （research type，研究类型）五个方面。

（二）方法和方法论

条目 2：要求说明合成的方法学。指出支撑合成的方法或理论框架，并根据选择的方法阐述原理。最近对定性合成的评价，发现有 9 个主要用于定性研究合成的方法，包括：关键理论解释合成（critical interpretive synthesis）、扎根理论合成（grounded theory synthesis）、Meta-民族志（Meta-ethnography）、Meta-研究（Meta-study）、主题分析综合法（thematic synthesis）、Meta-叙述性综合法（Meta-narrative synthesis）、内容分析法（textual narrative synthesis）、框架合成（framework synthesis）及生态三角互证法（ecological triangulation）。

（三）文献检索和选择

条目 3：要求说明检索方法。指出检索是否预先做计划及可重复性。全面的检索策略包括两方面。①检索策略的要素要齐全。完整的检索策略指在充分理解相关问题的基础上，明确检索目的和信息需求、选择数据库、确定检索词、构造检索式，从而制定出较完善的检索计划或方案。一般每个数据库的检索策略均应详细给出，至少应体现检索词、检索式和日期。这样既方便证据使用者评价研究的质量，也提示研究者重视检索策略的制定。②检索范围要广。但实际操作受信息资源限制，很难做到完美的全面检索。故 ENTREQ 要求寻找所有可用的检索词直至达到理论性饱和（即研究者对下一个被访者的研究已不能为其对研究对象的理解提供更多的信息），以寻找所有可用的研究。

条目 4：要求详细说明纳入排除标准。制定纳入排除标准时可考虑被纳入研究的特征，利用 SPIDER 模型制定定性系统评价的纳入排除标准。注意，纳入标准和排除标准非互补关系，排除标准是在符合纳入标准的文献中进一步排除影响研究合成结果的文献。

条目 5：要求描述资料来源。检索时须指明所使用的信息来源，如电子数据库、灰色文献、专家意见、参考文献等，并说明使用这些资料来源的理由。

条目 6：说明电子检索策略。如提供与人口、临床或健康主题、经验或社会能力等方面相关术语的电子检索策略，定性研究滤器和检索限制等。

条目 7：研究的筛选过程。旨在保证选择研究对象和提取数据的可重复性。目前常用的控制措施有多人选择、盲法选择和专业与非专业人员相结合的共同选择。对选择文献过程中的意见分歧可通过集体讨论达成共识或参考专家意见解决。文献资料的选择应分三步进行。①初筛：根据检出的引文信息，如题目、摘要排除明显不合格的文献，对不能直接排除的文献应查出全文再进行筛选。②阅读全文：对可能合格的文献资料，应该逐一阅读和分析，以确定是否纳入。③与作者联系：对提供信息不全面、有疑问或有分歧的文献应先纳入，通过与作者联系获得有关信息后再决定取舍，或在随后的选择过程中作进一步评价。

条目8：说明纳入研究的特征。该条目实际是评价结果中的研究特征。报告者应描述每个定性研究的特征，如出版年份、国家、参与者数量、资料收集过程、研究方法学、资料分析方式及研究问题等。这些信息既是研究者自身判断和梳理信息的重要手段，也是使用者评价证据实用性的重要依据。

条目9：指出筛选结果。确定纳入研究数量并提供排除研究的原因。

（四）评价

条目10：指出评价的基本原理。描述用于评价纳入研究特征或选定结果的基本原理和方法，如行为的有效性和稳定性评价，报告的透明度评价，结果的内容及效用评价。

条目11：陈述用于评价研究质量的工具，如现有工具（CASP、QARI、COREQ、Mays、Pope）或评价者开发的工具，并描述和评估研究小组、研究设计、资料分析及解释、报告规范等方面的情况。

条目12：说明评价过程。指出评价是否由多名评价者独立进行及是否需要达成共识。

条目13：说明评价结果。若有可能应指出哪些文章是基于质量评价结果排除的，并给出理由。

（五）结果的合成

条目14：指出资料提取过程。说明分析主要研究的哪些部分，如何从主要研究中提取资料。如所有文本标题下的"结果/结论"都以电子信息方式被录入计算机软件。为保证资料提取的准确性，要求≥2名评价者各自独立提取资料，再相互复核，准确无误并意见统一后才能进行下一步。资料提取的准确性是保证结果准确性的重要措施。

条目15：说明所使用的计算机软件，如 Excel、SPSS 等。

条目16：指出评价者的数量，确定参与资料编码和分析的人员。一般认为参与的评价者数量不应少于2名。

条目17：描述资料编码的过程，如逐行编码每个检索概念。

条目18：描述研究对比。指出研究内部和研究之间如何设置对照措施。如：后续研究是被编码到预先存在的设想中的，新设想是在必要时创建的。

条目19：指出主题的来源。解释主题或概念的产生是采用归纳法还是演绎法。

条目20：要求提供主要研究的引文以说明主题/概念，并确定其是否为引文。

条目21：指出合成结果。说明丰富的、引人注目的和超越主要研究总结的新见解，如新的解释、证据模型、概念模型、分析框架、新理论或概念的发展。

综上，本章简要介绍了我国医学领域定性研究现况、常见研究方法，在此基础上阐述了定性研究的系统评价的撰写方法，解释了定性研究的系统评价报告规范。在临床决策、指南制定或决策制定时考虑到政策和措施的可接受性是研究者和决策者都需要关注的重要问题，而这些信息不能完全依靠定量研究来回答，需要设计科学、实施严谨的定性研究来回答，因此随着循证理念的发展，定性研究的系统评价方法也处于不断发展和完善之中，定性研究也会在循证实践中发挥越来越重要的作用。

（盖琼艳　拜争刚）

思 考 题

1. 定性系统评价的制作步骤与方法有哪些？
2. 定性系统评价与定量系统评价制作的差别是什么？

第十四章
系统评价再评价

  学习目标

识记：系统评价再评价的概念、研究问题、与系统评价的区别。

理解：系统评价再评价的方法与步骤。

运用：系统评价再评价的制作与使用。

系统评价作为循证决策最高级别的证据急剧增长，但系统评价本身也存在证据质量参差不齐、评价干预措施和指标单一等问题，致使决策者需要更宽广和集中的证据合成方法来弥合系统评价与决策间的知识鸿沟。系统评价再评价（overviews of reviews，简称 Overviews）作为一种综合系统评价的新型证据综合方法近年迅速发展。

第一节　系统评价再评价概述

一、系统评价再评价定义

"系统评价再评价"指系统、全面地收集某一主题的所有系统评价，并对系统评价重要结果再次进行评价和分析的证据整合方法。系统评价再评价涉及"Overviews of reviews""umbrella reviews""overview of systematic reviews""reviews of reviews""meta-reviews""summary of systematic reviews""synthesis of reviews"等多种英文表达，但共同特点都是把系统评价作为分析与处理的基本单位。系统评价再评价与原始研究和系统评价的关系见图 14-1。

二、系统评价再评价与系统评价的区别

Overviews 与系统评价（systematic review，SR）都是综合研究证据的一种方

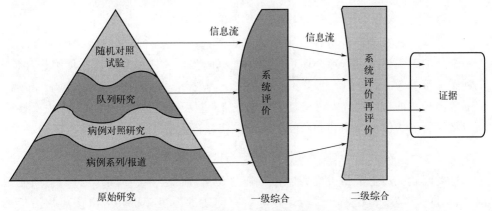

图 14-1　系统评价再评价与原始研究和系统评价关系

法，二者的制作都要经过确立问题、制定纳入和排除标准、检索证据、证据评价和数据分析等步骤。Overviews 是基于系统评价的综合研究，系统评价是基于原始研究的综合研究，二者的区别见表 14-1。与制作系统评价相比，系统评价再评价的证据主题范围更广，消耗的时间和资源更少，并对某一主题的系统评价多样性和差异性有全面的了解和掌握。

表 14-1　系统评价再评价与系统评价的比较

比较点	系统评价再评价	系统评价
目的	基于多个相关系统评价的证据整合	基于多个相关原始研究的证据整合
纳入对象	系统评价（描述性或伴有 Meta 分析）	原始研究（如随机对照试验等）
纳排标准	有严格的系统评价纳入排除标准	有严格的原始研究纳入排除标准
检索方法	全面收集同一主题的相关系统评价	全面收集相关原始研究
质量评价	对纳入的系统评价进行方法学质量或偏倚风险评价（系统评价对原始研究的偏倚风险评价也需要报道）	对纳入的原始研究进行偏倚风险评估
资料分析	概括或重新分析系统评价的结局指标数据	用 Meta 分析、网状 Meta 分析或描述性分析方法对每个重要结局指标进行综合
证据等级（GRADE）	报道系统评价的证据等级评价结果；或利用系统评价的数据自主评价	根据纳入的原始研究评价每个结局指标结果的可信度
报告规范	尚无特定报告规范，参考 PRISMA 进行报告	依据 PRISMA 规范进行报告

三、系统评价再评价的研究问题

系统评价再评价的核心是针对当前多个相关系统评价证据进行综合研究，为证据使用者和决策者提供更集中的高质量证据。系统评价再评价可解决下列研究问题。

1. 对同一问题不同干预措施的相关系统评价进行再评价

这类问题在系统评价再评价中最为常见，通过对某一临床问题多个涉及不同干预措施的系统评价进行综合评价，增加证据的强度、广度和深度，增强适用性，更利于决策参考。如 2012 年 Jones 纳入关于药物治理、放松疗法、针刺、按摩、催眠等多种不同措施治疗女性劳动者疼痛的 18 个系统评价进行再评价，为女性劳动者疼痛管理提供了药物和非药物干预的最佳综合证据。

2. 对同一问题同一干预措施不同使用方法的多个系统评价进行再评价

这类问题在药物干预中更为常见，通过评价和综合某一或某类药物不同使用剂量、时间、频率、疗程、给药途径等研究问题的系统评价，给出该药物治疗某疾病的全面使用证据。如 2014 年 Derry 等对舒马曲坦口服、皮下、鼻内和直肠给药治疗成人急性偏头痛发作的 4 个 Cochrane 系统评价开展再评价，全面评估了舒马曲坦各途径给药的安全性和疗效。

3. 对某一干预措施用于不同人群的多个系统评价进行再评价

这类系统评价再评价用于评估某一干预措施用于不同疾病、不同人群的安全性与有效性。如 Guay 等再评价了神经轴阻滞剂用于不同手术人群疗效的 9 个系统评价，结果显示神经轴阻滞剂可降低不同心脏风险人群术后的死亡率和发病率。

4. 对某一干预措施不良反应的多个系统评价进行再评价

通过综合某一干预措施用于某一或多个人群发生不良反应的系统评价，识别和描述罕见事件的发生情况。如 Cates 等纳入 6 个关于福莫特罗和沙美特罗安全性的 Cochrane 系统评价，评估了该类药物用于治疗儿童哮喘的不良反应。

5. 针对相关系统评价中不同结局指标进行再评价

系统评价应纳入临床决策需要的所有重要结局指标，但个别系统评价所评价的结局指标不完整，重要结局指标常在不同系统评价中分散报告。此时，可采用 Overviews 对多个相关系统评价再评价。

6. 其他

除干预性"系统评价再评价"外，在病因、诊断、筛查、卫生经济学、卫生保健、教育等多个领域也有相关研究成果发表。Raglan 等纳入了 171 个 Meta 分析系统评估了饮食、运动、医疗、生活习惯等 53 个危险因素与子宫内膜癌的发病与死亡关系。

四、开展系统评价再评价的情形

在开展系统评价再评价前，评价人员需先了解相关系统评价的数量和质量状况，如果某一主题存在多个高质量系统评价，则可开展系统评价再评价。要判断系统评价是否可用于制作系统评价再评价可从下列几点考虑：①系统评价更新及时；②系统评价在人群、干预措施、对照措施、结局指标等要素具有同质性；③系统评价的结果数据类型及呈现形式具有同质性；④系统评价结果能提供系统评价再评价所需信息；⑤系统评价方法学质量较高，偏倚风险低，结果可信。

下列情形不适合开展系统评价再评价：①仅对纳入的系统评价更新或重新进行文献检索和评价；②以系统评价为起点，查找新的原始研究，然后从原始研究中提取和分析数据（相当于更新系统评价）；③详细呈现未被系统评价纳入的原始研究结果；④做网状 Meta 分析；⑤检索和纳入普通综述、课本章节、政府工作报告、临床指南及其他概括性报告等非系统评价证据；⑥只提取和呈现系统评价的结论。

五、系统评价再评价的方法学局限

系统评价再评价可以综合同一问题不同干预措施的系统评价，但不能由此直接比较不同系统评价中干预措施间的疗效或安全性。例如：一个系统评价再评价纳入了系统评价 1 和系统评价 2；其中系统评价 1 比较了干预措施 A 与干预措施 B，发现 A 的疗效优于 B；系统评价 2 比较了干预措施 B 与干预措施 C，发现 B 的疗效优于 C。这种情况下评价人员不能直接得到干预措施 A 的疗效优于干预措施 C 的结论，而是需要用间接比较的统计方法进行分析。由于系统评价对开展间接比较提供的信息有限，评价人员不宜在系统评价再评价中进行间接比较分析。

第二节　系统评价再评价的制作方法

Cochrane Handbook 6.0 和 JBI 证据综合手册相对较全面地介绍了如何制作系统评价再评价，其制作步骤如下。

一、明确研究问题

制作系统评价再评价首先需要清晰地定义研究问题。研究者需要基于自身扎实丰富的专业知识和经验，结合学科发展前沿、临床实践、患者需求构建出有价值的问题。系统评价再评价的问题往往较宽泛，但需明确人群、干预措施、对照措施、测量结局、时间和环境等要素。评价员可用 PICO 框架定义问题，例如，针对同一问题不同干预措施的系统评价再评价可这样定义："哪些非药物干预措施可有效控制老年痴呆患者的攻击行为"。选定研究课题时还需考虑现有系统评价的数量和质量，所关注领域最好有≥2 个系统评价。

二、制订纳入和排除标准

系统评价的纳入排除标准制订方法和原则在系统评价再评价中仍适用。系统评价再评价的纳入标准根据"PICOS"要素对纳入研究类型、研究对象、干预措施、结局指标、环境等内容作出明确的描述和定义。排除标准作为纳入标准的补充限定条件，亦需仔细制订。

在纳入系统评价时，还需考虑下列三方面问题。

（1）系统评价的定义　　"系统评价"这一术语在不同文献中使用的内涵差别较大，许多文献虽然号称是系统评价，但并不符合系统评价的概念，只是一个普通综述；而有的文献虽然没有写明是系统评价，但却符合系统评价的概念。因此，事先应该对系统评价进行定义，如对检索、文献质量评价等作出具体限定。

（2）系统评价的类型　　评价员要考虑只纳入基于随机对照试验的系统评价，还是纳入基于多种研究设计（如观察性研究）的系统评价。现有的系统评价相关指南不建议将随机对照试验数据与观察性研究数据进行合并，因此，当系统评价分开展示不同研究设计的结果时，系统评价再评价作者才能分析不同研究设计的数据。

（3）系统评价间的重叠　　针对同一问题同一措施的不同系统评价，可能会纳入部分相同的原始研究，评价员要事先明确如何纳入这类有原始研究重叠的系统评价。

三、收集资料

作者需根据系统评价再评价的研究计划来确定检索数据库，研究目的不同，检索范围存在差异。Cochrane 系统评价再评价只纳入 Cochrane 系统评价，只检索 Cochrane 系统评价数据库（cochrane database of systematic reviews，CDSR）。发表在其他杂志上的系统评价再评价通常还纳入非 Cochrane 系统评价，因此还应检索 MEDLINE/PubMed、Embase 等综合性题录数据库，CBM、LILACS、CINAHL、PsycINFO 等区域与专题数据库，Epistemonikos、KSR Evidence 等系统评价数据库。此外，还应检索 PROSPERO 等系统评价注册平台。

系统评价在不同文献数据库里被标引为"systematic review""meta-analysis""literature review"等多种索引词，检索系统评价时要自由词与主题词结合使用。使用系统评价的检索过滤器，可获得较高的查全率和查准率。系统评价再评价除报告检索资源外，还需报告检索时限、语种限制、至少 1 个数据库的完整检索式、手工检索等信息。

四、筛选文献

系统评价再评价要求至少由 2 名评价员独立进行文献筛选并交叉核对结果，以保证研究结果的可靠性。对研究人员应事先进行培训、规范方法，并进行预试验。文献筛选步骤如下：首先阅读初检文献的题名和摘要，对可能符合纳入标准的文献查阅全文，进一步确定符合纳入标准的文献。此过程中一个关键环节是对于同一临床问题存在≥2篇系统评价的辨析和纳入工作。文献筛选过程中不仅需要记录文献筛选的数量和相关信息，还要注明排除文献的原因。如果检索到系统评价计划书或过时的系统评价，就要联系作者获取这些尚未发表的最新系统评价。若未有系统评价计划书对应的系统评价全文，仍需在系统评价再评价的参考文献中列出该计划书。

五、评估原始研究的重叠程度

如果系统评价再评价中有2个或多个系统评价纳入的原始研究有重叠，会使系统评价再评价的结果存在偏倚，也使整个制作过程变得更加复杂。作者可通过绘制引文矩阵表（表14-2）、描述重叠数量和规模、计算重叠修正覆盖面积（corrected covered area，CCA）等方法评估并报告原始研究重叠程度。如果纳入的系统评价有多个干预措施间的比较，作者需对每组比较进行重叠评估。

表 14-2　系统评价-原始研究引文矩阵表

研究	系统评价 1	系统评价 2	系统评价 3	……	系统评价 n
原始研究 1	√	√			√
原始研究 2	√	√	√		
原始研究 3		√	√		
……					
原始研究 n					√

注：若系统评价纳入了相应的原始研究，则在格子里打√。

六、提取资料

资料提取应根据研究设计的数据提取表逐一进行，将系统评价的原始信息简明直观的呈现出来。提取的信息主要包括系统评价基本特征、纳入原始研究信息、偏倚风险评估、结果数据、重要结局指标可信性（GRADE 评价结果）等。数据提取过程应详细记录遇到的问题及缺失数据等。重要的缺失数据也可通过查找原始研究提取，但若从原始研究提取的数据过多，就需考虑制作系统评价而不是开展系统评价再评价。为确保提取资料的准确性，通常需至少 2 名研究员独立提取资料，遇不同意见协商解决或由第三方确定。

七、评价系统评价质量

系统评价的质量评价主要评估系统评价的设计、实施过程、偏倚控制、报告等。评价过程至少由 2 名评价员独立进行，并交叉核对，同时详细记录所使用的评价标准及评价过程所遇到的问题及解决方案等信息。

目前评价系统评价质量的标准众多，其评价条目数量、内容、涉及范围和侧重点各有不同。其中 OQAQ、AMSTAR、AMSTAR2、ROBIS 等应用较为广泛。作者可根据具体情况，选择恰当标准进行评价。

OQAQ 由 Oxman-Guyat 制定，于 1988 年至 1994 年先后修订、更新 6 次，被广泛应用，并成为标准的基础。1994 年 OQAQ 修订版包括 3 方面 11 条，细化了研究重要性和适用性的评价，使其更全面（表 14-3）。

表 14-3　OQAQ 评价标准

1. 结果有效性
　1.1 有明确的目的吗？
　1.2 是否有纳入标准？
　1.3 是否遗漏重要相关研究？
　1.4 是否评价了纳入研究的真实性？
　1.5 纳入研究的评价是否可重复？
　1.6 研究间结果相似吗？
2. 结果重要性
　2.1 全部的结果是什么？
　2.2 结果的精确度如何？
3. 结果适用性
　3.1 结果是否可以应用到具体的患者身上？
　3.2 所有临床重要结果都考虑了吗？
　3.3 其有害性和经济性如何？

2017 年，AMSTAR 工作组对 AMSTAR 进行了重新修订，发表了系统评价质量评价工具 AMSTAR 2，用于评价随机及非随机干预性研究系统评价。AMSTAR 2 包括 16 个条目，涉及系统评价的选题、设计、注册、数据提取、数据统计分析和讨论等过程。包括研究问题、纳入标准的 PICO 要素、系统评价计划书、纳入研究的设计类型、文献检索策略、文献筛选、数据提取、排除文献的具体细节、纳入研究的偏倚风险评估、统计分析是否合理、结果解释是否准确及资金支持和利益冲突几个方面，每个条目以"是""部分是""否"进行判断，具体见表 14-4。

表 14-4　AMSTAR 2 评价标准

1. 研究问题和文献纳入标准是否包括了 PICO 各要素？
2. 系统评价研究方法是否在实施前就已确定？与研究计划书不一致之处是否汇报和解释？
3. 是否阐明了纳入研究类型选择的理由？
4. 文献检索策略是否全面？
5. 文献筛选是否可被重复？
6. 信息提取是否可被重复？
7. 是否提供了研究排除清单并解释排除理由？
8. 是否详细描述了纳入研究的基本特征？
9. 是否使用合适的工具正确评估纳入研究的偏倚风险？
10. 是否报告了纳入研究的资助来源？
11. 进行 Meta 分析时，是否使用适当的统计方法进行结果合并？
12. 是否考虑了纳入研究的偏倚风险对 Meta 分析或其他证据合并结果的潜在影响？
13. 对结果进行解释与讨论时是否考虑了纳入研究的偏倚风险？
14. 对结果中的异质性是否进行了合理的解释与讨论？
15. 是否评估了发表偏倚及其对结果的影响？
16. 是否报告了利益冲突？

2014 年，英国布里斯托尔大学（University of Bristol）社会医学部制定了一种全新的系统评价偏倚风险评价工具——ROBIS（risk of bias in systematic review）工具。该工具可评估包括干预性、诊断性、病因、预后等多种系统评价制作和结果解释过程中的偏倚风险，还可评价系统评价与其使用者要解决的实践问题的相关性。应用 ROBIS 评估系统评价偏倚风险的过程包括三个阶段：①评估相关性（根据情况选择）；②确定系统评价制作过程中的偏倚风险程度；③判断系统评价的偏倚风险。ROBIS 工具清单详见表 14-5，使用者可从 ROBIS 网站获得工具清单和使用指导。

表 14-5　ROBIS 评价标准

阶段一	阶段二				阶段三
	领域 1：研究的纳排标准	领域 2：研究的检索和筛选	领域 3：数据提取和质量评价	领域 4：数据合成和结果呈现	系统评价的偏倚风险
系统评价要解决的问题与目标问题匹配吗？	1.1 系统评价遵循了预先确定的目的和纳入标准吗？	2.1 检索已发表和未发表的研究时所包含的数据库或电子资源的范围合适吗？	3.1 数据提取过程中尽可能地减小了误差吗？	4.1 数据合成包括了所有应该包括的研究吗？	A 结果解释中处理了领域 1～4 中所有偏倚风险吗？
	1.2 纳入标准适合系统评价的问题吗？	2.2 除数据库检索外，还使用其他方法来搜集相关研究吗？	3.2 系统评价作者和读者能获取足够的研究特征信息来解读结果吗？	4.2 遵循了所有预先确定的分析吗？未遵循的部分解释了吗？	B 合理地考虑到了纳入研究与系统评价研究问题的相关性吗？
	1.3 纳入标准明确吗？	2.3 检索词和检索式能全面地检索到相关研究吗？	3.3 提取了所有相关的研究结果来进行数据合成吗？	4.3 考虑到纳入研究的研究问题、研究设计和结局指标的性质和相似性，数据合成方法恰当吗？	C 评价者避免强调有统计学意义的结果了吗？
	1.4 纳入标准中关于研究特征的限制合适吗？	2.4 对时间、发表形式、语言的限制合适吗？	3.4 使用合适的工具正确地评价偏倚风险（或方法学质量）吗？	4.4 研究间的异质性最小或在合并时进行处理？	
	1.5 纳入标准中关于研究来源的限制合适吗？	2.5 研究的筛选过程中把误差控制到最小了吗？	3.5 偏倚风险评价中尽可能地减小了误差吗？	4.5 结果稳定吗？（例如开展敏感性分析或绘制漏斗图）	
				4.6 原始研究的偏倚最小吗？或在数据合成中处理了吗？	

八、结果分析与呈现

(一)合理解释研究结果

系统评价再评价结果部分包括纳入研究的描述、质量评价和干预措施效应量描述等内容。尽量用图表,以使结果简洁明了。

1.纳入系统评价的描述

简洁明了地描述纳入研究的特征以帮助读者判断纳入研究的同质性。包括系统评价及其原始研究的基本信息(题目、作者、发表或更新时间、纳入研究数、受试者总数、原始研究设计类型、发表国家等)、系统评价检索策略、系统评价纳入人群(年龄、性别、人种、疾病定义、疾病阶段、并发症等)、干预与对照措施(类型、剂量、强度、频率、疗程等)、结局指标等内容,重要信息报告应尽可能详尽。若纳入系统评价间存在明显差异(如系统评价纳入排除标准不一、对照组不同、结局指标的评估方法不同)应明确说明。以上内容可在"纳入系统评价基本特征一览表"中归纳总结。

2.纳入研究的质量评价

纳入研究的方法学质量评价标准可在文中描述并附以参考文献。应描述纳入系统评价的总体质量,包括系统评价间的不同和个别系统评价重要的质量缺陷。评价结果应高度概括,也可以附表形式提供相关评价信息。

3.定量结果的分析与呈现

系统评价再评价结局指标分析主要采用描述性总结,某些时候作者需要重新分析数据,如从不同的人群等方面重新进行亚组分析或从更大范围进行数据合并等。直接比较数据时用 Meta 分析对相关数据进行合并;在缺乏直接比较证据的情况下用间接比较(indirect comparison),但 Cochrane 协作网不推荐在系统评价再评价中开展间接比较。

(1)描述性总结 如果研究目的是描述和总结某一主题的系统评价证据,则描述和呈现每个纳入系统评价的效应估计值及其 95% 可信区间。如果系统评价进行了 Meta 合并,异质性结果也需要提取和描述。数据总结尽量遵照原文,不做新的分析和合并。

(2)重新分析 从纳入系统评价中提取数据,用与原系统评价不同的方法重新进行 Meta 分析。开展重新分析情形:①系统评价再评价的目的是回答一个不同的临床问题,作者可以只选择和重新分析适用于该问题的特定数据。如系统评价再评价是回答现有系统评价的亚组人群相关问题,则只需从纳入系统评价中提取该亚组人群的信息进行重新分析。②如果纳入系统评价中大部分(不是全部)只分析了特定人群或亚组人群，为保持一致性，系统评价再评价作者对余下的系统评价也应重新分析特定人群或亚组。③如果不同系统评价采用的测量方法和模型不同，作者需重新分析以保持一致（如统一采用绝对效应或相对效应）。④纳入系统评价没有采用 Meta 分析。系统评价再评价作者对后两种情形要谨慎，仔细思考原作者选用分析方法的原因，以免造成重新分析不科学。

尽量用表总结和展示纳入系统评价的主要研究结果。作者可以依次报告每个结局指标下各系统评价的结果，也可以依次报告每个系统评价的所有结局指标。推荐根据临床重要性、干预措施有效性进行重组分类报告，要避免按照是否有统计学意义进行分组报道。表 14-6 的结果展示可供参考。

表 14-6　系统评价再评价结果展示

结局指标	干预与对照措施	风险比较（95% CI）		相对效果（95% CI）	受试者总数/研究数	证据分级	备注
		对照组风险	干预组风险				
结局指标 1	干预 vs. 对照 1						
	干预 vs. 对照 2						
	……						
	干预 vs. 对照 n						
结局指标 2	干预 vs. 对照 1						
	干预 vs. 对照 2						
	……						
	干预 vs. 对照 n						
……							
结局指标 x	干预 vs. 对照 1						
	干预 vs. 对照 2						
	……						
	干预 vs. 对照 n						

4. 证据质量分级

Cochrane 协作网推荐使用 GRADE 方法评估系统评价再评价每个临床重要结局指标的证据质量并进行质量分级。但在已发表的系统评价再评价中，很少采用 GRADE 进行证据质量分级。研究显示，仅 16%～19% 的系统评价再评价使用了 GRADE，大部分作者忽略了证据质量分级这一关键步骤。

系统评价再评价作者应尽可能提取和报告纳入系统评价中 GRADE 评价结果。如果系统评价未进行 GRADE 评价、GRADE 评价不完整、使用其他工具评价或者因重新分析系统评价结果导致原 GRADE 结果不适用，作者需考虑重新开展 GRADE 评价。

5. 讨论与结论

讨论与结论必须以研究结果为依据，应注重宏观把握，避免重复描述研究结果。讨论部分需体现以下要点：①总结主要结果、证据强度、证据实用性，其结论与其他研究是否一致等。②可从研究人群的生物学及文化差异、依从性差异等方面分析证据实用性。③说明研究的完整性、局限性及对临床实践和研究的指导意义。尤其需要讨论是否纳入了所有相关的系统评价、现有系统评价未解决的问题、数据缺失问题、系统评价和系统评价再评价的制作方法是否存在偏倚。

（二）报告规范

目前尚无公认的系统评价再评价报告规范，主要参照 PRISMA 声明进行报告。Bougioukas KI 等发表了最新的系统评价再评价摘要和全文的报告指南（PRIO for abstracts 和 PRIO-harms checklist）可供参考。

九、更新

Cochrane 协作网强调要定时更新系统评价再评价。一般情况下系统评价再评价更新内容不多，若有新系统评价发表或纳入的系统评价结果改变，更新内容则会较大。

第三节　系统评价再评价实例

实例　非药物与手术疗法治疗风湿性关节炎的效果

［Santos J F，Duarte C，Marques A，et al. Effectiveness of non-pharmacological and non-surgical interventions for rheumatoid arthritis：an umbrella review. JBI Database System Rev Implement Rep，2019，17（7）：1494-1531.］

一、研究背景

风湿性关节炎会引起患者疼痛、疲劳、睡眠障碍、焦虑抑郁等躯体和精神健康问题，显著降低患者生存质量。全球 0.5%～2% 的人口患有风湿性关节炎，给社会带来重大经济负担。虽然通过免疫抑制疗法可有效控制关节炎患者的炎症，但仍有 14%～38% 的患者症状得不到明显改善。因此，在控制患者炎症的同时还需要其他的辅助措施来改善疾病的影响。一些系统评价评估了非药物干预的效果，但由于方法学的缺陷、结果不显著或矛盾，导致其有效性仍不确定。为解决这一临床问题，采用系统评价再评价的方法，对相关非药物和手术干预方式治疗风湿关节炎的疗效进行综合分析。

二、研究问题

（1）非药物和非手术干预对改善风湿性关节炎患者的疼痛、功能障碍、疲劳、情绪健康、睡眠、躯体健康的效果如何？

（2）非药物和非手术干预对提高风湿性关节炎患者生活质量、降低全球影响的有效性如何？

三、系统评价纳入标准

P：超过 18 岁的风湿性关节炎患者。

I：运动和锻炼、水疗和浴疗、作业疗法、电子物理疗法、按摩、器械辅助、心理干预等非药物疗法；非手术方式的任何干预措施。

C：安慰剂、常规照护、另一种非药物和非手术干预措施。

O：①主要测量指标：VAS 量表测量结果；健康评估问卷结果；慢性疾病治疗功能评估量表结果，风湿性关节炎疾病影响量表结果。②次要测量指标：基于风湿性关节炎疾病影响量表测量的全球负担；基于 SF-36、EQ5D 测量的生存质量。

S：系统评价

同时满足：①有清晰、明确、综合地检索多个数据库的检索策略；②严格评价纳入文献的偏倚风险；③英语、法语、西班牙语和葡萄牙语；④发表时间在 2010 年以后。

四、方法

检索了 CINAHL、PubMed、Cochrane Database of Systematic Reviews、Embase、JBI 等 13 个数据库和灰色文献。由两位评价员使用 JBI 系统评价质量评估清单进行独立评价、用统一的数据提取表独立提取和汇总数据。

五、结果

（一）文献筛选结果

纳入 8 个系统评价，涉及 103 个随机对照试验、9 个观察性研究，其中 12 个随机对照试验（11.7%）重叠，系统评价筛选流程如图 14-2。

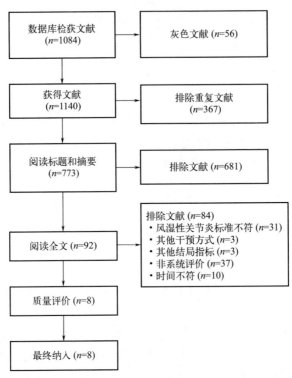

图 14-2　文献筛选流程

（二）质量评价

使用 JBI 系统评价质量评估清单评价 8 个系统及评价，其结果见表 14-7。

表 14-7　系统评价质量评价结果

纳入研究	Q1	Q2	Q3	Q4	Q5	Q6	Q7	Q8	Q9	Q10	Q11	质量
Cramp et al.	Y	Y	Y	Y	Y	Y	Y	Y	Y	Y	Y	高
Hennessy et al.	Y	Y	Y	Y	Y	Y	U	Y	N	Y	Y	中
Rongen-van et al.	Y	Y	Y	Y	Y	Y	Y	Y	N	Y	Y	高
Al-Qubaeissy et al.	Y	Y	Y	Y	Y	Y	Y	U	N	Y	Y	中
Baillet et al.	Y	Y	Y	Y	Y	Y	Y	Y	U	Y	Y	高
Baillet et al.	Y	Y	Y	Y	Y	N	N	Y	Y	Y	Y	中
Knittle et al.	Y	Y	Y	Y	Y	Y	Y	Y	Y	Y	Y	高
Verhagen et al.	Y	Y	Y	Y	Y	Y	Y	Y	N	Y	Y	高
%	100	100	100	100	100	88	75	88	50	88	100	

（三）各干预措施的效果

各干预措施的疗效结果和证据汇总见表 14-8 和表 14-9。

表 14-8　疗效结果

干预措施	系统评价	人数	结局	效果
运动干预	Baillet et al.	545	疼痛	WMD=4.13；95% CI[−11.0, 2.7]；$P=0.24$；$I^2=57\%$
	Baillet et al.			SMD=0.31；95% CI[0.06, 0.55]；$P=0.02$；$I^2=30\%$
	Baillet et al.	1384	功能性残疾	WMD=−0.22；95% CI[−0.35, −0.10]；$P<0.001$；$I^2=36\%$
	Baillet et al.			SMD=0.24；95% CI[0.10, 0.38]；$P=0.0009$；$I^2=29\%$
	Cramp et al.	628	疲劳	SMD=−0.36；95% CI[−0.62, −0.10]；$P=0.0066$；$I^2=27\%$
	Rongen-van et al.			SMD=−0.31；95% CI[−0.55, −0.06]；$P=0.02$；$I^2=0\%$
	Baillet et al.	586	疾病全球影响	SMD=0.39；95% CI[0.23, 0.56]；$P=0.0001$；$I^2=45\%$
水疗/浴疗	Al-Qubaeissy et al.	998	疼痛	—
	Verhagen et al.			与安慰剂比较：MD=0.50；95% CI[−0.84, 1.84]；$P=0.47$；$I^2=0\%$；二氧化碳浴加氢：MD=9.6；95% CI[1.6, 17.6]；$P=0.019$；$I^2=0\%$
	Al-Qubaeissy et al.	998	功能性残疾	—
	Verhagen et al.			—
	Al-Qubaeissy et al.	419	疾病全球影响	—
心理干预	Knittle et al.	1316	疼痛	g=0.18；95% CI[0.08, 0.29]；$P=0.006$；$I^2=0\%$
	Knittle et al.	1180	功能性残疾	g=0.32；95% CI[0.13, 0.51]；$P=0.001$；$I^2=60.26\%$
	Cramp et al.	1556	疲劳	SMD=−0.24；95% CI[−0.40, −0.07]；$P=0.0044$；$I^2=55\%$
定制矫形器	Hennessy et al.	340	疼痛	SMD=0.45；95% CI[0.00, 0.90]；$P=0.05$；$I^2=77\%$
	Hennessy et al.	220	功能性残疾	SMD=0.07；95% CI[0.41, 0.55]；$P=0.78$；$I^2=66\%$

表 14-9 证据汇总

结果	影响	人数（系统评价数）	证据等级（GRADE）
运动与锻炼			
疼痛	有效，效应量小	545（2）	⊕⊕⊕◯ 中等（证据存在异质性）
功能性残疾	有效，效应量小	1384（2）	⊕⊕⊕◯ 中等（证据存在异质性）
疲劳	有效，效应量小	628（2）	⊕⊕⊕⊕ 高
疾病全球影响	有效，效应量小	586（1）	⊕⊕⊕◯ 中等（证据存在异质性）
水疗/浴疗			
疼痛	与对照措施无差别	998（2）	⊕◯◯◯ 极低（证据存在异质性、不精确性和发表偏倚）
功能性残疾	与对照措施无差别	998（2）	⊕◯◯◯ 极低（证据存在异质性、不精确性和发表偏倚）
疾病全球影响	与对照措施无差别	419（1）	⊕◯◯◯ 极低（证据存在异质性、不精确性和发表偏倚）
心理干预			
疼痛	有效，效应量小	1316（1）	⊕⊕⊕⊕ 高
功能性残疾	有效，效应量小	1180（1）	⊕⊕⊕◯ 中等（证据存在异质性）
疲劳	有效，效应量小	1556（1）	⊕⊕⊕◯ 中等（证据存在异质性）
定制矫形器			
疼痛	有效，效应量中等	340（1）	⊕⊕◯◯ 低（证据存在异质性和发表偏倚）
功能性残疾	有效，效应量小	220（1）	⊕⊕◯◯ 低（证据存在异质性和发表偏倚）

注：效应量小，<0.4；效应量中等，0.4～0.8。

六、结论与建议

在所有的干预措施中，运动干预、心理干预和定制矫形器可有效减少风湿性关节炎的影响。在情绪、睡眠、躯体健康等结局指标上证据不足。需进一步对其他干预措施开展研究。

系统评价再评价作为一种新的综合研究方法已取得较大进展，但还存在一定局限性：如其结论的完整性受纳入系统评价的影响，且具有时限性；制作方法尚不规范；部分数据处理方法不甚成熟；尚无权威报告指南正式发布。随着系统评价再评价方法学体系的不断完善和研究领域的不断拓展，其在证据整合和决策转化上将发挥重要作用。

（沈建通）

思 考 题

1.为什么要制作系统评价再评价？
2.系统评价再评价与原始研究、系统评价之间的关系如何？
3.系统评价再评价的基本方法与步骤是什么？

第十五章
卫生技术评估

◄◄

 学习目标

识记：卫生技术和卫生技术评估概念、卫生技术评估内容、普通卫生技术评估与医院卫生技术评估的区别。

理解：卫生技术安全性、有效性、经济性和适用性的概念及评估方法。

运用：卫生技术评估的决策转化。

随着经济社会的发展，生活质量的提高，人们对健康服务的需求和期望不断提高。科技的迅速发展使得越来越多的新技术应用于临床，提高了对疾病的预防、诊断、治疗和康复能力。同时，新技术的不合理使用导致医疗费用上涨，医疗风险增加。世界卫生组织和各国卫生系统希望通过对卫生健康技术进行系统评估，制定相应政策，达到控制技术风险、提高成本效果和抑制医疗费用上涨的目的。2018年，我国将卫生技术评估写入基本医疗卫生与健康促进法，确立了卫生技术评估的法律地位。本章将简要介绍卫生技术评估的基本概念、方法、流程和案例。

第一节　卫生技术评估概述

一、卫生技术

根据WHO对卫生技术的定义，卫生技术（health technology，HT）是指用于卫生保健和医疗服务系统的特定知识体系，包括药物、疫苗、医疗器械、外科手术、服务提供模式、公共卫生干预措施、卫生材料、医疗方案、技术程序、后勤支持系统和行政管理组织，或泛指一切用于疾病预防、筛查、治疗和康复及促进健康、提高生存质量和生存期的技术手段。卫生技术包括药品、设备、仪器、耗材等具有一定物理形态的有形技术和筛检、诊断、治疗与护理操作程序等无形的技术。一般而言，卫生技术都会经历从生产、传播、应用到淘汰这样一个生命周期。有的卫生技术生命周期很长，有的则很短。

卫生技术按医学特征或目的可分为五大类：①诊断技术，帮助诊断疾病和病情严重程度；②预防技术，保护个人免受疾病侵害；③治疗与康复技术，减缓病情或根治疾病；④组织管理技术，保证卫生保健业务活动的高效率；⑤后勤支持技术，为患者，特别是住院患者提供后勤服务。

二、卫生技术评估

（一）卫生技术评估的定义

卫生技术评估（health technology assessment，HTA）指对卫生技术的性质、效果和影响进行系统的评价，是国际上常用的政策分析工具。它是一个多学科的评估过程，评估卫生技术使用过程中患者、操作者和环境的安全性、有效性（功效、效果和生活质量）、经济性（成本-效果、成本-效益和成本-效用）和社会适应性或社会影响（社会、伦理、道德与法律），为各层次决策者制定卫生技术相关政策提供决策依据，从而优化配置卫生资源、提高有限卫生资源的利用效率。在世界各国的卫生系统中，卫生技术评估为有效技术的使用决策提供了重要政策支持。

（二）卫生技术评估的内容

1. 卫生技术的技术特性

卫生技术的技术特性（technical properties）是指卫生技术的操作特性及符合该技术在设计、组成、加工、耐受性、可靠性、易使用性和维护等方面的规范。

2. 卫生技术的安全性

安全性评估是卫生技术评估的首要内容，如不能确保卫生技术的安全性，则没有必要评价其使用效果和成本。卫生技术安全性（safety）是特定情况下一项技术危险性的可接受度，指经过特定训练，具备特定资质的医师在特定治疗场所应用特定卫生技术时，可能出现的风险（不良反应或意外损害的发生率及严重程度）及患者的可接受程度。现实中没有绝对安全的卫生技术，只要一项卫生技术的风险可以被患者、健康服务人员及相关决策者所接受，则该技术可认为是安全的。

3. 卫生技术的有效性

卫生技术的有效性是安全性基础上进行评估的重要内容，指卫生技术在实践应用过程中改善患者健康状况的能力，包括效力（efficacy）和效果（effectiveness）。效力是指在理想情况下将卫生技术用于某一特定的健康问题，如精心设计和管理的随机对照试验，严格选择受试对象并在条件好的研究中心开展。效果是指在一般日常条件下将卫生技术应用于某一特定的健康问题，如在社区医院由全科医师将某一技术应用于各类型的患者。评价有效性的指标包括好转率、痊愈率、发病率、死亡率和患者生活质量、质量调整寿命年等。

4. 卫生技术的经济性

卫生技术的经济性（economic attributes or impacts）指卫生技术使用的成本以及由于技术对健康作用所产生的效果与效益的比较，包括微观经济特性（microeconomic attributes or impacts）和宏观经济特性（macroeconomic attributes or impacts）。微观经济学特性主要涉及某卫生技术的成本、价格、付费情况和支付水平等，也涉及比较分析应用卫生技术时对资源的要求和产生的结果，如成本-效果、成本-效用和成本-效益分析。宏观经济学的特性包括新技术对国家卫生总费用的影响、对卫生资源在不同健康项目或健康领域中分配的影响及对门诊和住院患者的影响。

5. 卫生技术的社会和伦理适应性

某些卫生技术可能引起社会和伦理问题（social and ethical concerns），如遗传试验、辅助生殖技术、器官移植和临终患者的生命支持系统等，对某些法律条例、社会规范和伦理问题提出挑战。卫生技术的社会影响评估是卫生技术评估最具挑战性与困难性的一个内容。社会影响是一项技术发展或进步所引起的社会环境变化，它包括社会、心理、伦理和法律的变化。在卫生技术评估过程中，需要利用社会学和医学伦理学方法对卫生技术涉及的社会伦理和公平性要素进行分析。

（三）卫生技术评估的类型

卫生技术评估是系统、科学的工作，通常较耗时耗力，但有时决策者希望在短时间内获取评估的信息，因此需要不同类型的卫生技术评估产品以满足需求。丹麦的卫生技术评估中心将卫生技术评估产品分为以下几类（表 15-1），通常可结合证据基础、问题、决策环境、技术产品的生命周期、时间表五个因素来考虑如何在特定的情况下选择适宜的卫生技术评估产品。

表 15-1　不同类型的卫生技术评估产品

名称	特点	目的	完成时间	质量控制	报告要求
HTA abroad	关注复杂的问题，步骤完整	从多层次为政府管理者或临床医生提供决策依据	1.5～2.5 年	外部同行评审	200 页
HTA focus	基于特殊问题，关注某一技术	短时间内为该领域用户提供决策依据	1 年	外部同行评审	100 页
Foreign HTA with comments	基于与本国问题相关的国外卫生技术评估报告进行决策	短时间内为卫生保健系统决策提供依据	3～6 个月	专家评审	10～25 页

名称	特点	目的	完成时间	质量控制	报告要求
Core HTA	基于欧洲多数国家目前关注的问题	短时间内为卫生保健系统决策提供依据	6 个月	未定	50~100 页
Mini HTA	基于传统 HTA 发展的管理和决策工具	用于当地医院引进新技术前的评估	1~2 个月	无同行评审	3~5 页
Early warning	评估处于技术周期早期的技术	识别、过滤、评估新兴卫生技术	2~4 个月	专家评审	4 页
HB-HTA	侧重医院层面	根据医院情况，为医院管理决策而进行的 HTA 活动	1~6 个月	审查委员会（医院内部或外部专家）审查	未定

（四）卫生技术评估的特点

卫生技术评估具有以下特征。①综合性：卫生技术评估的内容和过程涉及医学、管理、经济、社会等多个学科，必须进行跨学科全面评价。②客观性：卫生技术评估需系统全面地收集相关研究证据，对研究证据进行严格的质量评价。③政策导向性：卫生技术评估为政策制定提供证据支持，不仅仅为单个科研人员和医务工作人员提供所需信息。④使用范围局限性：卫生技术评估往往基于某个国家、社会、组织的视角对技术开展评估，评价结果受当地的政治、经济、文化等因素影响，不具有普适性。

第二节　卫生技术评估的方法、流程与规范

一、评估的设计与方法

（一）安全性及有效性的设计与方法

有效性与安全性是两个独立的概念，有效性借助效益定义，安全性借助风险定义；二者又相互依赖，一项卫生技术效益的价值在一定程度上取决于使用技术所包含的风险。评估卫生技术的有效性与安全性首选二次研究证据，包括系统评价和 Meta 分析。若二次研究短缺的情况下，则使用系统评价和 Meta 分析的方法以综合研究结果为目的，通过严格评价后对原始研究（包括随机对照试验、非随机对照试验、观察性研究等）进行整合和统计分析。在已有数据短缺或质量不佳情况下，可开展现场调查和研究。

1. 二次研究的设计与类型

系统评价（systematic review，SR）是从海量同类信息中筛选、整合最佳信息的方法与手段，包括提出问题、检索相关研究文献、制定文献纳入和排除标准、评价文献、描述基本信息、定量分析等过程。系统评价不仅用于临床研究，也可用于基础研究、经济学研究、政策理论等其他领域。

2. 原始研究的设计与类型

RCT 是指将受试对象随机分配到试验组和对照组。随机对照试验因严格控制影响因果关系的混杂因素，内部真实性较高。但研究对象不能很好地代表目标患者群体，降低了其结果的外推性。

非随机对照试验采用非随机方法分配研究对象接受不同的干预措施，因为选择受试对象时未严格控制混杂因素，存在偏倚，研究设计质量不及随机对照试验。

间隔时间序列研究是指在一个试验实施前后多个时间点进行观察，目的是发现一项干预措施是否具有比任何潜在时间趋势更显著的效果。

观察性研究包括横断面研究、生态学研究、病例对照研究和队列研究。病例对照研究对结果发生率很低的事件具有优势；观察性研究没有人为干预，外部真实性更好，但存在较大的偏倚风险，内部真实性不及实验性研究。

定性研究通常在自然状态下进行，从个体、被调查群体或文档中收集叙述性数据，再由研究者对这些数据进行解释。研究设计的结果很大程度上取决于研究者对于问题的主观看法。

RCT 可在设计中包含对危害事件的观察，但可能因随访时间和样本量的关系，存在未观察到或低估了危害事件的风险。观察性研究则在确定一些发生率较低但较严重的不良事件方面具有优势（表 15-2）。

表 15-2 卫生技术评估纳入研究设计的优劣顺序

排序	研究设计	排序	研究设计
1	卫生技术评估	7	队列研究（前瞻性）
2	系统评价	8	病例对照研究（回顾性）
3	大样本随机对照试验	9	横断面研究
4	小样本随机对照试验	10	监测研究
5	非随机同期对照试验	11	连续病例的系列研究
6	非随机历史性对照研究	12	单个病例报告

3. 真实世界研究

近年来，随着医学科学的快速发展，大数据与人工智能的结合，以及对医疗卫生循证决策的需求持续增加，真实世界证据也成为医疗卫生决策者、执业者、研究者、医药企业共同关注的对象。真实世界研究（real-world research，RWR）

起源于实效性试验（pragmatic trial，PT），属于药物流行病学的范畴，最初主要用于对药物不良反应的监测，其后逐步发展到上市药物的有效性和安全性及临床干预措施的再评价其设计类型。广义上可分为接近现实环境中进行的试验研究和观察性研究。2016 年美国国会公布的《21 世纪治愈法案》中也提出将采用 RWR 产生的证据用于医疗器械的审批。RWR 能够提供真实环境下干预措施的疗效、长期用药的安全性和依从性，疾病负担等重要证据，是对传统临床研究模式的重要补充。此外，RWR 还包括理赔数据分析、疾病负担、使用资源及成本等，使支付者们了解卫生技术在实际的临床环境中如何运作，包括患者转归及医疗成本的平衡，因此亦可作为经济性评价的研究设计。

（二）经济性的设计与方法

在卫生技术评估的背景下，经济学评价应用于如何最好地分配卫生预算，以最大化个人与社会福利。卫生技术评估常用的经济学评价有成本-效果分析（cost-effectiveness analysis，CEA）、成本-效益分析（cost-benefit analysis，CBA）和成本-效用分析（cost-utility analysis，CUA）、成本分析（cost analysis，CA）等方法，各方法的比较见表 15-3。

成本-效果分析使用的结果是以自然单位度量的单一临床试验结局（如避免的术后感染病例数或获得的人数年），是评价使用某卫生技术后的个人健康效果，用非货币、健康相关单位表示，如生命时间的延长，疾病发生、确诊、治愈或死亡数等。指标可以使用单个指标、综合指标或中间指标。具体表示方式采用成本效果比（cost/effectiveness，C/E）和增量成本效果比（incremental cost-effectiveness ration，ICER）。

成本-效益分析主要用货币形式表现卫生技术干预结果的价值，即卫生技术干预所获健康结果的一种货币测量。将健康收益转换为货币价值的方法有支付意愿（willingness to pay，WTP）和人力资本法（human capital approach，HCA）等。成本效益分析的指标采用：①净效益，效益货币值-成本货币值（B-C）；②效益成本比（B/C）。

成本-效用分析中的临床结局被转化为效用分值，本质上是成本效果分析，只是评价效果时不仅注意健康状况，而且注重生命质量（quality of life）。最常用质量调整生命年（quality adjusted life years，QALY）和伤残调整生命年（disablilty adjusted life years，DALY）来测量效果和描述结果。

卫生技术的成本分析方法很多，包括最小成本法（minimum cost）、边际成本（marginal cost）法、机会成本法（opportunity cost）、生命周期成本法、平衡点法、敏感性分析等方法。

表 15-3　几种不同类型经济分析法的比较

项目	成本-效果分析	成本-效用分析	成本-效益分析
比较方法	C/E	C/U	B-C 或 B/C

项目	成本-效果分析	成本-效用分析	成本-效益分析
成本单位	货币	货币	货币
结果单位	自然单位	QALY、DALY	货币
需测定的结果资料	效果	效用	健康效应转化成货币
测定方法	根据不同结果单位而变化	标准概率法 时间交换法 等级尺度法 量表	人力资源法 支付意愿法
可比性	因结果测定而不同	理论上可比	理论上可比

（三）社会适应性及伦理的评估方法

1. 社会适应性的评估方法

评价卫生技术适应性多采用实地调查的方法，主要包括访谈法和观察法。

（1）非结构式访谈法　在访谈过程中未设要询问的特殊问题，也无事先规定的可能答案，让访谈对象用自己的语言充分表达自己的看法。

（2）半结构式访谈法　主要根据事先确定的问题进行访谈，但不一定用问题的原话提问，可以讨论交谈中出现的新问题。

（3）结构式访谈法　又称标准化访谈，根据已经设计好的访谈表按照统一的程序向受访者提出问题，再按统一要求记录其答案。主要用在描述受访者观点与分析受访者的文化与行为，其成功与否取决于研究者事先对研究人群观点与认识的了解程度。

（4）观察法　有非参与型观察与参与型观察，二者的主要区别在于观察者是否与被观察者密切接触，参与他们的活动并产生影响。

2. 伦理的评估方法

卫生技术的伦理学评估有两种形式。一是卫生技术评估方案的伦理审核，主要考虑评估方案的主题、评估方案的设计和实施是否符合社会伦理道德。二是卫生技术的伦理学评估，包括：①被评估的卫生技术在医疗卫生应用的目的、技术特征和技术发展阶段；②被评估的卫生技术对患者生活的影响；③对患者家庭的影响；④对社会总体的影响；⑤对法律政治系统的影响；⑥对经济的影响。

3. 合法性的评估方法

国家的法律法规对卫生技术发展与利用有重要影响，法律法规可促进一项卫生技术的发展和利用，也可延缓、减少和禁止一项卫生技术的发展与利用。在卫生技术发展与利用中，合法性评价包括卫生技术发展的合法性评价和利用中的合法性评价两个方面。

二、评价的角度

卫生技术评估应当明确评估角度，如卫生服务提供方（政府、医院）、支付方（保险付费方）、患者和社会。评价角度的选择主要取决于评价目的，如向监管机构提供是否允许某卫生技术使用和销售的评价；向支付方（医疗保险计划等）提供有关卫生技术保险范围、支付金额的评价；向临床医生和患者提供有关合理使用卫生技术的评价；向医疗机构的管理人员提供采用何种卫生技术的决策辅助；向卫生技术企业提供对技术开发和销售的评价等。评价应当从公正、客观的角度综合考虑各利益相关方的利益，不仅应考虑卫生技术的实施和中间结果，更要考虑长期结果和潜在的负面效应。

三、评价的对象

卫生技术评估的对象比较宽泛，包括卫生领域的任何技术手段，可以是药物、医疗器械、医疗程序、卫生材料等传统的卫生技术，也可以是医疗护理方案、流程、后勤支持系统和行政管理组织等，或其他用于疾病预防、筛查、治疗和康复及促进健康、提高生存质量和生存期的技术手段。

四、评价流程与规范

国际上多通过立法和制定流程指南保障 HTA 科学、有序实施。在卫生技术评估应用较成熟的国家和地区，均已建立和发布了卫生技术评估指南，对评估的流程规范也进行了明确界定，形成了可操作的指导性文件。卫生技术评估的范畴、选择的评估标准和方法在不同的评估机构间差异较大，但基本流程相似。

1. 确定优先评估主题

需要进行卫生技术评估的项目极多，但因为资源有限，需要在众多项目中进行优选。一般评估项目主要取决于提出评估申请的机构目的、医疗实践的需求、用户和决策者的需要，优选影响大、费用高及有争议的卫生技术项目。不同主体考虑的内容侧重不一，例如卫生行政部门选择优先评估项目的标准主要考虑该项技术的安全性、潜在的社会伦理和道德法律方面的影响、技术经济学效果及准入标准等；企业则往往考虑技术潜在的市场规模、能获得多大的市场份额、投资回报率如何、安全有效性如何。

2. 确定评估的具体问题

确定评估的具体问题采用 PICOS 要素设计原则，即确定具体的评价对象、干预措施、对照措施、研究内容及研究设计方案（表15-4）。

表 15-4   确定评估具体问题的范例

评价的具体问题	范例
评价目的	对胶囊内镜进行卫生技术评估，综合评估其与类似技术的比较有效性、安全性、适用性、经济性和社会伦理适应性
研究对象（P）	疑似或确诊小肠疾病患者
干预措施（I）	胶囊肠镜
对照措施（C）	诊断小肠疾病常用的方法：推进式小肠镜（PE）、术中小肠镜（IOE）、回肠结肠镜（C+IL）、小肠钡餐造影（SBFT）、小肠灌肠造影（EC）、CT小肠成像（CTE）、MR小肠成像（MRE）、血管造影（ANGIO）
结局指标（O）	O_1 有效性：病变检出率：检出增益率（IY）、检出1例患者所需检查的人数（NNT）；患者管理；患者结局 诊断准确性：敏感性（SE）、特异性（SP）、阳性似然比（LR＋）、阴性似然比（LR-）、曲线下面积（AUC） O_2 安全性：不良反应、滞留、滞留需手术、未完成率 O_3 适用性：主要分析人群适用性 O_4 经济性：成本分析 O_5 社会伦理适应性：确保对患者、操作者和环境无害
研究类型（S）	S_1 二次研究证据：卫生技术评估（HTA）、系统评价（SR）、Meta分析 S_2 原始证据：随机对照试验（RCT）、非随机对照试验（CCT）、观察性研究 S_3 转化证据：指南、规范 S_4 培训与认证证据 S_5 比较研究证据

3. 确定评估中采用的方法

不同研究内容的设计方案和相应的论证强度不一，进行原始研究时应考虑研究类型及对应的最佳设计方案，保证结果的真实性和论证强度。此外，评估者在进行新的试验时必需考虑到成本和时间限制，应该权衡试验的边际投入和边际收益。

4. 收集资料

收集充分的、可信的资料是开展HTA的主要难点之一，对资料收集的范围、时间、费用、质量等都应在事先进行详细的计划。卫生技术评估常用的资料来源包括：公开发表的文献、临床现有数据资料库、政府工作报告、卫生专业协会的报告与指南、市场研究报告、有关公司的报告、各类媒体报告等（表15-5）。

表 15-5   卫生技术评估相关数据库资料和网站

数据库及网站	
美国国立图书馆数据库	HSTAT：美国临床实践指南全文、卫生技术评估等
Cochrane Library-HTA	HTA：收录世界范围的已完成或在研的卫生技术评估 NHS EED：收录世界范围内各种数据库和杂志汇总卫生保健干预措施的经济学评价

数据库及网站	
各国卫生技术评估网站	CDR database：英国国家保健服务系统评价与传播中心网站中的数据库 NCCHTA：英国国家卫生技术评估协调中心 NICE：英国国立健康与临床研究所网站 INAHTA：国际卫生技术评估网站 ICES：加拿大临床评价研究机构指南网站 CADTH：加拿大药物与技术评估协会网站 SBU：瑞典卫生技术评估委员会 DIHTA：丹麦卫生技术评估中心网站 HAS：法国国家卫生监督局网站 PBAG：澳大利亚药物福利咨询委员会网站 NECA：韩国国立卫生经济学评估署 EUROSCAN：欧洲新技术预警网络 European Network for HTA：欧洲卫生技术评估网络 HTAi：国际卫生技术评估网络 AHRQ：美国卫生服务研究和质量局 CEP：美国宾夕法尼亚大学循证医学卫生服务体系研究中心 HQA：苏格兰卫生信息和质量局 CRD database：英国国家保健服务系统评价与传播中心 ANZHSN：澳新医疗技术预警网络

5. 评价证据

卫生技术评估的证据评价包括两方面：①研究设计，具体排序见表 15-2；②证据分类分级，根据研究问题类型和方法学的严格性，证据分级标准和论证强度不同。

6. 资料合成

评估人员必须整合可利用的结果，对大多数卫生技术评估而言，没有一个单一的原始研究能回答某种技术是否比另一个技术好的问题，因此有效的整合资料在卫生技术评估中十分重要。常见的整合方法有 Meta 分析、模型分析、非结构性文献研究和定性方法（小组讨论和专家意见）。

7. 得出结论和提出建议

结论和建议必须与证据的质量和强度相联系，证据质量越高越有助于提出明确结果和高强度建议。但有时评估人员只能在有限证据情况下使用理论或其他主观判断进行推断，这时需如实注明当时条件和评估的局限性，并争取在以后有条件时补充更新。

8. 向特定用户宣传普及结果

知识产生和整合后，向宏观政策或微观决策转化是知识产生社会影响的关键环节，必须采用各种方法及时传播评估结果和建议，使相关用户知晓。传播 HTA 报告结果和建议的方法应从目标人群、媒体、传播技术或策略三方面考虑。目标人群包括临床医师、患者/用户、技术提供机构、质控机构、政府决策者、生物医学研究人员、健康产品生产商、新闻专业人员及教育机构，传播方式包括各种媒体、印刷品、电子产品、网络等。不同的目标人群应有不同的传播技巧与策略。

六、卫生技术评估的报告规范

2001 年，国际卫生技术评估网络网站（International Network of Agencies for Health Technology Assessment，INAHTA）起草出版卫生技术评估报告清单，用于评价一些具体的报告。2003 年 David Hailey 撰写《卫生技术评估的透明性》，提出提高卫生技术评估的有效性和普遍性重点在于提高评估过程的透明性。INAHTA 制定的 HTA 报告清单为准备撰写评估报告的评估者、同行评审专家和阅读评估报告的读者提供的一个简短的、摘录性工具（表 15-6）。

表 15-6　卫生技术评估报告清单（2007）

结构	具体条目
预备信息	相关信息提供是否完整 是否将准备卫生技术报告的人等同于作者或其他人 是否有关于利益冲突的声明 是否有关于报告已经被外部评论过的声明 有没有一个简短的能够被非技术人员理解的摘要
为什么要进行评估	提供的参考能否解决所涉及的问题 研究问题是否明确 评估的范围是否明确 有无对该技术已有的评估/描述
评估是如何执行的	采用了哪些信息资源 对于数据分析过程是否已有足够的信息
评估结果的意义	有没有对结果进行讨论 有没有清晰的阐明结论 对未来的行动有没有什么建议

HTA 报告清单具有突出的实用价值：①标准化 HTA 报告的格式，HTA 报告清单反映了 INAHTA 成员的观点，并且被认为是一种能够使 HTA 报告格式更加标准化的途径，它对如何撰写一份完整的评估报告给出了详细的指导意见。②作为首个在网络上将各国的 HTA 机构结合到一起共享资源的平台，促进 HTA 报告的统一性和信息透明性。③降低 HTA 报告的复杂性以及理解难度。④增加 HTA 与规范决策间的关联性，提高 HTA 成果转化效率。

第三节　医院卫生技术评估

医院是新技术准入与使用的主体，也是卫生技术管理的责任主体。将 HTA 的理念引入到医院的卫生技术临床管理，尤其是在医院和临床科室遴选、准入、使用新技术的决策层面，建立一套基于循证的医院卫生技术管理架构，是提升我国医院精细化管理水平的重要方法，是建立以价值为基础的服务提供体系的保障路径。

一、HB-HTA 的概念

医院卫生技术评估（hospital-based health technology assessment，HB-HTA）能够根据医院需求为医院管理决策进行卫生技术评估活动，是解决提高服务效能和合理控制成本这两大管理难题的有效途径。它包括在医院开展或为医院评估卫生技术的过程和方法。HB-HTA 可为医院决策层提供一套基于循证方法的科学医院卫生技术管理架构。HB-HTA 和 HTA 的区别见表 15-7。

表 15-7　HB-HTA 和 HTA 的区别

区别	国家或地区 HTA	HB-HTA
发起人	政策制定者或医疗支付者	临床医护人员
评估技术的类型	药品 医用设备 医疗器械 诊疗方案	药品 医用设备 医疗器械 诊疗方案
开展评估的人员	国家或区域 HTA 部门的学者、委托开展技术评估的大学学者	HB-HTA 部门的评估人员、为医院开展卫生技术评估的国家或地区 HTA 机构的评估人员、接受 HTA 培训的临床医生
团队专业背景	临床医护人员、循证医学家、流行病学家、经济学家、统计学家、社会工作者、伦理学家	临床医护人员、临床流行病学家、公共卫生专家、经济学家
评估内容	卫生技术特征 健康问题和技术的使用情况 安全性评价 有效性评价 经济性评价（从国家和社会角度） 社会适用性评价（伦理、组织、社会和法律方面）	健康问题和技术的使用情况 安全性评价 有效性评价 经济性评价（从医院角度） 医院适用性评价（政治战略、组织影响方面）
测量指标	经常使用终点指标（健康 & 社会影响）	通常是中间指标（如对 HB-HTA 部门和评估工作的满意度、节省的净成本或采用/未采用卫生技术而避免的损失）
利益相关方	医疗卫生支付者、临床医生代表、患者	要求评估卫生技术的医生、管理者、护士、生物工程师和规划者
目标用户	政策制定者	医院或临床管理者
HTA 的用途	用于赔付、服务项目遴选、报销、监管等，为国家卫生服务的知证决策提供高质量证据	为临床实践评估卫生技术，用于医院资源的配置与投入、撤资、技术的研发与合作、医院发展战略的制定等医院管理决策。

区别	国家或地区 HTA	HB-HTA
评估时限	12～24 个月	1～6 个月（平均 3 个月）
HTA 报告类型	完整评估报告、快速评估报告	Mini-HTA 报告、快速评估报告、完整评估报告

注：改编于 AdHopHTA handbook。

二、HB-HTA 的特点

（1）评估内容侧重于技术的安全性和该技术对医院本身带来的影响，包括健康问题、临床效果、技术的使用情况、医院组织管理、医院发展战略、成本和经济等。

（2）HB-HTA 服务的对象是医院级别的决策层，其评估的卫生技术是基于医院层面来考量的，如诊疗技术、医疗设备、药品、诊断方法等，评估的对照技术通常是该医院的现行使用技术，成本是医院引进导致的实际成本。

（3）评估时间较传统的 HTA 更短，可在数日到 6 个月之间，但其报告质量和方法学与国家或地区级的卫生技术评估相比相对较差。

三、HB-HTA 组织管理模式

HB-HTA 主要有四种组织管理模式即大使模式、迷你模式、内部委员会模式和部门模式（表 15-8）。这几种组织模式可互相组合，形成不同的 HB-HTA 组织框架。如采用内部委员会模式或大使模式对报告进行内、外部审查，既能提高 HB-HTA 评估过程的透明度，又保证了 HB-HTA 的质量。

表 15-8　HB-HTA 主要模式

模式	特点
大使模式 （Ambassador Model）	临床专家形成专家意见向国家或机构传递相关的 HTA "信息"。大使模式不产生医院的 HTA 报告，可能只会对临床医生的决策产生影响，促进医院内部人员利用 HTA 推荐意见
迷你模式 （Mini-HTA Model）	该模式由一名专业人员，通常是发起人（临床医护人员）来执行。既可在专业的 HTA 机构实施，也适用于医院，包括在医疗卫生机构收集数据的调查问卷或清单。通过包含技术、患者、组织和经济这四个层面的清单探讨使用新技术的原因和使用新技术的后果。Mini-HTA 因具有灵活性、开放性和时效性的特点受到决策者的高度赞赏，在北欧国家广泛使用。但由于生产周期太短，可能检索证据不够充分。评价小组都是同一专业，缺乏同行审查和透明度，可能存在偏倚
内部委员会模式 （Internal Commitee Model）	指医院内部组织人员（包括医护人员、财务人员、管理者）组成跨学科小组收集评估技术的相关证据，并提出建议，医院管理委员会或医院管理者最终决策
部门模式 （HTA Unit Model）	这种模式代表了 HB-HTA 架构的最高水平。有四种组织类型：①独立小组；②基本整合型的 HB-HTA 部门；③独立的 HB-HTA 部门；④专业整合型的 HB-HTA 部门。这四种组织类型是 HB-HTA 部门逐渐发展成熟的过程，从非正式到正式的转变，逐渐形成规范、专业化的团队

四、HB-HTA 流程

HB-HTA 流程可分为四个环节：确定优先评估项目、开展评估、审查 HB-HTA 报告和评估结果转化应用。

1. 确定优先评估项目

临床医护人员根据临床需求确定需要评估的技术（包括药品、医用设备、医疗器械、诊断方案等），并向 HB-HTA 部门提出申请。HB-HTA 部门根据问题的重要性、紧迫性、申请时间、医院的组织需求和发展战略等确定待评估技术的优先顺序。在实践中，不同 HB-HTA 组织确定待评估技术的原则和策略不尽相同，如采用技术遴选清单。

2. 开展 HB-HTA

评价人员根据循证医学和 HTA 的方法和流程收集、评价、分析和综合证据，形成报告，作出推荐。评估小组成员要求所有利益相关方（如医生、护士、管理者、生物工程师、采购人员等）、患者和药剂师参与以提高报告的全面性和适用性。

3. 评审 HB-HTA 报告

审查委员会对评估小组提交的 HB-HTA 报告初稿进行内部或外部审查。内部审查委员会包括医护人员、财务人员和管理者等，外部审查委员会包括业内相关专家。最终根据审查意见进行修改，形成 HB-HTA 报告。

4. 评估结果转化应用

最终的 HB-HTA 报告递交给医院管理者或医院管理委员会。决策者采用管理决策模型，根据新颖性/创新、比较临床有效性和安全性、相关性（需求）、经济性和投资回报期等五方面进行决策，决定启动采购或撤资的程序。

五、HB-HTA 的步骤

评估步骤包括明确评估问题、确定评估机构、设计评估方案、收集证据、评价与合成证据、形成报告、招标采购。

1. 明确评估问题

根据 PICO 原则或 TICO 原则构建评估问题，确定评估目的。

PICO 原则如下。

人群（P）：特定的人群。

干预措施（I）：使用的技术。

对照措施（C）：医院目前使用的技术（或选择一种替代技术作比较）。

结局指标（O）：使用待评估技术后的期望结果。

2.选择评估机构

可在本院 HB-HTA 部门成立项目小组开展医院卫生技术评估或委托其他专业卫生技术评估机构开展，例如中国循证医学中心、复旦大学卫生技术评估重点实验室。

3.设计评估方案

HB-HTA 评估人员根据评估的临床需求和问题，从医院角度设计评估方案。评估内容包括技术的安全性、有效性、经济性和医院适用性（政治战略、组织影响）等。确定选用的证据类型和评估指标，制定纳入排除标准，邀请各利益相关方参与组成评估小组，明确评估人员的分工，制定详细的时间进度表，定期组织会议汇报评估进展。

4.收集证据

系统、全面、透明、无偏倚地收集证据，证据类型包括 HTA 报告、临床指南、系统评价、Meta 分析、随机对照试验、队列研究、病例对照、横断面调查等。证据来源包括公开发表的中英文数据库、临床试验注册网站、HTA 机构与协会的官方网站、灰色文献库等。

5.评价与合成证据

可采用 GRADE、AGREE Ⅱ、AMSTAR2，Cochrane Risk Of Bias（ROB 2.0）、ROBINS-I、Newcastle-Ottawa Scale（NOS）等评估工具对不同证据类型进行质量评价。可采用系统评价再评价、系统评价/Meta-分析、模型分析、非结构性文献研究和定性方法（小组讨论和专家意见）等进行证据整合。

6.形成报告做出推荐

可以采用 GRADE 评价工具对证据群进行综合，形成报告，作出推荐。医院卫生技术评估推荐结局有三种：①采用，该技术应该被采用（推荐被评估技术在医院使用）；②撤资，该技术应该被淘汰；③拒绝，该卫生技术应该拒绝（不推荐在医院使用；经过一段时间，如果该技术在临床试验中获得了更多证据，可对其进行再次评估）。

7.招标采购

由医院的采购部门进行新技术的采购。招标采购需考虑医疗设备技术参数及配置、产品服务、公司商务信息等。

第四节　卫生技术评估的应用与实践

实例：螺旋断层放疗系统治疗肿瘤的快速评估研究。

一、研究背景

螺旋断层放射治疗系统（helical tomotherapy，HT）即 CT 引导的螺旋断层调强放射治疗，整合了直线加速器和螺旋 CT，集调强适形放疗（Intensity-modulatel radiation therapy，IMRT）、影像引导调强适形放疗（image-guided radiotherapy，IGRT）和剂量引导调强适形放疗（dose guided radioation therapy，DGRT）于一体，代表了以最大程度杀灭肿瘤细胞同时最大程度保护正常组织为目标的精确放疗的发展方向。HT 是造价高昂的新型放疗技术，其应用涉及技术引进培训、应用监管和医保支付等系列问题，已成为各国卫生体系管理的重点内容。"十二五"期间我国政府更加注重民生改善，为满足人民群众不同层次医疗需求，将逐步增加引进和应用投入高新技术。为了解其临床疗效和成本效果，为卫生部门制定采购、配置和管理政策提供研究证据，卫健委卫生发展研究中心与中国循证医学中心合作快速评估该设备的有效性、安全性和适用性。

二、评估目的和目标

基于当前可获同类技术的文献资料，分析 HT 的主要技术特点和临床特性，临床应用安全性、有效性、经济性和伦理适应性，为决策者对 HT 引进、操作和监管提供决策参考。

三、评估角度

从卫生部门角度收集分析 HT 临床效果和成本效果证据，评估其本土化应用的适应症和应用前景。

四、确定具体问题

P：HT 的临床效果、经济学研究及政策建议。
I：HT。
C：常规调强放化疗（如 IMRT 和 IGRT）等同类放化疗措施。
O：临床效果即有效性、安全性；经济性即成本效果分析；社会伦理适应性。
S：HTA；SR。

五、评估结果

1. 临床有效性及安全性

HT 优于传统治疗，安全性和疗效较好，前列腺癌治疗 HT 优于 3D-CRT、

LINAC 和 C-IGRT，胃肠毒性低于传统 IMRT；泌尿生殖道毒性高于传统 IMRT；鼻咽癌治疗 HT 优于 non-IMRT 和 SMLC-IMRT；宫颈癌治疗 HT 优于 IMRT 和 3D-CRT；乳腺癌治疗 HT 优于传统放疗；肺癌治疗 HT 优于 3D-CRT；骨髓瘤治疗 HT 与 3D-CRT 无差异；口咽癌治疗 HT 优于 IMRT。研究纳入 HT 治疗前列腺癌、头颈癌、鼻咽癌、肺癌、脑部肿瘤、直结肠癌、宫颈癌、肝癌、乳腺癌、胸膜间皮瘤、口腔肿瘤、脊柱肿瘤、胶质细胞瘤、骨髓瘤等共 14 类肿瘤的相关研究，其结果显示：HT 治疗的毒性反应种类主要为胃肠毒性、泌尿生殖道毒性、血液毒性、肺炎、皮肤黏膜毒性和口腔干燥，严重毒性反应（≥3 级以上）发生率较低；以急性为主，远期毒性发生率低、程度轻；HT 治疗肿瘤生存率较高、复发率较低，治疗后生命质量虽短期内降低但 6 个月后开始恢复。

2. 经济学评价结果

各 HTA 纳入的临床证据和经济学证据较少，证据质量低。与传统治疗相比，HT 设备和维护费用较高，对技术、人员和资源有一定要求。其治疗费用高，普通患者难以负担。国内现已在中国医学科学院附属肿瘤医院、北京协和医院、中国人民解放军总医院等多家医院开展 HT。因未获得国内各配置医院 HT 的使用率和患者治疗数的统计数据，本研究尚无法评估其国内使用效率。为降低成本和患者的经济负担，需加强管理，合理提高 HT 的使用率和开机率，但更需加强监管，避免医院诱导需求和过度使用而增加不必要的费用。

3. 社会、伦理和公平性评价

HT 肿瘤治疗病谱较广，适用于头部、颈部、胸部、腹部、盆腔、皮肤、血液系统及骨的肿瘤和全身多发性转移瘤。国内死亡率前 10 位的恶性肿瘤分别为肺癌、肝癌、胃癌、食管癌、结直肠癌、白血病、脑瘤、女性乳腺癌、胰腺癌和骨癌。

HT 可在业务繁忙的医疗单位开展，但需配备 3 名具有专业知识的放射技师。对机房屏蔽防护有一定要求，配备的单位需同时建立相应的质量保证规范。引进 HT，将加剧不同医保制度之间的纵向不公平。

六、结论及建议

当前证据显示 HT 安全性高，临床疗效较好，但上述结论仍需开展更多高质量长随访周期研究加以验证。该设备不仅购置、维护和使用费用较高，对操作者的技术、培训和资质要求也高。对于我国，根据现有的肿瘤流行病学特征、卫生资源配置、疾病负担和医疗卫生服务水平等因素综合评估后，宜减少购置数量，合理配置，高效使用；同时立项资助高质量长周期随访研究，收集本土化证据，不断指导和完善科学决策。

总之，为了合理利用我国有限的卫生资源，在主管部门周密顶层设计下，建立结构优化、布局合理且具有权威性的卫生技术评估机构，科学规范地进行卫生技术评估，将卫生技术评估结果与卫生决策结合，合理配置和使用卫生技术，改进卫生技术管理中存在的问题，具有十分重要的意义。

（喻佳洁　沈建通）

思　考　题

1. 什么是卫生技术？
2. 卫生技术评估的意义是什么？

第十六章
护理量表工具的研制与评价

 学习目标

识记：说出量表研发和汉化的步骤。

理解：理解量表信度、效度的内容和评价。

运用：能根据具体研究选择合适的量表并正确使用；运用循证护理知识对量表的质量进行评价。

在护理临床实践中，很多健康状态无法客观、精确地测量（如疼痛、心理压抑、认知、生存质量等），只能通过测量这些状态的某些表征或通过研究对象的自我主观感受间接测评。量表是这类测评最为常用的工具。本章主要介绍量表的研制、评价和使用。

第一节　量表的简介

一、量表的概念

朱智贤主编的《心理学大词典》对量表的解释是：量表（scale）是指用于测量的准尺，是一个"具有单位和参照点的连续体"。量表是由一组封闭式问题或自我评分指标组成的标准化测定表格，以评分方式测量人们的某种状态、行为或态度，是收集资料的工具，又常称为测量工具。护理领域的量表是指按量表开发程序通过严谨的科学步骤完成的，并具有良好的信度和效度的测量工具，是用于测量护理领域的行为、态度、认知、知识的工具。应当采用数理化或标准化的原则，测量获得的结果可参照常模进行比较，从而避免一些主观因素影响，使测量结果更为客观和准确。

二、量表的类型

量表有多种分类方法，在护理领域中可以按评定者性质、评定内容、测评数据水平等进行划分。

1. 按评定者性质分类

按评定者性质可将量表分成自评量表或他评量表。自评量表是由测评对象自己填写的量表，是护理领域最常见的量表。制订自评量表时要考虑条目的语言是否适合填写者的水平，调查对象是否能理解提出的问题。他评量表是护士、教师或研究人员等使用量表对其测评对象进行评价，在心理相关量表中比较常见。此时要注意的是严密制订量表操作准则，以减少评定者间误差。

2. 按量表内容分类

从内容角度，可将量表分为行为或现象量表、知识相关量表和心理状态或态度量表。行为、现象或事件量表，关注人物的特征、事件或行动，可被第三者观察到；知识相关量表，关注被试者对某个感兴趣的主题知识的认知能力；心理状态或态度量表，关注被试者的各种心理状态特征、某个现象或主题的观点、信念和态度等。

3. 按测评数据水平分类

根据测量精度高低，斯蒂文斯将量表分为四个水平，由低到高分别为称名量表、等级量表、等距量表、比率量表。

（1）称名量表　也称为分类量表或命名量表，用于测量事物属性或类别，是用数字标记事物和类别。由于称名量表的特点是对事物或人进行分类或描述，因此该类量表不能进行量化分析，也不能做加减乘除运算。例如性别、血型、班级等。

（2）等级量表　也称顺序量表，是对事物进行排序形成的量表，数字不仅指明事物类别，同时还指明不同类别大小等级或具有某种属性。等级量表的特点是既没有相等的测量单位，又没有计算时的绝对零点。例如将健康自我管理能力分成优、良、中、差，或将学生分为小学生、中学生、大学生、研究生，没有 0 等级，且各等级之间是不等距。

（3）等距量表　是具有相等测量单位的量表，不仅能反映事物大小程度，而且还有相等的测量单位。等距量表的特点是没有绝对零点，不存在倍数关系，因此对测量结果只能用于加减，不能用"几倍"或"几分之几"的方式表示量表测评分数之间的关系。例如在评定慢病患者健康自我管理能力时，女性患者得分为 120 分，男性患者得分为 60 分，我们不能由此得出女性的健康自我管理能力是男性的 2 倍。

（4）比率量表　也称等比量表，是量表中最高级的一类量表，既有相等的测量单位，又有绝对的零点，例如测量长度、重量、面积等。

三、量表的结构

虽然量表可从不同的角度进行多种分类，但其结构基本是一致的，往往包括以下几个部分。

（1）量表名称　在量表名称上，护理领域量表一般是由测评对象主体＋测评潜变量＋量表（英文缩写）等部分组成。如"高血压患者自我管理行为测评量表（HPSMBRS）"中的测评对象为"高血压患者"，测评潜变量为"自我管理行为"，量表名称的英文缩写为"HPSMBRS"。国外量表有时只写出测评的主体，例如"尿失禁自我效能量表（CSE-UI）"，只写出症状或疾病而省略测评对象。

（2）量表指导语和填写说明　量表指导语包括：调查者身份说明、测评目的和意义、请求测评对象的合作、匿名的保证、致谢、留下调查者单位名称和通信地址等；填写说明，是写在量表前面，指导填写者如何填写量表的一段话，也有的量表将填写说明放在指导语中。指导语举例："问卷中条目描述的是高血压患者自我管理中出现的一些行为，每个条目后面有5个数字，分别代表行为出现的不同频率（1＝从不、2＝很少、3＝有时、4＝经常、5＝总是）。请根据您患高血压以来的实际情况，在相应的那个数字上画圈，如"1、2、3、4、5"，所有条目全部是单选，请注意不要出现多选或漏选。

（3）被试者基础资料　护理领域量表一般附有被调查者一般情况的基础资料表。基础资料的具体内容要根据测量主题而定，即潜变量的主要影响因素，如性别、年龄、家庭成员构成、职业、文化程度、病种、病程、并发症、医疗费用支付方式等。

（4）量表条目/项目　量表中包含若干条目，每一个条目都是描述其所测现象的行为、能力、态度等潜变量的陈述句，即提出一个问题，使被试者依据后续的备选项选出答案。若干条目形成条目池，组成同质量表的所有条目应该反映同一个潜变量，即每个条目的内容均应是潜变量强度的特定反映，每个条目对测量变量都应是灵敏的。描述条目的语言尽量精练、通俗易懂（应考虑到研究对象的文化程度）、使用短句或常用词（可读性）、单一问题、代表一个特殊的含义。避免一题两问、暗示（您是否认为护士角色非常重要）等。

（5）量表备选项　量表的备选项是对每个问题（条目）进行回答的选项，是需要选择适当的程度副词表达答案的等距选项。根据问题的性质，答案一般采用两分制、四分制、五分制和七分制等距。

四、量表的适用范围

在护理实践和研究中，量表适用于无法进行直接、客观、定量测量的指标，例如许多生理、心理和社会特征无法进行精确定量的测量，需要使用量表对其特征和状态进行评估。具体来说，量表的适用范围可以分为以下几种情形。

（1）无法直接测量的指标　如护理临床中常见的病痛评价指标，包括疼痛、昏迷、失眠、瘙痒、疲乏、残疾等。

（2）抽象的概念和态度　如社会医学中常常涉及的指标，包括主观幸福感、满意度、自我效能感、离职意愿等。

（3）复杂的行为或神经心理状态　如认知障碍、阅读障碍、注意力缺陷多动障碍等。

第二节　量表的选择和使用

一、量表的选择

护理研究中，当我们选定了相应的研究设计之后，如何能准确有效地收集数据变得尤为重要。误用不合适的量表会影响资料的准确性和可靠性，进而威胁到整个研究的科学性。因此，在开展研究前应根据研究目的、研究对象和内容，选择合适的量表以保证调查研究的真实性和科学性。面对数目众多的各类量表，如何选择合适的量表呢？总体有以下几个原则。

1. 根据调查目的进行选择

量表在护理领域中的使用需求往往不同，涉及的内容、过程与形式也存在较大差异。归纳起来，有以下几种评估目的。

（1）筛查　在一个群体中识别存在某种情况的个体，用于后续的检查、诊断、监测、治疗及其他干预等。如 2002 营养风险筛查（nutritional risk screening 2002，NRS 2002）。

（2）诊断　根据某个诊断标准或类似的识别规则，评估患者的状况并纳入相应类别，例如儿童注意缺陷多动障碍诊断量表父母版（ADHD diagnostic scale-parent，ADHDDS-P）。

（3）描述临床特征　主要是评估靶症状存在与否、严重程度，并追踪特定症状的变化。除了用于诊断外，还用于指导治疗和护理方案制定。用于这个目的主要是症状量表和功能量表，如症状自评量表（symptom check list 90，SCL-90）。

（4）权衡治疗利弊，监测治疗进展　通常采用动态评估来实现。根据干预技术和目标不同，涉及的量表范围较广，常用的症状量表、功能量表、不良反应量表和生活质量量表等结局评估工具都可用于此类目的。

（5）其他不直接影响治疗决策但可能具有临床意义的目标，譬如预后估计。

2. 根据量表的质量进行选择

评价量表质量的主要指标是信度和效度（见本章第五节）。虽然量表的信度和效度多数是在研制的时候测量，但它的表现会直接影响到应用时的可靠性和有效性。在同类量表中，应该选择信度和效度较高的量表。

有实用的操作性标准的量表信度通常比没有的要好，条目定义明确的要比含糊的好。但在考虑量表信度时，需要注意多数研究报告的信度通常是偏高估计的，因为研究中的测试条件（譬如环境和时间宽裕度）通常比临床实际要好，评定者往往接受了很多该量表的使用培训。如果研究样本量较小，其结果也是不太可信的。

量表的敏感度和特异度有此消彼长的关系，即提高敏感度通常是以牺牲特异度为代价，反之亦然。用作筛查时，选择敏感性高的量表；用于诊断时，相对更侧重特异度。

3. 根据适用的测评对象进行选择

不同的量表适合于不同的对象，例如，测量个体心理弹性量水平时，老年人较常用心理弹性量表（resilience scale，RS）、成年人则使用成人心理弹性量表（resilience scale for adults，RSA），而青少年则选择青少年心理弹性量表（adolesce resilience scale，ARS）。因此，量表使用者要确认所选量表的测评对象与量表适用的对象是否一致。

4. 量表组合

每个量表都有它特定的评估角度和内容，但临床应用却要复杂得多。因此，根据评估目标和条件，选择量表组合应用，可以达到较好的互补效果。量表组合时可进行总评和分项组合、自评和他评组合、症状量表与功能量表组合等。

二、量表的使用

一个完整的量表不仅要有含量表条目和分级的记录单，还应该有该量表评测目标、适用对象、测量方法和要求、对使用者的要求、结果指标及常模，以指导使用。在实施量表测量时，需要注意以下几点。

（1）评定者　各量表对评定员的要求不一，多数要求为护理人员，有些量表也可由医生及其他研究人员执行。原则上，评定员一定要受过有关量表评定的训练，熟悉所要评定的量表，掌握其评估方法和评价标准。严格遵照执行。要遵守心理测量道德，保护患者隐私。

（2）评定的时间范围　一般量表评定都有一定的时间范围。如症状量表多数为评定检查当时或过去1～2周内的情况，生活事件量表则可以按测量目的分别规定（如最近半年或1年，或终身）。有些量表规定评估某个时间段内的平均情况，也有的规定按某个时间段内最重要的情况评。评定时一定要按量表手册或研究方案的规定执行。

（3）实施过程　要注意评定环境，避免受到周围因素的影响，标准化操作。

即便是自评量表，也不意味着发出去再收回来就可以；或者电子版的打开，告知如何按键就行；而是应该有规范的指导语阐述评估的目的、要求和操作要点。同时，要观察评测中的情况，避免其他因素影响被测的判断。完成后要当场检查完整性，有问题及时澄清，避免错漏。及时完成计分，保管好原始资料。

三、量表评定结果的解释

由于测量行为和结果具有间接性和相对性，也存在测量误差和变化因素，因此解释量表评估结果时应谨慎、客观，要考虑可能会影响测量结果的各种因素。

首先要判断信息的可靠性。通常，直接观察得到的信息比较可靠，但常常比较肤浅，或不够全面。如果可能，应深入探究行为后面的精神病理以保证测量的准确性。其次要注意甄别和澄清知情者（如家属）提供的信息。因为它常带有知情者的个人观点和观察侧重点，可能会片面或经过加工，非患者实情。专业评定者在完成量表检查过程中，常存在时间的局限性和观察的片段性，有时还有背景信息来源缺乏的问题。因此，对仅靠检查当时获取的信息来完成的评估结果，应谨慎解释。自评量表则完全依赖于被试者的自我判断和表述，其文化水平特别是认知功能、自知力和心理防御机制，会影响自评能力和评估结果的可靠性。一般认为，完成自评量表需要小学以上文化程度，无认知功能缺损，存在一定的自知力。

量表评估一般限定时间范围，通常规定为评定当时、1 周、2 周、1 个月、3个月，少数定为 3 个月或半年的。因此，测评的结果，只能反映这个时间段内的状况，避免过度延伸。可以通过间隔一定时间的连续多次评估来弥补这个"横断面"局限。譬如，生活事件量表，由于设定的时间段不同，结果相去甚远。最近 3 个月的生活事件，可能不过两三个，甚至一个都没有。但如果把评定的时间范围规定为终身，也就是有记忆起，那每个人或多或少肯定会有几个生活事件，多的甚至几十个，不可能一个也没有。

解释测量结果，要注意客观，要充分理解所测量表的长处和短处、内涵和外延，避免产生歧义。例如：症状自评量表（SCL-90）中的某个因子（如精神病性因子），得分高于常模，只能解释该患者可能存在某些精神病性症状，但不能判断他一定存在精神病性症状或其症状的严重程度。研究中，有的量表得分与常模相差不到 1 分，因样本量大而有统计学显著性。但对于临床而言，相差 1 分并无临床显著性（意义），不足以指导临床护理。

第三节　护理测评量表的研发步骤

编制量表主要分五个阶段。第一阶段，是确定量表使用目的和对象，即要明确研发量表用于测量什么护理现象或事项（潜变量），测评对象的范围与条件等。第二阶段，要形成量表的概念框架，即根据量表使用目的，确定测量潜变量的内涵，根据其内涵寻找相关理论或通过质性研究方法确立量表的维度并解释其含义。第三阶段，组建初期量表，即在各维度下建立相应的条目池，与此同时确定其备选项，经过专家鉴定，形成初始量表。第四阶段，形成暂定版量表，即对调查对象实施预测试，通过统计学方法结合专家经验，进行初期量表的条目筛选，形成暂定版量表。第五阶段，形成正式版量表，即用暂定版量表在大样本调查对象中正式测试，经统计学分析，进一步修正因子（维度）和条目，形成正式版量表，保证量表的稳定性（信度）和可靠性（效度）。

一、确定测评对象和测评目的

研发量表首先要明确该量表的用途，用于测评什么，另外还要进一步明确其测量变量的内涵，给主要概念进行界定和解释。只有量表的使用目的明确、潜变量的内涵清晰，才能准确地界定维度和编制条目。例如在编制"护理学生学习动力测评量表"时，该量表的测评目的是通过测量了解在校护理学生的学习动力情况，即了解学生学习动力的高低和影响学习动力的相关因素。测量的潜变量为"学习动力"，其内涵是指"学习的推动力，它直接推动学生的学习活动，由内在动力（学习动机、学习态度、学习兴趣、学习需要）和外在动力（学校动力）构成"。

与此同时，要清楚测评的对象是谁，例如在研发"护理学生学习动力测评量表"时，要明确该量表将来用于测评谁，是测评所有层次的护理学生，还是只测评护理本科生或者是护理中专生等。由于量表的用途不同，量表研发时的测评对象也不同，因此需要事先明确其测评对象的入组标准。

二、形成量表概念框架

量表概念框架的实质是细化测评目的，明确该量表到底要测评什么，从哪几个方面进行测评。此阶段的主要目的是进一步明确所要测量现象（潜变量）的内涵，确定量表维度。形成量表概念框架的常用方法有以下三种。

（1）使用已有的模式或理论作为研发量表的框架　首选该方法，通过这种方式形成的量表维度理论依据较强。例如在研发"女性生殖道感染知信行量表"时，使用"知信行模式"和"健康信念模式"形成该量表的框架。当找不到适合的理论或模式作为研发量表框架时，放弃使用该方法。

（2）使用质性研究方法构建量表框架　在没有合适的理论作为量表框架时，往往采用扎根理论、现象学或、内容分析法的研究结果，形成研发量表的框架。由于量表概念框架（维度）来自实际测量者，应用性较强。例如在研发"脑卒中高危者及其家属院前延迟行为意向测评量表"时，以扎根理论的研究结果为基础，形成量表的概念框架。但由于质性研究的研究工具为研究者本人，研究者对其研究方法的熟悉程度和对资料的敏感程度影响其结果的真实性和可信性。因此，仅依据研究结果制订量表的概念框架也过于局限。

（3）利用已有的相关调查研究结果进行归纳总结形成量表概念框架　国内经常使用这种方法，其优点是省时、省力。由于概念框架来自多个研究结果，涵盖的测评内容有一定的广度，但受原始研究者的影响，易存在遗漏。

为保证其量表的质量，研究者往往使用多种方法，综合制订量表的概念框架。另外，在形成量表概念框架的同时，要定义相关概念（维度），包括操作性定义和概念性定义，解释各维度的内涵。

三、组建初期量表

当明确量表潜变量内涵、量表概念框架以及框架下各个维度的内涵之后，需要在各维度下组建相应的条目，形成量表的条目池。与此同时，要确定条目评定的备选项。一般通过以下四个步骤形成初期量表。

1.确定备选项

量表一般由"条目"即提出的问题和"备选项"即回答问题的方式组成。备选项有2分制、3分制、4分制、5分制、6分制、7分制等多种类型。在编制量表备选项时应注意以下三点：①因条目编制的语言描述要与备选项配套考虑，在开始建立条目时要先明确条目的备选项，即在编写条目时要将该条目套入备选项中，看条目的描述是否适宜。②选项格式不要被人误解。③确定选项不会引起争议。

2.量表条目池的形成

编制条目池的目的是将测量潜变量变为具体可操作性的问题。依据第一阶段形成的量表概念框架，在每个维度下，编制反映该维度内涵的条目，形成条目池。条目的编制可依据研究者的经验、知识以及相关文献和问卷。尽可能将所有反映该维度内涵的测量条目都罗列出来，不考虑条目重叠或条目过多等情况，重点考虑每个条目对测量变量的灵敏性。

在编制量表条目时应注意以下事项：①条目要符合测量目的，具有较强的代表性，并符合实际情境；②条目间要相互独立、互不牵连，回答互不影响；③条目不能含有答题倾向的线索；④条目内容不超出受测团体的知识水平和理解能力；⑤避开社会敏感性问题，不应使用涉及社会禁忌或个人隐私的条目；⑥一个条目中避免出现双重含义，避免出现一题两问的现象；⑦应编制适合于中国文化背景和习俗的条目；⑧条目语句要简明扼要，措辞准确清楚，通俗易懂，既排除与答题无关的因素，又不能遗漏答题所依据的必要条件。避免使用专业、生僻或有争议的字句或词汇。用陈述句，不用疑问句，少用或不用否定句。

3. 专家鉴定，形成初期量表

邀请5～15名熟悉所测内容的相关专业专家对量表的维度和条目进行评定，依据评定结果进一步对条目做筛选、修订、归纳与整合，形成初期量表。常用的量表条目筛选方法有以下两种。

（1）通过专家评议的统计学指标筛选量表条目　通过专家函询进行逻辑分析可得到内容效度（也称一致性效度），以反映量表条目或维度与其所测量主题之间的吻合程度，即量表的每个条目是否都在测评其所要测量的潜变量。估计一个量表的内容效度就是评估量表在多大程度上反映了所要测量的变量，是否包括足够的条目，内容分配比例是否恰当。

（2）通过鉴定表面效度（见本章第五节）添加、整理和归纳条目　邀请专家根据可理解度、合理性、实际意义、可操作性和相对重要性五大原则对量表的表面效度作出评定。具体方法是，向专家介绍测量的潜变量和各个维度是如何定义的，然后请专家从以下四个角度审阅量表。①量表的理论基础：制订量表概念框架使用的理论、模式等是否可行和贴切。②量表内涵：判断潜变量和各维度的内涵是否清晰和准确。③量表条目：量表各条目间是否存在兼容或重叠；是否有漏掉的条目；各条目的含义是否清楚；反映该维度测评的涵义是否恰当；各条目的语言表达是否简单、精确、直接、易懂；条目能否与备选项匹配。④量表整体：测评量表整体是否客观、全面、清晰地反映所要评定的潜变量；量表的长度是否适中，表现形式是否适宜。专家鉴定常用的议题有：条目用于测定什么？各条目间有多大程度的关联？条目提出的问题说清楚了吗？是否有漏掉的条目？条目是否简洁？请专家找出以下有关条目的问题，包括条目的表述、对条目的理解、条目的数量、条目其他的疑问等。

4. 小范围测试量表的可接受性并修订初期量表

使用初期量表对预测评对象进行小范围测试，一般需要10～15人，查看被试者对条目语言的可接受性，对量表的理解情况，并对作答过程计时。根据测试对象的反馈，对初期量表进行修订，使得条目更易于被接受和填写。

注意事项如下。

（1）条目数量　初期量表的条目数没有统一标准，主要受量表包含的维度数和备选项的分级数量的影响。如果量表的维度少，其条目相应少一些，相反，则条目应增多。有学者提出，初期量表的条目可以是正式测试量表条目的3～4倍，如10个条目的量表，其初试量表的条目应为40条左右；如果是条目难编写或专业经验性条目，可比正式测试量表条目多50%。

（2）正向条目与反向条目设置　为了避免默认、断言和同意性偏倚，在一个量表中有些条目用正面措辞，有些条目用负面措辞。但量表很长的情况下，被试者容易将负向措辞的条目按正向条目回答，从而影响该条目与所属维度内的其他条目的相关性，所以使用负向措辞条目时应反复斟酌。另外，反向计分的条目影响量表的信度，尽量少用。

（3）条目冗余　在编制量表时，我们编制一组以不同方式揭示同一现象的条目，这些条目看似相近但在表述、语法结构或措辞上有所区别，称之为条目冗余，也常称为项目冗余。条目冗余是对类似内容的不同表述，目的是通过测试筛选最易于回答的条目，另外还可减少"假答案"的发生。在量表编制初期允许有一定的条目冗余，但注意避免平凡性冗余。例如：将某个条目中的"一个"改为"这个"，会形成另一个条目，这个条目冗余是平凡性的。"在我看来，症状出现时应当选择当地最好的医院就医"和"我认为症状出现时选择当地最好的医院就医是最佳选择"就是较好的条目冗余。冗余条目需在预测试前的表面效度和内容效度检验时进行合并，在预测试和正式测试时最好不出现条目冗余。

四、形成暂定版量表

使用修订后的初期版量表对样本人群进行预测试调查，将收集的数据通过统计学方法并结合专业经验进行条目筛选，形成暂定版量表。

（一）预测试样本的确定

利用预测获得的数据筛选初期量表条目池中的条目，删除一些质量差的条目。删除的方法有区分度、内部一致性、因子分析等。而做因子分析，需要足够的样本量才能保证其因子组型的稳定。因子分析时初期版量表的条目数与测试样本数的比例为 $1:5\sim1:10$。例如：初期量表的条目数为 84，测试样本量应在 $420\sim840$。

（二）条目的筛选

通过统计学分析获得的预测试数据，进行量表条目的修改与删减。筛选条目常用的统计学方法有量表区分度法、量表内在一致度法、探索性因子分析、经验法等。删除条目的基本程序是，先应用上述的统计学方法分析数据，当条目满足 2 种以上的统计学删除标准时，考虑删除该条目，剩余条目采用因子分析法筛选。在此过程中还要注意结合专业背景下的经验法对所有条目进行最终取舍。

1.量表区分度法

用于分析条目对所测潜变量的区分程度或鉴别能力，即区分条目优劣的指标，又称条目鉴别力。可以从离散度法、条目均数法、条目间相关系数法和 t 检验法四方面入手分析条目区分度。

（1）离散度法　又称得分分布或项目方差，是以标准差的大小反映被试者在该条目得分的离散程度，用以鉴别个体反应的差异。如果所有被试者对某个条目的反应完全相同，这个条目的方差就等于零。例如：300 名被试者都选择了某条目备选项中的"2"，说明这个条目的方差为零。标准差大说明被试者在该条目的得分分布较广，该条目能够鉴别个体反应的差异；反之，标准差小，则说明被试者对该条目的反应趋同，条目对被试者的鉴别力较差。根据不同的研究，将标准差较高的条目保留，这个较高是一个相对整体的值，小于 1 或 0.9 或 0.7。

（2）条目均数法　条目均数是指每个条目的平均分数，质量高的条目应是靠近备选项中位数的条目。例如：5 个备选项"总是、经常、有时、很少、从不"，分别赋分"5、4、3、2、1"，如果某个条目平均分靠近 3 就很理想了。条目均数代表其集中趋势，在使用条目均数筛选条目时，不仅看其集中趋势，还要结合离散趋势（标准差）共同分析和判断。均值大小可能会影响离散程度，如果某条目的均值大，离散程度也会低，此时应考虑删除该条目。例如：两个条目的均数分别为 3 和 4.5，不能盲目地删除均数为 4.5 的条目，此时还要看两个条目的离散趋势哪个大，如果均数 4.5 条目的标准差也小于均数为 3 条目的标准差时，应考虑删除该条目。

（3）条目间相关系数法（MIIC）　是检验量表内部一致性的方法。用于了解条目分数与真分数之间的关系，条目之间的相关系数越高，则说明条目的同质性越好，条目的信度也越高，即条目与真分数之间的关系越密切。另外，在同一个维度中，如果条目间相关性很低或是呈负相关，则说明条目为异质，任何一个条目如果和该维度中的某些条目呈正相关，而和另一些条目呈负相关，而且这种负相关无法通过分数逆转消除，就应删除该条目。分数逆转是指量表中的某些负性条目的评分数据经过统计学处理转为正向数据进行计算，如测量情绪，有高兴的条目也有悲伤的条目，如果使用同一种类相同顺序的备选项时，需要通过统计学软件对负性条目的测评数据进行分数逆转后计算。

（4）检验法　计算每一条目高低分组临界比率值（C 值），也称决断值。具体做法是将受试对象总得分按其高低排序，将总分最高的 27% 个体分为高分组，总分最低的 27% 个体分为低分组，统计比较各条目高分组与低分组的得分。删除条目的标准是两组得分差别无统计学意义（$P > 0.05$）的条目考虑删除，以提高条目的区分性和敏感性。但注意样本量大小，如果样本量小（100～200 例），容易测出差别无统计学意义（$P > 0.05$），如果样本量大（500～1000 例），即便实际无区分度，也可以出现差别有统计学意义（$P < 0.05$）。因此，样本量较大时，不宜使用 t 检验筛选条目。

2. 量表内部一致性法

量表内部一致性常用条目与其所属维度间的相关系数、条目与量表间的相关系数计算。当条目得分变化方向与维度或量表得分变化方向一致时，相关系数高，说明该条目对维度或量表有一定代表性，量表的内部一致性好，量表的信度高。一般认为，相关系数 >0.8 时，两者间具有较强的相关，<0.3 时，相关较弱。量

表一般取 0.4 为标准，因此条目与维度分之间的相关系数在 0.3～0.8，会产生良好的信度；相关系数＜0.4 的条目删除，但是如果条目较少时，也可降低到＜0.3，说明该条目与所要测量的维度的内部一致性较差。

3. 探索性因子分析

探索性因子分析筛选条目，删除条目的标准是，因子载荷＜0.4、共同度＜0.2、两个及以上公因子的载荷＞0.4 的条目予以删除。原则上不符合以上 1 个条件的条目就应删除，但有时也要结合专业意义决定条目的取舍，可暂时保留不够条件的条目，根据正式测试数据最终决定其取舍。

4. 经验法

课题组成员结合专业意义，对使用上述方法拟删除的条目进行综合分析与判断，对部分条目进行调整，进一步保证量表条目的重要性，从而形成暂定版量表。此时需要注意的是，在条目筛选时，如果保留了质量不高的条目，在正式版量表大样本测试时，也会影响量表的质量。因此，保留这些条目时要慎重。

筛选后的条目进行信度检验，如果信度不高，应重新审核删除的和保留的条目，进行微调后再做信度检验。信度检验常用方法具体见本章第五节。

五、形成正式版量表

使用暂定版量表对大样本进行测试，对回收的有效数据进行探索性因子分析和验证性因子分析，再对其进行效度检验，有时需要进行几次，直至量表形成较好的维度，然后进行信度检验，最终形成正式版量表。

第四节　国外量表的使用

国内护理界对量表研制开始较晚，而在国外发展比较成熟。因此，国内护理研究者更愿意借鉴国外发展成熟的量表对概念进行测量。但不同文化背景的人们会有不同的健康保健行为、对事物有不同的认识和理解。因此，翻译后的量表既要适合中国的文化特点，又不偏离原文的意思，保证目标量表和原量表的等同性。量表汉化步骤如下。

1. 翻译

翻译前，研究者应充分了解源量表开发及编制的背景、发展、评价和使用情况，以便对是否要进行量表汉化做出正确决策。在得到原作者的授权许可后进行翻译。

（1）正向翻译　选择两个或多个有经验的翻译者（母语为中文），彼此独立地将外国语言的量表翻译成汉语。要求这两名翻译者必须有不同的经历和文化背景，一名翻译者能够理解量表所测量的概念，可以从临床和量表测量学两个角度保证量表的对等性；另一名翻译者被称为单纯的翻译者，最好没有医学背景，也不具备测量学知识，但语言及翻译水平高于第一名翻译者，能更准确地理解源量表条目的意思。再请有双文化背景的双语人员对两个翻译版本进行评判和讨论，最终形成一个符合中国文化习俗、具备可读性和可理解性的中文版量表。

（2）回译（back-translation）　由一位或多位语言功底好、对源量表不知情的翻译者（母语最好为英语）将中译版量表翻译回原语言。然后请另一名双语人员进行比较，组织讨论，确定最终回译版量表。

（3）比较源量表和回译版量表　请专家（包括方法学专家、卫生保健专家、语言学专家和所有翻译者）对源量表与回译的源语言综合版本的量表进行比较、分析和修改，并反复使用回译技术，直到两个量表在内容、语义、格式和应用上一致。

2.文化调适与预实验

为使引入的量表适用于中国的文化背景，需要在翻译的基础上对某些条目进行修订。例如，在翻译美国的"护理工作环境量表"时，因中美卫生系统职务名称不同，研究者将原文中的"护理管理者（nursing manager）"翻译为"护士长"，将"护理首席执行官（nursing executive）"改为"护理部主任"。此外，中国台湾和中国香港使用繁体字，而且措辞、专业术语、名称等均有差异，所以引入台湾和香港的量表时也要进行文化调适。量表的文化调适可以通过专家委员会讨论和预试验进行。专家委员会审核量表指导语，确定翻译的条目的准确性和可读性，提出建议，统一分歧，最后对最终版本评分，评估翻译效度和内容效度。预试验可采用访谈法了解受测者对内容的理解度、填表感受，从研究者角度检验量表的准确性，从研究对象角度评价量表的效度。

3.量表的性能评价

量表的性能评价是指从统计学角度客观衡量源量表与中文版量表间的等同性，并检验其在研究人群的测量特征。寻找一定数量的双语样本（既懂中文又懂源语言的样本）对两种语言版本的量表进行作答，随后比较源量表与中文版量表所得总分之间及各项目得分的相关性。相关程度越高，两版本量表的等同性越好。如果选取双语样本有困难，也可选只懂中文的研究样本进行预试验，比较原量表与中文版量表的应答情况。评定中文版本量表的信度和效度，常用的测量指标有内部一致性信度、重测信度、折半信度、评论者间信度，内容效度、探索性因子分析、效标关联效度。如果与源量表的信效度接近，说明两个版本量表的等同性好。

第五节 量表的信度和效度评价

一、信度

信度（reliability）是对测量结果一致性程度或可靠性程度的估计，即测量工具能否稳定地测量所测的事物或变量。当使用同一研究工具重复测量某一研究对象时所得结果一致性程度越高，则该工具的信度越好。或者说，越能反映研究对象真实情况的工具，其信度也就越高。信度有稳定性、内在一致性、等价性三个主要特征。具体选择哪些特征来表示研究工具的信度，取决于研究工具的特征和研究者的关注重点。

1. 稳定性

稳定性（stability）是指用同一研究工具两次或多次测定同一研究对象，所得结果间的一致性程度。一致性程度越高，研究工具的稳定性就越好。研究工具的稳定性用重测信度来表示，即稳定系数。重测系数（test-retest reliability）是应用同一测验工具，对同一研究对象先后两次进行测评，然后计算出两次测量所得分数的相关系数。相关系数介于0~1。相关系数越趋近于1，一致性程度越高，稳定性越好，测量的结果也越好。例如：使用跌倒风险评估量对10例住院老年人进行跌倒风险测量，第一次测量结果为10、3、5、4、12、2、3、14、3、6；第二次测量结果为6、5、5、6、15、1、5、16、5、4。计算重测相关系数为0.881。

使用重测信度要注意：①所测量的心理特征必须是稳定的，如个性、价值观、自尊、生活质量等变量，可用重测信度来表示研究工具的信度。而诸如测量态度、行为、情感、知识等性质不稳定变量的工具，则不宜使用重测信度来反映其稳定性的高低。②在两次施测间隔期内，研究对象没有接受与所测心理特质相关的学习和训练。③两次测量之间的间隔时间要适当。重测信度易受练习和遗忘的影响，如果两次间隔时间太短，则因上次测验的记忆，夸大测量工具的稳定性；如果间隔时间太长，则由于身心发展与学习经验的积累导致分数改变，相关性降低，影响稳定性。间隔时间的确定要考虑测验的目的、性质以及被试的特点，总的原则是时间间隔要足够长，以使第二次测量对第一次测量的结果不会产生影响。一般说来，以2~4周为宜。④测量环境的一致。在进行重测时，应尽量保证第二次测量的环境与第一次测量的环境相同，以减少外变量的干扰。例如，保持相同的测试者、相同的测量程序、相同的测量时间以及相似的周围环境。

2. 内在一致性

内在一致性（internal consistency）是指研究工具各项目之间的同质性和内在

相关性。内在相关性越大或同质性越好，说明组成研究工具的各项目在一致地测量同一个问题或指标，信度越好。内在一致性只需要测量一次，更加经济而且更适用于心理、社会学方面的研究，因此应用最广。常用的反映研究工具内在一致性的指标有折半信度、Cronbach's α 系数、KR-20 值。

（1）折半信度（split-half reliability）　是将组成研究工具的各项目（如组成一份问卷中的各题目）分成两部分后分别计分，然后对这两部分的数值进行相关性分析，再用 Spearman-Brown 公式计算信度：$r_{xx}=2r_{hh}/(1+r_{hh})$，其中，$r_{xx}$ 代表研究工具的信度，r_{hh} 代表两折半组间的相关系数。常用的折半方法有奇偶折半法和前后折半法。假设一个有关护理人员工作态度的调查问卷由 100 题组成，已对 10 名护士进行了预调查。奇偶折半即是指从每个护士所答的问卷中得到 50 道奇数题得分（即 1、3、5、7、9、…、99 题各题分数之和）和 50 道偶数题得分（即 2、4、6、8、10、…、100 题各题分数之和）。前后折半法是计算第 1 题到第 50 题的得分和第 51 题到第 100 题的得分。不同折半方法计算的折半信度不同，奇偶折半法更常用，可避免顺序效应。

（2）Cronbach's α 系数与 KR-20 值（Kuder-Richardson formula 20）　是计算工具中所有项目间的平均相关系数，一般要求问卷的 Cronbach's α 系数大于 0.80。KR-20 值是 Cronbach's α 的一种特殊形式，适用于二分制的研究工具，例如回答"是"或"否"、"正确"或"错误"的研究工具。两者的计算较为复杂，可通过统计分析软件计算，在计算过程中，如果问卷条目的应答方式为二分制时，Cronbach's α 系数即相当于 KR-20 值。见图 16-1。

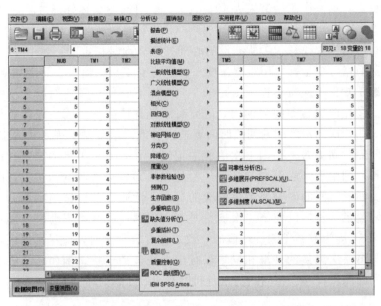

图 16-1　SPSS 统计分析软件计算 Cronbach's α 系数与 KR-20

3. 等价性

等价性（equivalence）是指不同观察者使用相同的测量工具测量相同对象，或者两个相似的测量工具同时测量同一对象时，所得结果的一致性程度。研究工具的等价性特征用评定者间信度和复本信度来表示。

（1）评定者间信度（inter-rater reliability）　有些问卷不是根据客观的计分系统计分，而是由调查者给被测者打分或评定等级，这种测量的可靠性主要取决于调查者评分的一致性和稳定性。对于这种标准化程度较低的测量，就必须计算评分者信度。评分者信度分为评分者间信度和评分者内信度，前者是用于度量不同调查者间的一致性，后者是度量同一调查者在不同场合下（如不同时间、地点）的一致性。评分间信度和评分内信度可用 Pearson 相关系数或 Kendall、Spearman 等级相关系数表示。评定者间信度至少要达到 0.6，≥0.75 时认为问卷的信度非常好。例如：在"中文版服药信念特异性问卷用于换瓣术后抗凝患者的信效度检验"研究中，为了测量中文版服药信念特异性问卷评分者信度，研究者随机抽取 20 例患者分别由两名调查员评估，确定评分者间的一致性信度。结果显示问卷总分评分者间的一致性信度为 0.93，必要性和顾虑两个因子评定者间的一致性信度分别为 0.95 和 0.83，表明该问卷具有较好的评分者信度。

（2）复本信度（alternate forms reliability）　又称为等值性信度（equivalence reliability），是采用两个或两个以上的大致相同的研究工具对同一研究群体进行测量，所得结果的一致性程度。评估复本信度要用两个复本对同一群受试者进行测量，然后计算两种复本测量分数的相关系数。相关系数反映的是测量分数的等值性程度。测定复本信度也应考虑复本实施的时间间隔，一般来说应同时进行，以剔除时间的影响。例如在"中年女性健康知、信、行问卷初步编制及信、效度检验"研究中，为了测量中年女性健康知、信、行问卷的复本信度，在初次调查的同时，对健康相关知识部分采用内容、形式、难度与原始问卷高度相似的复本对 50 人进行了调查。统计分析原本与复本的积矩相关系数，得复本信度为 0.897，表明该量表具有较好的复本信度。

二、效度

效度（validity）也称精确度，是指某一研究工具反映它所期望研究概念的程度。反映期望概念的程度越高，效果越好。研究工具的效度可以用表面效度、内容效度、校标关联效度、结构效度等来反映。但是效度的高低不像信度那样易于评价，一些测量效度的方法并没有数字依据。

1. 表面效度

表面效度（face validity）是指测量结果与人们头脑中的印象或学术界形成共

识的吻合程度，如果吻合度高，则表面效度高。例如，某问卷要测量护理人员的洗手状况，问题的内容涉及洗手的次数与洗手时间的长短及方法等。由于问卷的内容从"表面"上看起来都与洗手状况有关，所以该问卷的表面效度成立。但是表面效度并不能保证其内容效度符合要求。有些问题的调查，直接提问得不到真实的回答，需"牺牲"表面效度，以换取其他效度。因为表面效度是直觉判断，属主观评价指标。它仅用"有或无"来反映量表效度，不能体现程度大小。故不作为问卷的有力证据，常用于效度测定的开始阶段，是其他效度测定的基础。

2. 内容效度

内容效度（content validity）是指工具是否包括足够和恰当的条目，是否有恰当的内容分配比例。内容效度建立在大量文献查阅、工作经验以及综合分析的基础之上，多由有关专家委员会对题目内容及分布的合理性进行评议。评判专家的选择直接影响内容效度的评定结果，所以需十分慎重。专家在该领域须具有丰富的经验和素质。研究概念涉及不同学科时，还需要不同学科的专家进行评判。例如，在设计脑卒中患者自我护理能力的测量工具时，需要有自我护理概念理论方面的专家，脑卒中患者护理实践方面的专家及工具构建专家等来进行评判。专家人数 3～10 人，5 人较为合适。如需专家二次评议，则两次评议时间最好间隔 14 天左右，以免时间过近，专家们对第一次评议结果仍有印象而影响第二次评议结果。标准的内容效度评价应向每位专家发介绍信、研究介绍及内容评定问卷。

内容效度指数（content validity index，CVI）是评估内容效度的基本方法，包括条目水平 CVI（item-level CVI，I-CVI）和量表水平 CVI（scale level CVI，S-CVI），I-CVI 是由专家组成员根据每个条目与研究概念的关联性分别评分，评分为 3 或 4 的专家数除以专家总数即 I-CVI。I-CVI 反映的是评定者间的一致程度，会受到机会的影响。当两名专家对某条目评定时，会有 25% 的机会评出一致结果，即机会一致率。因此，有学者提出当专家数少于或等于 5 时，必须所有的专家意见都一致，才能保证内容效度。当专家人数增加时，此标准可以降低，但 I-CVI 需达到 0.78 以上。根据每个条目的 I-CVI 决定保留、修改还是舍弃该条目。S-CVI 是由专家评为 3 或 4 的条目除以条目总数，S-CVI 至少应达到 0.80。这种方法计算的 CVI 实际上是全体专家意见一致性情况，专家数目越多，所有专家一致同意的条目就会越少。因此，有学者提出了 S-CVI/Ave（均值 S-CVI），即所有 I-CVI 的平均值，S-CVI/Ave 应达到 0.90 以上。

3. 效标关联效度

效标关联效度（criterion-related validity）反映的是研究工具与其他测量指标之间的相关关系，而未直接体现研究工具与其所测量概念的相符程度。相关系数越高，表示研究工具的效度越好。例如，编制一个测量生活质量的新量表，其测量的结果与世界卫生组织的生活素质量表的结果相似，即新量表得分高者，在世界卫生组织的生活素质量表中的得分也高，表明新量表的效标关联度好。效标关联度可分为同时效度和预测效度。

（1）同时效度（concurrent validity）　是指测量工具与现有标准之间的相关程度。例如，要验证测量"腋下温度"是否为测量体温的有效方法，现已知测量口温是有效的体温测量方法，以口温为标准，计算腋温与口温数值之间的相关系数，相关系数高，表明同时效度高。一般而言，当相关系数≥0.70时，测量工具被认为是质量较好、可接受的。

（2）预测效度（predictive validity）　是指测量工具作为未来情况预测指标的有效度程度。例如，研究者欲评价 Braden-Q 儿童压疮风险评估量表（Braden-Q 量表）对儿科重症患者发生压疮的预测效度，利用方便抽样在某市儿童医院的重症监护室收集样本 111 例。由两名临床护士担任数据收集员，分别独立负责 Braden-Q 量表评分和皮肤评估，结果实际发生压疮 7 例，发生率为 6.3%。当 Braden-Q 量表评分为 17 分时作为预测临界值，此时灵敏度为 0.571，特异度为 0.365，量表的受试者工作特征曲线下面积为 0.547，说明 Braden-Q 量表对儿科重症患者发生压疮风险的预测效度一般，有待改进和完善。

4.结构效度

结构效度（construct validity）是指测量到所测概念的理论结构或特质的程度。它主要回答"该工具到底在测量什么？""使用该工具能否测量出想研究的抽象概念？"这类问题。结构效度反映的是问卷与其依据的理论或概念架构的密切程度。估计结构效度的常用方法是因子分析（factor analysis）。它是将一个量表中原有的全部问题的得分用数学方式重组，成为若干个数值上互不相关的因子，并将各因子与量表中各条目做相关分析，然后再将各因子相关程度高的条目重组、解读，确定各因子的特性。最后看各因子是否包含于理论或概念架构之内。例如，研究者在设计艾滋病歧视量表时，测量的主概念为"歧视"，在此概念下包括了"担心传染和感染疾病"、"将艾滋病与耻辱、责怪和偏见联系在一起"、"个人歧视行为"和"社会歧视行为"四个次概念，每个次概念有 6 个问题，共 24 个问题条目。研究者用因子分析法检测该量表的结构效度，发现 24 个条目体现了 4 个因子，各由 6 个条目来表达，完全符合研究者在设计该量表时的具体条目分布。该量表的结构效度通过因子分析的方式得到确认，或者说明该量表反映了所期望测量的概念。

信度和效度是反映测量工具质量高低的两个重要指标，他们不是"有"或"无"的关系，而是程度上的"高"或"低"的问题。信度和效度紧密联系，信度低的工具效度肯定不高，但信度高的工具效度未必高。信度是效度的必要条件，效度必须建立在信度的基础上，没有效度的测量，即使它的信度再高，这样的测量也是没有意义的。因此，只有选择高信度和高效度的研究工具才能收集准确可靠的资料。

第六节 量表的质量评价

在护理临床工作中，量表、问卷、调查清单等测量工具的使用越来越普遍，对这类测量工具的质量要求也越来越高。面对种类繁多、功能复杂的测量工具，亟需特定的评价工具或系统来评估各种测量证据的质量和强度，为临床护理决策提供科学有效的依据。2012年，澳大利亚学者 Kat Leung 制定并发表了心理测验分级框架（the psychometric grading framework，PGF）。该框架借鉴了 GRADE 和 AGREE Ⅱ 等分级系统的相关经验，将现有的最佳证据与工具强度的整体分级相结合，使用评分系统来评估证据的强度，将评估结果分为四个等级，直接比较和反映各种测量工具的有效性，以确定某一测量工具是否值得推荐或应用。

一、测量工具分级框架的结构

PGF 包括测量水平和证据强度分级两个量表（表 16-1 和表 16-2）。测量水平量表基于效度和信度两个维度对测量工具进行评测，其中效度反映测量工具或手段的有效性和准确性，包括内容效度、结构效度和效标效度三个指标；信度反映在不同情况下进行反复测量后结果的一致性与稳定性，包括内部一致性、重测信度和评分者信度三个指标。每个指标都是一个独立的模块，使用客观、量化的统计学检验方法和效应值范围作为评判依据，将评测结果从高到低依次分为 A、B、C、D 四个等级，最终形成一个分级矩阵。

证据强度分级采用定量方法，由测量工具信度和效度六个特性的综合情况所决定。在评测结果中，A 和 B 为强测量指标，C 和 D 为弱测量指标。A 和 B 的数量对于确定测量工具证据的强度具有决定性作用，同时也允许最终结果指标中没有 A 和（或）B 的情况存在，此时 C 和 D 的数量对强度分级同样存在影响，但影响相对较小。评估结果的等级取决于各测量指标的强度和数量，有多种组合，见表 16-2。

二、操作实例

以循证实践问卷（the evidence based practice questionnaire，EBPQ）为例，使用 PGF 开展其有效性等级评估。EBPQ 共有 24 个条目，分为三个分量表，对其评估过程分为三步。

表 16-1 测量工具等级评定表

等级	内容效度	结构效度	校标关联效度	内在一致性	重测信度	评定者间信度
一		·聚集/离散：方差分析（Cohen's f 值）/T 检验（Cohen's d 值）或 η^2/Pearson 相关系数（r）/相关系数（ρ）·矩阵/因子分析：百分比变化，KMO 值，概率 P 值，Cronbach's α 系数	·当前/预测：方差分析（Cohen's f 值）/T 检验（Cohen's d 值）或 η^2/Pearson 相关系数（r）/Spearman 相关系数（ρ）/概率 P 值·诊断与筛检：ROC 曲线下面积（AUC），阳性似然比（LR＋），阴性似然比（LR－）	Cronbach's α 系数 KR-20/折半信度	Kappa 系数（κ）：Landis's κ 或 Fleiss's κ 组内相关系数（ICC）/Pearson 相关系数（r）/概率 P 值	Kappa 系数（κ）：Landis's κ 或 Fleiss's κ 组内相关系数（ICC）/Pearson 相关系数（r）/概率 P 值
A		Cohen's f≥0.40/Cohen's d≥0.80 or η^2≥0.14 r 或 ρ=±0.50～±1.0 KMO≥0.80 百分比变化≥70% $p<0.05$ α≥0.90	Cohen's f≥0.40/Cohen's d≥0.80 或 η^2≥0.14 r 或 ρ=±0.50～±1.0 $P<0.05$ AUC>0.9 LR＋>10 或 LR－<0.10	α≥0.90	Landis's κ≥0.81 或 Fleiss's κ>0.75 ICC>0.75 r≥0.95 $p<0.05$	Landis's κ≥0.81 或 Fleiss's κ>0.75 ICC>0.75 r≥0.95 $p<0.05$
B		Cohen's f=0.25～0.39/Cohen's d=0.50～0.79 或 η^2=0.06～0.13 r 或 ρ=±0.30～±0.49 KMO=0.70～0.79 百分比变化≥70% $p<0.05$ α=0.80～0.89	Cohen's f=0.25～0.39/Cohen's d=0.50～0.79 或 η^2=0.06～0.13 r 或 ρ=±0.30～±0.49 $p<0.05$ AUC=0.70～0.90 LR＋=5.0～10 和 LR－=0.10～0.20	α=0.80～0.89	Landis's κ=0.61～0.80 或 Fleiss's κ=0.60～0.75 ICC=0.60～0.74 r=0.90～0.94 $p<0.05$	Landis's κ=0.61～0.80 或 Fleiss's κ=0.60～0.75 ICC=0.60～0.74 r=0.90～0.94 $p<0.05$

等级	内容效度	结构效度	校标关联效度	内在一致性	重测信度	评定者间信度
C	专家咨询	Cohen's f=0.10~0.24/Cohen's d=0.20~0.49 或 η^2=0.01~0.05 r or ρ=±0.10~±0.29 KMO=0.60~0.69 百分比变化≥70% p<0.05 α=0.70~0.79	Cohen's f=0.10~0.24/Cohen's d=0.20~0.49 或 η^2=0.01~0.05 r或ρ=±0.10~±0.29 p<0.05 AUC=0.50~0.69 LR+=2.0~5.0 和LR-=0.50~0.20	α=0.70~0.79	Landis's κ=0.41~0.60 或Fleiss's κ=0.40~0.59 ICC=0.40~0.59 r=0.85~0.89 p<0.05	Landis's κ=0.41~0.60 或Fleiss's κ=0.40~0.59 ICC=0.40~0.59 r=0.85~0.89 p<0.05
D	临床专家意见;参与者意见反馈;文献回顾	Cohen's f<0.10/Cohen's d<0.20 或 η^2<0.01 r或ρ<±0.10 KMO=0.5~0.59 百分比变化<70% p≥0.05 α≤0.69	Cohen's f<0.10/Cohen's d<0.20 或 η^2<0.01 r或ρ<±0.10 p≥0.05 AUC≤0.49 LR+=1.0~2.0 和LR-=0.50~1.0	α≤0.69	Landis's κ<0.40 或Fleiss's κ<0.40 ICC≤0.39 r≤0.84 或p≥0.05	Landis's κ<0.40 或Fleiss's κ<0.40 ICC≤0.39 r≤0.84 或p≥0.05

表 16-2 证据强度分级量表

证据强度分级	含义	描述	评估结果示例
好	测量工具有效性很好，值得推荐或应用于临床实践的测量工具	三个或以上 A 和（或）B	A+A+B+C
适当	测量工具的有效性较好，可以推荐或应用	两个或以上 A 和（或）B	A+B+C+D
弱	测量工具的有效性一般，推荐优先使用其他有效性更高的测量工具	一个 A 或 B	B+D+C
非常弱	测量工具的有效性很差，不值得推荐或应用	无 A 或 B，只有一个或多个 C 或 D	D+C

第一步阅读相关文献或清单简介，了解评估工具的内部结构与统计学检验方法，并从中提取出针对该工具或影响结果的所有测量证据指标与统计学依据。循证实践问卷（EBPQ）所体现的测量特性为内容效度、内部一致性、结构效度、区别效度，因此我们将从以上四个特性提取数据相关证据进行有效性评估，得到的所有测量特性与其对应的测量证据指标如下。

① 内容效度：通过一个由卫生保健专业人员组成的指导小组进行审核。

② 内部一致性：$\alpha=0.87$。

③ 结构效度：$r=0.30$（$P<0.001$）。

④ 区别效度：$\eta^2=0.02$（$P\leqslant0.01$）。

第二步由研究人员使用表 16-1 将所得的测量指标和统计学依据匹配到最接近的等级范围（A～D），每个证据指标对应一个级别。EBPQ 根据测量水平量表所得的等级情况如下。

（1）内容效度　EBPQ 的内容效度通过专家小组进行审核，并由经验丰富的与医疗相关的专业人员进行完善，与表 16-1 对应等级为 C。

（2）内部一致性　整个调查问卷的内部一致性采用总相关性与 Cronbach's α 进行评估，Cronbach's α 范围通常在 0～1 之间，Cronbach's α 的值越大，则提示信度越高。各分量表的内部一致性均较好，最终得出为 $\alpha=0.87$，说明量表的内部一致性非常好，即量表的信度非常好，与表 16-1 对应等级为 B。

（3）结构效度　使用皮尔逊积矩相关系数（r）进行评估，评估确定 r 的范围在 0.3～0.4（$P<0.001$），表明存在适度的相关性，与表 16-1 对应等级为 B。

（4）区别效度　采用独立样本 t 检验，来评估该问卷的区别效度，得出 $\eta^2=0.02$，表明该问卷具有较好的区别效度。与表 16-1 对应等级为 C。

第三步如表 16-2 所示，EBPQ 的测量指标结果为 C+B+B+C，有 2 个 B，分级为"适当"。

（张庆华　黄维肖）

思 考 题

1.信度和效度的含义各是什么，各有哪些评价指标？

2.如何对测量证据进行评价与分级？

3.研制和汉化量表时的注意事项有哪些？

第十七章
医学研究注册与报告

 学习目标

识记：临床试验概念、主要注册平台、常见报告规范名称。

理解：提高研究质量的策略。

运用：注册临床试验、报告规范的使用。

由研究注册、研究报告规范构建的透明化研究策略，能有效地从研究入口至出口全过程把关研究质量，提高研究结果的真实性、可靠性和完整性，促进研究成果的转化，可更好地服务于医疗卫生决策和实践。WHO 国际临床试验注册中心、PROSPERO 注册平台、Cochrane 协作网、EQUATOR 协作网、CONSORT 工作组等组织和平台的建立，相关方法学和标准的出台，均有效地推动和促进了医学研究透明化体系的发展。

第一节　医学研究注册

研究证据的科学性、真实性、完整性、伦理性和可及性直接影响循证决策。在公共平台对医学研究进行注册，将整个研究的设计、实施过程、结果数据免费置于公众视野，促进医学研究的透明化，提高研究质量。国际医学期刊编辑委员会（ICMJE）要求所有以影响临床实践为主要目的的试验都需要注册后才能发表，即所有在人体实施的试验都应先注册后实施。

一、临床试验注册

（一）定义及意义

世界卫生组织国际临床试验注册平台（WHO International Clinical Trials

Registry Platform，WHO ICTRP）从注册角度定义临床试验为：前瞻性地将人或人群分配到健康相关的干预措施中去评价其健康相关结果的效果。所有在人群、人体和采用人的标本进行的研究均需在招募首个受试者前，接受方法学与伦理学的双重审查，将临床试验的设计、实施、监管和研究结果的相关信息在国际认可的注册中心公开，任何人均可免费获取卫生研究的相关信息，实现卫生研究设计、实施过程和结果的透明化，并可溯源。

临床试验注册具有伦理和科学意义，与公众利益息息相关。公开临床试验信息，并将其置于公众监督之下是试验研究者的责任和义务。公开所有已启动研究的无偏倚信息也有利于全球共享知识，符合公众利益，充分体现了公众对卫生研究信息的知情权和监督权，利于提高卫生研究的公信度。另外，临床试验注册有利于公众获取研究方案信息和研究结果，将有助于：①尽量减少因重复已验证过的干预措施所造成的风险和潜在危害；②公开既往临床试验的经验可推动未来研究发展；③识别并避免不必要的重复性研究和文献发表；④识别并避免选择性报告研究结果（报告偏倚）；⑤便于比较伦理学认可的原始研究方案和研究的实际实施情况；⑥通过提供正在进行研究的信息来加强研究者之间的合作；⑦唯一注册号也可帮助研究者追踪系统评价或卫生研究的应用情况及其产生的影响；⑧有助于全球研究者获取有关健康或疾病准确而无重复的数据；⑨利于发现并控制研究设计偏倚，保证证据的完整性，保证普通文献收藏机构不遗漏任何试验结果等，利于鉴定和避免发表偏倚。

（二）临床试验注册平台

1. WHO 注册网络

WHO 注册网络（WHO Registry Network）由一级注册中心（Primary Registry）、成员注册中心（Partner Registy）、数据提供者（Data Providers）以及与 ICTRP 合作争取成为 WHO 一级注册机构的注册中心组成。一级注册中心必须在内容、质量和真实性、可及性、唯一识别号、技术能力和管理方面达到特定的标准。成为一级注册中心还必须具备的前置条件包括：①具有国家或地区权限或由政府支持；②由非营利机构管理；③向所有注册者开放。目前，经 WHOICTRP 认证的一级注册中心共 16 个（表 17-1）。

成员注册中心需达到与一级注册中心同样的标准，只是无须具备一级注册中心的三个前置条件。成员注册中心必须建在一级注册中心或 ICMJE 认证的注册中心之下。一级注册中心也必须确保其下设成员注册中心达到 WHO 的标准。

数据提供者包括所有 16 个一级注册中心和美国临床试验注册中心（ClinicalTrials.gov），均负责向 WHO ICTRP（WHO Central Repsitory）提交数据。其中美国临床试验注册中心、澳大利亚新西兰临床试验注册中心、中国临床试验注册中心、欧盟临床试验注册库、英国国际标准随机对照试验号注册中

表 17-1　ClinicalTrials.gov 及 WHO ICTRP 一级注册中心

机构名称（中文）	成立年份	语言	管理机构	区域范围	干预性研究注册	观察性研究注册	是否提供补充注册	是否提交研究方案	是否提交研究结果
美国临床试验注册中心 （Clinical trials. gov）	2000	英文	美国国立卫生研究院	全球	√	√	否	是	是
英国国际标准随机对照试验注册中心 （International Standard Randomised Controlled Trial Number, ISRCTN）	2000	英文	生物医学中心	全球	√	√	是	否	是
欧盟临床试验注册库 （EU Clinical Trials Register, EU-CTR）	2004	英文	欧洲药品管理局	欧盟、欧洲经济区	√	×	是	是	是
荷兰临床试验注册库 （The Netherlands National Trial Register, NTR）	2004	英文	荷兰 Cochrane 中心	荷兰	√	√	是①	不清楚	否
澳大利亚新西兰临床试验注册中心 （Australian New Zealand Clinical Trials Registry, ANZCTR）	2005	英文	悉尼大学 NHMRC 临床试验中心	全球	√	√	是	不清楚	是
斯里兰卡临床试验注册中心 （Sri Lanka Clinical Trials Registry, SLCTR）	2006	英文	斯里兰卡临床试验注册中心委员会	全球	√	×	否	不清楚	否
中国临床试验注册中心 （Chinese Clinical Trial Registry, ChiCTR）	2007	中文、英文	四川大学华西医院中国循证医学/Cochrane 中心	全球	√	√	是	是	是
印度临床试验注册中心 （Clinical Trial Registry-India, CTRI）	2007	英文	印度医学研究委员会国家医学统计研究所	印度和其他无一级注册机构的国家	√	×	是	是	否
古巴临床试验注册公共注册中心 （Cuban Public Registry of Clinical Trials, RPCEC）	2007	西班牙文和英文	古巴国家临床试验协调中心	全球	√	×	否	不清楚	否

机构名称（中文）	成立年份	语言	管理机构	区域范围	干预性研究注册	观察性研究注册	是否提供补注册	是否提交研究方案	是否提交研究结果
秘鲁临床试验注册中心 (Peruvian Clinical Trial Registry，REPEC)	2007	西班牙文和英文	秘鲁国家卫生研究所	秘鲁	√	×	否	是	否
德国临床试验注册中心 (German Clinical Trials Registry，DRKS)	2008	德文和英文	弗莱堡大学，医学计量和医学信息学研究所	全球	√	√	是	是	是
伊朗临床试验注册中心 (Iranian Registry of Clinical Trials，IRCT)	2008	波斯文和英文	伊朗卫生和医学教育部	全球	√	×	不清楚	不清楚	否
日本一级注册中心网络 (Japan Primary Registries Network，JPRN)	2008	日文和英文	日本国立大学医院理事会、日本药品信息中心、日本医学会临床试验中心	日本	√	不清楚	不清楚	不清楚	否
泰国临床试验注册中心 (Thai Clinical Trials Registry，TCTR)	2009	泰文和英文	泰国生命科学中心	泰国	√	√	是	不清楚	否
泛非临床试验注册中心 (Pan African Clinical Trial Registry，PACTR)	2009	英文	南非Cochrane中心	非洲	√	×	否	不清楚	否
巴西临床试验注册中心 (Brazilian Clinical Trials Registry，ReBec)	2010	英文、葡萄牙文、西班牙文	Oswaldo Cruz基金会	巴西	√	√	不清楚	不清楚	否
韩国临床研究信息服务中心 (Clinical Reseach Information Service，Republic of Korea)	2010	韩语和英文	韩国疾病预防控制中心	韩国	√	√	不清楚	不清楚	是

① 仅对正在进行中的临床试验提供补注册，对已完成试验不提供补注册。

心和荷兰临床试验注册库每周向 WHO ICTRP 检索平台提交数据，其余 11 个一级注册中心每 4 周向 WHO ICTRP 检索平台提交数据。WHO ICTRP 的检索入口直接与中央数据库连接，并与一级注册中心链接，查询临床试验的所有信息。但在 WHO ICTRP 检索平台上无法注册临床试验，在 WHO ICTRP 或 ICMJE 认可的一级注册中心网站上均可注册临床试验。WHO ICTRP 要求的注册范围为干预性研究，部分一级注册中心及美国临床试验注册中心已将注册范围扩展到观察性研究（包括真实世界研究），甚至基础研究。

2. 注册流程

临床试验注册的基本流程分为 6 步：①获取登录权限；②登录注册系统，完成注册信息表，提交数据；③提交所需文件；④完成注册；⑤同步更新试验实施信息；⑥发表试验结果。

WHO ICTRP 要求注册时需完成 24 项必备条目（表 17-2），ICMJE 也支持该最低注册要求，并将其作为 ICMJE 对临床试验报告的要求，只有当作者在试验之初就完成了符合 WHO 最低要求的所有 24 条信息的注册，ICMJE 的成员期刊才会考虑发表其研究结果。

表 17-2　WHO ICTRP 临床试验注册最低要求 24 个条目

序号	条目	主要内容
1	一级注册机构和试验识别号	一级注册机构名称，以及由一级注册机构为试验分配的唯一识别号
2	在一级注册机构注册的日期	试验在一级注册机构正式注册的日期
3	次要识别号	由一级注册机构分配的试验识别号之外的其他识别号，包括：通用试验编号（universal trial number, UTN）、由负责人分配的标识号，由其他试验注册机构分配的识别号，以及由资助机构、合作研究小组、监管机构、伦理委员会所编的标识号
4	资金和材料支持的来源	提供研究资金和材料的机构名称
5	主要负责人	发起、管理和（或）资助研究的个人、组织、团体或其他法律实体，其可以是也可以不是研究的主要出资人
6	次要负责人	主要负责人外的其他个人、组织或其他法人
7	公众问题咨询人	咨询人的电子邮件地址、电话号码和邮寄地址，以回复来自公众对当前招募状态相关信息的咨询
8	研究问题咨询人	PI 的姓名、职务、电子邮件地址、电话号码、邮寄地址和单位；PI 委托咨询人的电子邮件地址、电话号码、邮寄地址和单位
9	公众标题	用通俗易懂的语言写给公众看的标题
10	研究标题	研究方案中所写的，递交给基金和伦理审查机构的科学标题
11	招募国家	计划或已经招募受试者的国家

序号	条目	主要内容
12	研究的健康状况或问题	研究的主要健康状况或问题（如抑郁症、乳腺癌或用药差错）
13	干预措施	干预措施的名称和干预的具体细节（如药物干预须描述剂型、剂量、频率和使用时间）
14	主要纳入和排除标准	受试者选择的纳入和排除标准，包括年龄、性别、临床诊断、合并疾病等；排除标准通常用于确保患者安全
15	研究类型	包括：①研究类型（干预性或观察性）；②研究设计，如分配方法（随机/非随机）、盲法（是否采用，如采用，盲的对象）、分组（单臂、平行、交叉或析因）、目的；③分期（如有）。随机试验还要提供分配隐藏的机制和随机序列产生的方法
16	第一例受试者入组日期	第一例受试者的入组或预计入组日期
17	目标样本量	试验计划入组的受试者人数和实际入组的受试者人数
18	患者募集情况	受试者的招募状态，包括：①待招募，尚未招募受试者；②招募中，目前正在招募受试者；③暂停招募，临时停止招募；④完成招募，不再招募受试者；⑤其他
19	主要结局指标	主要结局应是计算样本量使用的结局，或用于确定干预效果的主要结局。多数试验应该只设一个主要结局。需提供主要结局的名称、测量的度量单位和方法、测量时间点
20	重要的次要结局指标	次要结局或主要结局的次要测量。需提供次要结局的名称、测量的度量单位和方法、测量时间点
21	伦理审查	伦理审查过程信息，包括是否获得伦理委员会批准、批准日期、伦理委员会的名称和详细联系方式
22	完成日期	研究完成日期：收集临床研究最终数据的日期
23	概要结果	包括：结果概要的发布日期；结果在期刊发表的日期；结果和发表论文的URL超链接；基线特征；受试者流程；不良事件；结局指标；研究方案的URL链接；小结
24	IPD共享声明	关于拟共享个体临床试验受试者水平数据（IPD）的声明。应说明是否共享IPD数据、共享什么数据、何时共享、共享的机制、共享给谁，将分享什么知识产权，何时，通过什么机制，与谁共享和共享用于哪类分析

二、系统评价注册

（一）定义及意义

Cochrane协作网定义系统评价的要点为：①系统评价是识别、评估和综合所有符合预先设定合格标准的实验性证据，以回答一个特定的研究问题；②进行系统评价的研究者使用明确、系统的方法，以减少偏倚，产生更可靠的结果为决策提供信息；③Cochrane 系统评价（Cochrane systematic review，CSR）是发表在 Cochrane 系统评价数据库（Cochrane databases of systematic review，CDSR）上有关卫生保健和卫生政策研究的系统评价。

Cochrane 系统评价注册是指从标题开始就强制性要求进行注册，再预写研究方案并发表在 Cochrane 图书馆，且只有完成研究方案发表后才能开始撰写全文。系统评价注册与临床试验注册的目的一致，其作用为：①避免系统评价在实施和报告中出现偏倚、保证质量；②避免预期外的重复研究，减少浪费；③保证系统评价制作的透明化；④便于检索使用，特别是制定临床实践指南时；⑤加强国际合作。

（二）注册平台

目前可进行系统评价注册的机构有 Cochrane 协作网、PROSPERO 国际化注册平台、JBI 循证卫生保健中心（Joanna Briggs Institute）、Campbell 协作网（Campbell Collaboration）和环境证据协作网（Collaboration for Environmental Evidence，CEE）。其中 Campbell 协作网主要关注教育、犯罪司法、社会福利等社会领域，JBI 主要关注于质性研究及护理领域，CEE 主要关注环境政策与管理领域，而 Cochrane 协作网和 PROSPERO 国际化注册平台是当前医学领域应用较为广泛的机构。

1. Cochrane 协作网

在 Cochrane 协作网发表的系统评价首先需要进行注册，Cochrane 系统评价注册的基本过程为：选择主题、联系相关工作组、发起标题注册申请、获得批准、获取账号、完成计划书、发表计划书、完成全文、发表全文。申请主题可自选，亦可从各工作组网站中公布的空标题中进行选择申请，还可以申请"Withdraw"状态的标题。

目前，Cochrane 系统评价主要关注五大领域：干预性（intervention reviews）、诊断试验准确性（diagnostic test accuracy reviews）、方法学（methodology reviews）、定性研究（qualitative reviews）和预后研究（prognosis reviews）。这类系统评价从注册标题开始，使用统一的专用软件 Review Manager（RevMan）进行撰写及管理。该软件具备文献管理、Meta 分析、文本撰写等功能。Cochrane 系统评价的研究方案是必须发表在 Cochrane 图书馆，亦可发表于其他刊物，如 Systematic Reviews、BMJ Open 等。制作完成的系统评价优先发表于 Cochrane 图书馆、亦可在得到相关的工作组批准后发表于其他刊物。更多相关信息请参阅 https://www.cochranelibrary.com/。

2. PROSPERO 国际化注册平台

2011 年，英国国家健康研究所下属的评价和传播中心（Centre for Reviews

and Dissemination，CRD）合作创建 PROSPERO。PROSPERO 旨在进一步确保非 Cochrane 系统评价客观性和真实性，为循证决策提供更有力的证据。与 Cochrane 系统评价较高的要求相比，PROSPERO 注册标准相对较低，主要表现在：研究注册前后的步骤相对简单、注册研究的范围更为广泛、研究完成时间更为灵活、研究方法学上的要求相对较低等。因此大多数研究者的水平均可到达要求，具有更广的适用性。PROSPERO 几乎包括了所有类型的系统评价，人类与动物实验的系统评价均可在该平台进行注册。但如下几种情况不接受注册：①方法学的系统评价必须至少涵盖一个与患者或临床直接相关的结局指标。也就是说，没有相关的或没有直接相关的方法学系统评价不接受注册。②已经完成了资料提取的系统评价也不接受注册，也就是说要注册的话实际工作最多进展到资料提取之前。③不接受勘察性系统评价及传统综述（scoping reviews and literature reviews）注册。④不接受已经在 Cochrane 平台上成功注册的系统评价，注册时机构系统可检测重复注册，若发现在 Cochrane 协作网已注册，那么就拒绝该研究的注册；反之，在该机构注册的题目还可以在 Cochrane 协作网注册。在该平台注册的研究方案亦可在 Systematic Reviews 等刊物发表。PROSPERO 研究方案的注册一共有 40 个条目，每个条目的内容及其要求详见表 17-3。

表 17-3　PROSPERO 研究方案注册的条目及要求

序号	条目及内容	要求
1	系统评价标题	必填
2	制作者所在国家/母语的标题	选填
3	预期或实际开始的日期	必填
4	预期完成的时间	必填
5	在注册时的进度情况	必填
6	联系人，就是通信作者但不一定是文章发表的通信作者	必填
7	联系人的邮箱，与条目 6 相对应	必填
8	联系人地址，与条目 6 和 7 相对应	选填
9	联系人电话，与条目 6 至 8 相对应	选填
10	系统评价所属单位	必填
11	联系人之外的制作团队成员及其单位	选填
12	基金/赞助情况	必填
13	利益冲突	必填
14	合作者	选填
15	系统评价的研究问题	必填
16	检索	必填
17	检索策略的 URL 链接	选填

序号	条目及内容	要求
18	研究的疾病、干预、暴露或状态等，即研究的简要背景	必填
19	研究对象，也就是纳入标准中的人群或疾病	必填
20	干预措施或暴露因素	必填
21	对照/比较	必填
22	纳入研究的设计类型	必填
23	研究环境	选填
24	主要结局指标	必填
25	次要结局指标	必填
26	资料提取（筛选和编码）	选填
27	偏倚风险评估	必填
28	资料合成方法	必填
29	亚组或子集分析	必填
30	系统评价的类型和方法	必填
31	语种，主要填写英语之外的语种	选填
32	国家，通过下拉菜单选择	选填
33	其他注册信息，即填写该系统评价还在什么平台上进行了注册	选填
34	该系统评价研究方案发表的引文和（或）链接	选填
35	传播计划	选填
36	关键词	选填
37	该系统评价制作团队已制作完成的相同主题的系统评价情况	选填
38	当前系统评价的状态，通过下拉框选择 5 种状态中的一种	必填
39	其他任何相关的信息，如更新等	选填
40	本系统评价最终全文和发表详情，本条目一般在系统评价制作完成之后来完善	选填

3. JBI 协作网

JBI 系统评价是指 JBI 循证卫生保健中心及其附属团体成员在 JBI 协作网注册后，依据 JBI 提供的方法、使用统一的在线制作软件完成并发表于 JBI 系统评价与应用报告数据库的系统评价，主要关注护理领域。与 Cochrane 系统评价的注册、制作及发表类似，JBI 系统评价题目的注册、方案和全文的发表均需经过严格的评价。JBI 系统评价的注册、制作与报告是由经过 JBI 循证卫生保健中心、Cochrane 协作网或 Campbell 协作网系统评价方法培训的系统评价员组建的、至少包括 2 名系统评价员在内的证据合成小组，在 JBI 方法指导下，采用统一的证据合成软件完成的。JBI 系统评价的选题，可自选，亦可从已有的空标题中选择。选题完成后，填写 JBI 系统评价题目注册表并通过 Email 发送至 JBI 证据合成研究中心，申请题目注册；注册获批后，系统评价员可在题目注册页浏览相关信息；然后完成计划书、发表计划书、撰写全文、发表全文。JBI 系统评价必须使用 JBI 循证卫生保健中心提供的 SUMARI 在线程序。制作完成的系统评价优先发表于 JBI 图书馆，亦可发表在同行评议期刊 International Journal of Evidence-Based Health Care。

4. Campbell 协作网

Campbell 协作网是 Cochrane 协作网的姊妹组织（C2），宗旨是与 Cochrane 协作网建立合作，为社会、心理、教育、司法犯罪及国际发展政策等非医学领域提供科学严谨的系统评价和决策依据。Campbell 系统评价即为在该组织管理指导下生产的系统评价，撰写 1 篇 Campbell 系统评价要经过注册题目、发表研究计划书、撰写全文三个阶段。

（1）题目注册阶段　联系相应的专业组填写题目注册表。

（2）研究计划撰写阶段　主要完善研究主题和研究方法等，一般通过补充相关内容，进一步阐述注册题目，确定题目实施的具体步骤。

（3）全文撰写阶段　按照研究计划检索、筛选和评价文献，撰写结果及讨论部分，将相关文献的结果合并，并撰写全文。Campbell 系统评价优先发表于 Campbell 图书馆，亦可在取得许可后发表于其他刊物。

5. 环境证据协作网

环境证据协作网（the collaboration for environmental evidence，CEE）是全球可持续环境和保护生物多样性领域中的科学家和管理者工作的开放性社区组织，致力于合成与环境政策制定和实施的相关证据。CEE 系统评价即为在该组织管理指导下生产的系统评价，其制作过程包括注册标题、撰写研究计划书及完成全文三个阶段。CEE 系统评价计划书完成后提交到 Environmental Evidence，并进行同行评估和发表。该系统评价完成后，优先发表于 CEE 图书馆及其官方刊物 Environmental Evidence 杂志，亦可在取得许可后发表于其他刊物。

三、其他平台

1. 卫生技术评估注册

卫生技术评估是指对卫生技术的技术特性、临床安全性、有效性（效能、效果和生存质量）、经济学特性（成本-效果、成本-效益、成本-效用）和社会适应性（社会、法律、伦理、政治）进行全面系统的评价，为各层次的决策者提供合理选择卫生技术的科学信息和决策依据，对卫生技术的开发、应用、推广与淘汰实行政策干预，从而合理配置卫生资源，提高有限卫生资源的利用质量和效率。卫生技术评估的范畴、评估标准和方法在不同评估机构间差异较大，但基本流程相似。英国国家卫生与健康优化研究所（National Institute for Health and Care

Excellence，NICE）的卫生技术评估工作机制最典型，影响也最广泛。NICE 的卫生技术评估范围包括药品、医疗设备、诊断技术、手术操作四大类。2003 年世界卫生组织（WHO）的 1 项评价研究显示：国际上很多国家都在使用 NICE 的技术评估指南，已开始将成本效果判断引入新药的准入控制，但大多数采用类似于 NICE 单一技术评估的方法（如加拿大和苏格兰）。WHO 认为 NICE 的多技术评估方法（表 17-4）严谨、科学，值得各国学习。

表 17-4　NICE 的多技术评估方法

步骤	内容	时间（项目开始后的周数）
第 1 步	NICE 邀请机构组织作为 MTA 的顾问或评论员	0
第 2 步	NICE 接收顾问提交的材料	14
第 3 步	NICE 将顾问提交的材料发送至评估小组	15
第 4 步	NICE 邀请已选定的临床专家，NHS 委员会专家及病患专家参加评审委员会会议，请他们提交书面陈述	16
第 5 步	NICE 接收评估报告	28
第 6 步	NICE 向顾问或评论员发送评估报告以获得评论	30
第 7 步	已选定的临床专家和 NHS 委员会专家以及病患专家提交书面声明	32
第 8 步	NICE 接收来自顾问和评论员对于评估报告的评价	34
第 9 步	NICE 汇编委员文件并将其发送至评估委员会	35/36

2. 临床指南注册

临床指南注册指临床指南制订之前，在公开的注册平台上登记指南的主题、目的、方法和进展等重要信息，向公众开放，以促进指南制订的科学性、透明性、避免指南的重复制订，并促进指南的传播和实施。指南注册可显著提高指南的整体质量，主要表现为：①增加制订过程的透明度和严谨性；②避免偏倚和重复；③加强各个指南制订机构间的协作；④注册中心的数据检查可确认指南制订过程可能存在的问题，从而改善指南质量；⑤促进指南的传播与实施。国际实践指南注册平台（international practice guideline registry platform）建立了指南方法学专家库、系统评价专家库及系统评价制订机构库，这些专家及机构在指南和系统评价制订领域有丰富的经验。指南制订小组可邀请专家参与到其指南的制订过程，或向指南方法学家库的专家咨询指南制订方法学问题，或向系统评价专家库的专家咨询系统评价制作和评价的问题，或直接委托系统评价机构制作指南主题相关的系统评价。该平台中指南注册的步骤为：①注册账号，完善个人信息；②填写指南注册信息；③等待审核（3～5 个工作日）；④通过审核，注册平台发放唯一注册号；⑤更新指南注册信息。

第二节　医学研究报告规范

报告的规范程度直接影响读者对研究结果真实性、可靠性、重要性和转化性的判断。为改善发表医学研究的可靠性和使用价值，2006 年，Doug Altman 和 David Moher 等发起成立了提高卫生研究质量和透明度（enhancing the quality and trans-parency of health research，EQUATOR）协作网，旨在促进卫生研究的准确性、完整性和透明性，从而提高研究的可重复性和使用价值。目前，EQUATOR 平台已收录报告规范 442 个，包括随机对照试验、观察性研究、系统评价和 Meta 分析、病例报告、临床实践指南、定性研究、诊断性/预后研究、质量改进研究、经济学评价、临床前动物研究及研究方案 11 类。报告规范一般包括报告条目清单和流程图，有的清单条目因信息量大、专业性强，配有解释文件和实例，方便理解和使用。需注意的是报告规范是为了提高研究的透明度和报告质量，不用于指导研究，因此，不能作为质量评价工具使用。

一、随机对照试验——CONSORT

CONSORT（consolidated standards of reporting trials）声明旨在提高随机对照试验的报告质量和透明度，促进读者对试验设计、实施、分析和解释的理解，有助于评价试验结果的真实性。CONSORT 声明于 1996 年正式发布，2001 年和 2010 年进行了修订，目前已得到 600 多本生物医学期刊的支持。"CONSORT 2010 声明"包括对照检查清单（表 17-5）和流程图（图 17-1）。CONSORT2010 版清单包含 25 个条目，包括题目与摘要、背景、方法、结果、讨论和其他信息六个部分。流程图描述了临床试验各阶段（招募受试者、分配干预措施、随访和数据分析）受试者流向。需注意的是，"CONSORT 2010 声明"不包含任何对试验设计、实施和结果分析的建议，仅仅是说明如何报告已完成的工作和获得的结果。CONSORT 声明主要针对两组平行随机对照试验，其他类型的随机试验因在设计、干预和数据等方面存在变化，所以 CONSORT 工作组在 CONSORT 声明基础上进行了扩展，目前有 3 类 18 个官方规范（表 17-6），相关标准可在 CONSORT 网站获取。

表 17-5　CONSORT 2010 对照检查清单[①]

论文章节/主题	条目号	对照检查的条目
文题和摘要	1a	文题能识别是随机临床试验
	1b	结构式摘要，包括试验设计、方法、结果、结论几个部分（具体的指导建议参见 "CONSORT for abstracts"）

论文章节/主题	条目号	对照检查的条目
引言 背景和目的	2a	科学背景和对试验理由的解释
	2b	具体目的和假设
方法 试验设计	3a	描述试验设计（诸如平行设计、析因设计），包括受试者分配入各组的比例
	3b	试验开始后对试验方法所作的重要改变（如合格受试者的挑选标准），并说明原因
受试者	4a	受试者合格标准
	4b	资料收集的场所和地点
干预措施	5	详细描述各组干预措施的细节以使他人能够重复，包括它们实际上是在何时、如何实施的
结局指标	6a	完整而确切地说明预先设定的主要和次要结局指标，包括它们是在何时、如何测评的
	6b	试验开始后对结局指标是否有任何更改，并说明原因
样本量	7a	如何确定样本量
	7b	必要时，解释中期分析和试验中止原则
随机方法 序列的产生	8a	产生随机分配序列的方法
	8b	随机方法的类型，任何限定的细节（如怎样分区组和各区组样本多少）
分配隐藏机制	9	用于执行随机分配序列的机制（例如按序编码的封藏法），描述干预措施分配之前为隐藏序列号所采取的步骤
实施	10	谁产生随机分配序列，谁招募受试者，谁给受试者分配干预措施
盲法	11a	如果实施了盲法，分配干预措施之后对谁设盲（例如受试者、医护提供者、结局评估者），以及盲法是如何实施的
	11b	如有必要，描述干预措施的相似之处
统计学方法	12a	用于比较各组主要和次要结局指标的统计学方法
	12b	附加分析的方法，诸如亚组分析和校正分析
结果 受试者流程 （极力推荐 使用流程图）	13a	随机分配到各组的受试者例数，接受已分配治疗的例数，以及纳入主要结局分析的例数
	13b	随机分组后，各组脱落和被剔除的例数，并说明原因
招募受试者	14a	招募期和随访时间的长短，并说明具体日期
	14b	为什么试验中断或停止
基线资料	15	用一张表格列出每一组受试者的基线数据，包括人口学资料和临床特征
纳入分析 的例数	16	各组纳入每一种分析的受试者数目（分母），以及是否按最初的分组分析
结局和估计值	17a	各组每一项主要和次要结局指标的结果，效应估计值及其精确性（如 95% 可信区间）
	17b	对于二分类结局，建议同时提供相对效应值和绝对效应值

论文章节/主题	条目号	对照检查的条目
辅助分析	18	所做的其他分析的结果，包括亚组分析和校正分析，指出哪些是预先设定的分析，哪些是新尝试的分析
危害	19	各组出现的所有严重危害或意外效果（具体的指导建议参见 "CONSORT for harms"）
讨论 局限性	20	试验的局限性，报告潜在偏倚和不精确的原因，以及出现多种分析结果的原因（如果有这种情况的话）
可推广性	21	试验结果被推广的可能性（外部可靠性，实用性）
解释	22	与结果相对应的解释，权衡试验结果的利弊，并且考虑其他相关证据
其他信息 试验注册	23	临床试验注册号和注册机构名称
试验方案	24	如果有的话，在哪里可以获取完整的试验方案
资助	25	资助和其他支持（如提供药品）的来源，提供资助者所起的作用

① 我们极力推荐结合 "CONSORT 2010 说明与详述" 阅读本声明，那份文件对全部条目作了详细阐述。我们还推荐必要时阅读关于群组随机试验、非劣效性和等效性试验、非药物治疗、草药干预以及实效性试验的各种 CONSORT 扩展版。其他扩展版即将面世。

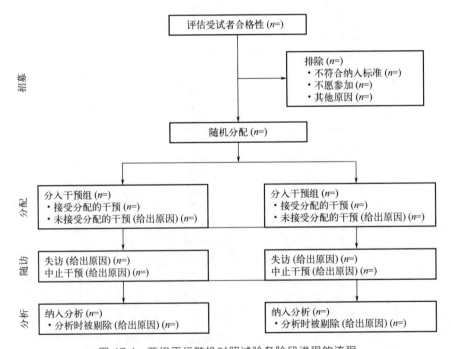

图 17-1 两组平行随机对照试验各阶段进程的流程

来源：Schulz K F，Altman D G，Moher D，for the CONSORT Group. CONSORT 2010 Statement：updated guidelines for reporting parallel group randomised trials. Ann Int Med 2010，152(11)：726-732.

表 17-6 CONSORT 扩展板

领域	扩展板	时间
研究设计	实效研究（pragmatic trials）	2008 年
	整群试验（cluster trials）	2012 年
	非劣效性和等效性随机对照试验（non-inferiority and equivalence trials）	2012 年
	单病例试验（N-of-1 trials）	2015 年
	先导试验（pilot and feasibility trials）	2016 年
	个体内临床试验（within person trials）	2017 年
	多臂试验（multi-arm parallel-group randomized trials）	2019 年
	交叉试验（randomised crossover trial）	2019 年
	自适应设计（adaptive designs）	2020 年
干预措施	草药干预（herbal medicinal interventions）	2006 年
	针刺（acupuncture interventions）	2010 年
	非药物治疗（non-pharmacologic treatment interventions）	2017 年
	中药复方（Chinese herbal medicine formulas）	2017 年
	社会及心理干预（social and psychological interventions）	2018 年
数据	危害（harms）	2004 年
	摘要（abstracts）	2008 年
	患者报告结局（patient-reported outcomes）	2013 年
	健康公平（health equity）	2017 年

二、诊断准确性试验——STARD

诊断准确性研究报告规范（standards for reporting diagnostic accuracy studies, STARD）旨在通过加强研究报告的透明度及完整性，以提高诊断性试验的报告质量，帮助读者发现研究存在的潜在偏倚（内部有效性），并合理评估结果的外推性和适用性（外部有效性）。2015 年 10 月，STARD 发布了更新版本，新的 STARD 声明在适用性和潜在偏倚新证据的基础上，对 STARD 2003 的报告规范清单和流程图进行了修订增补。STARD 2015 的清单包括标题、摘要、引言、方法、结果、讨论、其他信息七方面信息共 30 个条目，加强了对摘要细节、研究假设、样本量估计、研究局限性和待评价诊断方法的目的及意义的描述（表 17-7）。流程图描述了研究对象的入选方法和过程、整个诊断试验中患者的流程去向、试验执行的顺序等，给出了未纳入对象明确的排除理由、每阶段中研究对象未进行待评价诊断方法或"金标准"检查的理由，直观地反映研究对象对目标人群的代表性及研究中可能存在的偏倚（图 17-2）。

STARD 声明设计之初针对的是诊断准确性研究，即评价某种诊断性试验正确区分某种特定疾病的患者和非患者的能力，可以是诊断、分期、预后或者预测，但 STARD 声明的绝大多数条目同样适用于其他评估诊断方法性能的报告，包括按将来是否发生某种事件对患者进行分类的预后研究、用以检测或预测不良事件或无应答的监测研究及评估治疗选择性标记物的研究等。同时，STARD 声明还开发了针对疾病史和体格检查、痴呆诊断、诊断准确性研究摘要的扩展版。

表 17-7　STARD 2015 清单

章节与主题	序号	条目
标题或摘要	1	标题或摘要中描述出至少一种诊断准确性研究的计算方法（如灵敏度、特异度、预测值或 AUC）
摘要	2	包括研究设计、方法、结果和结论在内的结构化摘要（具体指导参见 STARD 摘要）
引言	3	科学和临床背景，包括待评价诊断方法的预期用途和作用
	4	研究目的和假设
方法 研究设计	5	是在完成待评价诊断方法和参考标准检测之前采集数据（前瞻性研究），还是之后（回顾性研究）
研究对象	6	入选排除标准
	7	如何识别潜在的合格研究对象（症状、之前的检查结果、注册登记数据库）
	8	何时、何地入选潜在的合格研究对象（机构、场所和日期）
	9	何时、何地入选潜在的合格研究对象（机构、场所和日期）
试验方法	10a	充分描述待评价诊断方法的细节，使其具备可重复性
	10b	充分描述参考标准的细节，使其具备可重复性
	11	选择参考标准的原理（如果存在其他备选的参考标准）
	12a	描述待评价诊断方法的最佳截断值或结果分类的定义和原理，区分截断值是否为预先设定的还是探索性的
	12b	描述参考标准的最佳截断值或结果分类的定义和原理，区分截断值是否为预先设定的还是探索性的
	13a	待评价诊断方法的检测人员或是读取结果人员是否知晓研究对象的临床资料和参考标准结果
	13b	参考标准的评估者是否知晓研究对象的临床资料和待评价诊断方法结果
分析	14	用于评估诊断准确性的计算或比较方法
	15	如何处理待评价诊断方法或参考标准的不确定结果
	16	待评价诊断方法或参考标准中缺失数据的处理方法
	17	任何关于诊断准确性变异的分析，区分是否为预先设定的还是探索性的
	18	预期样本量及其计算方式
结果 研究对象	19	使用流程图报告研究对象的入选和诊断流程
	20	报告研究对象的基线人口学信息和临床特征

章节与主题	序号	条目
结果 研究对象	21a	报告研究对象的基线人口学信息和临床特征
	21b	报告未纳入的研究对象的疾病严重程度分布
	22	报告实施待评价诊断方法和参考标准的时间间隔，及期间采取的任何临床干预措施
试验结果	23	比照参考标准的结果，使用四格表来展示待评价诊断方法的检测结果（或分布）
	24	报告诊断准确性的估计结果及其精度（如95％可信区间）
	25	报告实施待评价诊断方法或参考标准期间出现的任何不良事件
讨论	26	研究的局限性，包括潜在的偏倚来源，统计的不确定性及外推性
	27	实际意义，包括待评价诊断方法的预期用途和临床作用
其他信息	28	研究注册号及注册名称
	29	能够获取完整研究方案的地址
	30	研究经费和其他支持的来源；经费赞助者的角色

来源：Bossuyt P M，Reitsma J B，Bruns D E，et al. Stard 2015：an updated list of essential items for reporting diagnostic accuracy studies. BMJ，2015，351：h5527.

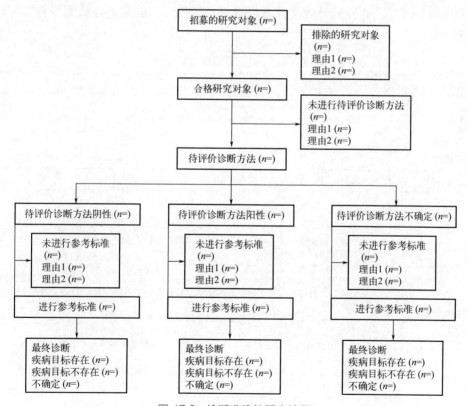

图 17-2　诊断准确性研究流程

来源：Bossuyt P M，Reitsma J B，Bruns D E，et al. Stard 2015：an updated list of essential items for reporting diagnostic accuracy studies. BMJ，2015，351：h5527.

三、观察性研究——STROBE

加强观察性流行病学研究报告的质量（strengthening the reporting of observational studies in epidemiology，STROBE），即 STROBE 声明，旨在为观察性流行病学研究论文提供报告规范，从而改进这类研究报告的质量。2004 年，STROBE 工作小组公布了 STROBE 清单第 1 版，此后连续制定并公布了第 2 版（2005 年 4 月）、第 3 版（2005 年 9 月）和第 4 版（2007 年 10 月），已被 120 多种杂志推荐。STROBE 清单由 22 个条目组成，包括论文题目和摘要（条目 1）、引言（条目 2～3）、方法（条目 4～12）、结果（条目 13～17）、讨论（条目 18～21）（以及其他信息（条目 22，关于研究资金）等（表 17-8）。18 个条目适用于队列研究、病例对照研究和横断面研究三种观察性研究，其余 4 个条目（6、12、14、15）则根据设计类型而定。在 STROBE 官方网站可以获得针对这三种设计的独立版本及其配套说明文件。为扩展 STROBE 使用范围，目前有关于分子流行病学、基因相关性研究、营养流行病学研究的扩展版。需要注意的是 STROBE 清单旨在为全面完善地报告观察性研究提供指导，而不是为研究设计或实施提供建议，因此，不能用于评价观察性研究的质量。

表 17-8　STROBE 清单（第 4 版）

论文章节/主题	条目	建议
题目与摘要	1	题目和摘要中应有常用专业术语指明研究设计 摘要内容要丰富，且能准确流畅地表述研究中做了什么、发现了什么
前言 背景/原理	2	解释研究的科学背景和原理
目的	3	阐明研究目的，包括任何预设假设
方法 研究设计	4	陈述研究设计的关键点
研究地点	5	描述研究环境、具体场所和相关时间范围（包括研究对象募集、暴露、随访和数据收集时间）
研究对象	6	① 队列研究：描述选择研究对象的合格标准、来源和方法。描述随访方法病例-对照研究：描述选择确诊病例和对照的合格标准、来源和方法。描述选择病例和对照的原理 横断面研究：描述选择研究对象的合格标准、来源和方法 ② 队列研究：对于配对研究，描述配对标准和暴露与非暴露数目 病例-对照研究：对于配对研究，描述配对标准和每个病例配对对照数目
研究变量	7	明确定义结局、暴露、预测因子、潜在混杂因子和效应修饰因子。如果可能，给出诊断标准
数据来源/测量	8	对每个所关注的变量，描述其数据来源和详细的评估（测量）方法；若有多个组，还应描述各组间评估方法的可比性

论文章节/主题	条目	建议
偏倚	9	描述为找出潜在的偏倚来源所做的任何努力
样本大小	10	解释样本大小的确定方法
计量变量	11	解释分析中如何处理计量变量；若可能，描述怎样选择分组及分组原因
统计学方法	12	① 描述所有统计学方法，包括如何控制混杂因素 ② 描述用于检验亚组和交互作用的方法 ③ 解释处理缺失数据的方法 ④ 队列研究：如果存在失访，解释处理失访的方法；病例对照研究：如果进行了配对，解释病例和对照的配对方法；横断面研究：如果可能，描述根据抽样策略确定的分析方法 ⑤ 描述所做的敏感性分析
结果 研究对象	13①	① 报告研究各阶段研究对象的数量，如可能合格的数量、被检验是否合格的数量、证实合格的数量、纳入研究的数量、完成随访的数量和分析的数量 ② 给出各阶段研究对象未参与的原因 ③ 考虑使用流程图
描述性资料	14①	① 指述研究对象的特征（如人口学、临床和社会）及关于暴露和潜在混杂因素的信息 ② 指出每个关注变量的研究对象数量及其缺失数量 ③ 队列研究：总结随访时间（如平均时间及总和时间）
结局资料	15①	队列研究：按时间报告结局事件数或汇总测量结果 病例对照研究：报告各暴露类别的数量或暴露的汇总测量结果 横断面研究：报告结局事件数或汇总测量结果
主要结果	16	① 给出未校正和校正混杂因素（如存在混杂因素）的估计值及其精确度（如95%CI），阐明根据哪些混杂因素进行校正及纳入这些因素的原因 ② 将连续性变量转化为分类变量时报告分类界值 ③ 若相关，可考虑将有意义时间范围内的相对风险估计值转换为绝对风险估计值
其他分析	17	报告进行的其他分析，如亚组和交互作用分析及敏感性分析
讨论 重要结果	18	参考研究目的小结重要结果
局限性	19	结合潜在偏倚和不精确性的来源，讨论研究的局限性；讨论潜在偏倚的方向和大小
解释	20	结合研究目的、局限性、多重分析、类似研究结果和其他相关证据，谨慎给出一个总体的结果解释
可推广性	21	讨论研究结果的可推广性（外部真实性）
其他信息 资助	22	给出本研究的资助来源和资助者的角色，如果本文是基于先前的研究开展的，给出先前研究的资助来源和资助者的角色

来源：Fernandez E，Observational studies in Epidemiology（STROBE）. Med Clin（Barc），2005，125（Supl. 1）：43-48.

① 在病历-对照研究中，分别给出病例和对照的信息，如可能，在队列研究和横断面研究中分别给出暴露和非暴露组的信息。

四、质性研究报告规范——SRQR

质性研究报告标准（standards for reporting qualitative research，SRQR）可用于各类质性研究的报告，已被 EQUATOR 协作网推荐为质性研究报告指南。SRQR 包含标题和摘要、前言、方法、结果、其他五个领域信息，共 21 个条目。由于质性研究具有多种策略、范式、资料收集与分析方法，该报告标准使用了具有广泛适用性的条目。详见表 17-9。

表 17-9　SRQR 清单①

主题	条目
标题和摘要 标题	简要说明研究的性质和主题，建议将研究定义为质性研究或指出策略（例如人种学、扎根理论）或资料收集的方法（例如访谈、焦点小组）
摘要	使用目标出版物的摘要格式概括研究的关键要素，通常包括背景、目的、方法、结果和结论
前言 问题界定	描述研究问题/现象及其意义；综述相关理论和实证工作；问题声明
研究目的或研究问题	研究目的、具体目标或问题
方法 质性方法的策略和研究范式	质性方法的策略（如民族志、扎根理论、案例研究、现象学、叙事研究）和指导理论（如果适用）；建议明确研究范式（如后实证主义、建构主义/解释主义）；理由②
研究人员的特征和反思	可能影响研究的研究者特征，包括个人特质、资质、经验、与参与者的关系、假设和（或）预设；研究者特征与研究问题、方式、方法、结果和（或）推广性之间的潜在或实际的相互作用
情境	背景/场所和突出的情境因素；理由②
抽样策略	如何选择及为何选择该研究对象（如参与者、文件、事件）；确定停止抽样的标准（如样本饱和）；理由②
伦理问题	伦理审查委员会批准的文件、参与者知情同意书，或对缺少这些文件的解释；其他保密和数据安全问题
资料收集的方法	数据类型；数据收集过程的细节，包括数据收集和分析的起止时间、迭代过程、对资料来源/方法的三角相互验证、根据研究结果的变化进行修改的过程（如果适用）；理由②
资料收集的工具、技术	描述数据收集的工具（如访谈提纲、问卷）和设备（如录音机）；在研究过程中是否/如何改变工具
研究单元	纳入研究的参与者、文件或事件的数量和相关特征；参与程度（可在结果中报告）
数据处理	分析前和分析过程中处理数据的方法，包括转录、数据录入、数据管理和安全、数据完整性验证、数据编码、引述的匿名/去识别化
数据分析	研究者参与数据分析、确定并发展推论和主题等的过程；通常参考一个具体的范式或方法；理由②

主题	条目
提高可信度的技术	提高数据分析的可靠性和信度的技术（如成员检查、审查追踪、三角相互验证）；理由[②]
结果/发现 综合与解释	主要发现（如解释、推论和主题）；可能包括理论或模型的发展，或与前期研究/理论的整合
联系实证资料	证实分析结果的证据（例如引用、现场笔记、文本摘录、照片）
讨论 前期研究的整合、启示、 可推广性、对该领域的贡献	简述主要结果；解释结果和结论如何承接、支持、阐明或改变已有研究的结论；讨论适用范围/可推广性；对学科或领域独特的学术贡献
局限性	结果的可信度和局限性
其他 利益冲突	对研究实施和结论潜在或觉察到的影响；如何管理
资金支持	资金来源和其他支持；资助者在数据收集、解释和报告中的作用

来源：O'Brien BC，Harris IB，Beckman TJ，Reed DA，Cook DA. Standards for reporting qualitative research：a synthesis of recommendations. Acad Med. 2014 Sep；89(9)：1245-51.

① 作者通过检索和评价质性研究的指南、报告标准和质量评价标准，咨询专家，构建了 SRQR。

② 理由：需简要讨论选择某一理论、策略、方法或技术的理由，他们的假设和局限性，对研究结论和推广性的影响。如果合适，多个条目的理由可以一起讨论。

五、临床预测模型研究报告规范——TRIPOD

个体预后与诊断预测模型研究报告规范（transparent reporting of a multivariable prediction model for individual prognosis or diagnosis，TRIPOD）旨在提高临床预测模型研究报告质量，供预测模型开发、验证和更新研究报告者、编辑和同行评议者、评估研究报告质量读者使用。该声明未具体描述如何开展预测模型开发、验证或更新研究，不能作为质量评估工具。TRIPOD 声明包括 TRIPOD 核对清单和使用说明，可在其官网获取（https://www.tripod-statement.org/）。TRIPOD 清单包括标题和摘要、前言、方法、结果、讨论和其他信息六个部分，共 22 个条目（表 17-10）。这 22 个条目对开发、验证多因素预测模型具有重要作用，其分别对应的内容为：题目及摘要（条目 1～2）、背景及目的（条目 3）、方法（条目 4～12）和结果（条目 13～17）、讨论（条目 18～20）和其他信息（条目 21～22）。

表 17-10　临床预测模型构建与验证报告清单

领域	编号	开发/验证	条目解释
题目和摘要 题目	1	D/V	应明确研究为预测模型建立研究还是验证研，研究目标人群和预测的结局指标
摘要	2	D/V	概述研究目标、研究设计、研究设定、研究对象、样本量、预测因子，结局 指标，统计分析方法，结果和结论

领域	编号	开发/验证	条目解释
前言 背景和目	3a	D/V	阐述研究的医学背景（包括是诊断还是预后）以及建立或验证多因素预测模型的理由，包括对现有模型的引用与参考
	3b	D/V	详细说明研究目标，包括研究是建立模型还是验证模型，还是两者都有
研究方法 数据来源	4a	D/V	描述研究设计或数据来源（如随机试验、队列研究或注册研究数据等），并分别描述建立或验证模型的数据集
	4b	D/V	详细描述关键研究日期，包括数据收集的开始时间、结束时间，如果适用还应有随访结束时间
研究对象	5a	D/V	详细说明研究设定的关键信息（如初级医疗机构、二级医疗机构或普通人群），包括研究中心的数量和位置
	5b	D/V	描述研究对象的纳入标准
	5c	D/V	如相关，详述研究对象接收干预治疗的具体细节
结局指标	6a	D/V	清晰定义预测模型所要预测的结局指标，包括如何以及何时进行评估
	6b	D/V	报告对预测结局指标盲法评价的所有细节
预测因素	7a	D/V	清晰定义建立或验证多因素预测模型所使用的所有预测因素，包括如何以及何时测量
	7b	D/V	报告对预测因素指标盲法评价的任何细节
样本量	8	D/V	解释研究样本量是如何确定的
缺失数据	9	D/V	描述缺失数据的处理方法（如仅分析完整数据、单一插补和多重插补等），并详细说明插补方法
统计分析方法	10a	D	描述预测因素在分析中是如何处理的
	10b	D	详细说明模型类型，建模过程（包括预测因素的选择）和内部验证方法
	10c	V	描述模型验证中预测值的计算方法
	10d	D/V	详述评估模型预测效果（或比较不同预测模型）的所有方法
	10e	V	如果有，描述验证模型后进行的任何模型的更新（如再校准等）
风险分层	11	D/V	如果进行了风险分层，提供如何建立风险分层的细节
建立与验证的 比较结果	12	V	识别建模数据集与验模数据集在研究设定、纳入标准、结局指标和预测因素上的任何差异
研究对象	13a	D/V	描述研究对象纳入研究的过程，包括有结局或无结局的研究对象数量以及随访情况（如果适用），建议制作流程图
	13b	D/V	描述研究对象的特征（包括人口学资料、临床特征与可用的预测因素），以及缺失预测因素与结局指标的研究对象的数量
	13c	V	比较模型验证数据集与模型开发数据集在重要变量上的分布差异，如人口学资料、预测因素和结局指标等

领域	编号	开发/验证	条目解释
模型建立	14a	D	明确每个分析中的研究对象和结局事件的数量
	14b	D	可报告每个候选预测因素与结局指标的未校正的关联程度
模型详述	15a	D	提供可对个体进行预测的完整预测模型（如所有的回归系数或模型截距或既定时间点的基线生存率等）
	15b	D	解释如何使用预测模型
模型效能	16	D/V	报告预测模型的预测效果参数（及其可信区间）
模型更新	17	V	如果有更新，报告模型的更新结果（即更新后的模型参数和模型预测效果
讨论局限性	18	D/V	讨论研究的局限性（如非代表性样本、预测结局指标平均事件不足、缺失数据等）
解释	19a	V	讨论模型在模型验证数据集与模型开发数据集或与任何其他模型验证数据集中的预测效果的对比
	19b	D/V	结合研究目的、局限性、其他相似研究的结果和其他相关证据，对研究结果进行整体解释
意义	20	D/V	讨论模型的潜在临床应用和对未来研究的启示
其他信息补充信息	21	D/V	提供补充资料和信息，如研究方案、网页计算器和数据
资助	22	D/V	提供研究资金来源和资助方在本研究中的角色

注：D—与预测模型开发相关的条目；V—与预测模型验证相关的条目。

六、系统评价——PRISMA

系统评价/Meta 分析优先报告条目（preferred reporting items for systematic reviews and meta-analyses，PRISMA）声明旨在提高系统评价的报告质量。PRISMA 主要用于干预性系统评价（不考虑纳入研究设计类型），但也可作为病因、诊断、预后等其研究类型系统评价报告的基础规范。PRISMA 声明由原 QUOROM 更名而来，最新版本为 PRISMA 2020，包括一张清单和一张流程图。PRISMA 2020 可用于新制作的系统评价、更新的系统评价和实时系统评价（iiving systematic reviews）等种类，但后两类需额外报告其他信息。PRISMA 清单包括七个部分（标题、摘要、背景、方法、结果、讨论和其他信息），共 27 个条目（表 17-11）。流程图描述了制作系统评价各阶段的信息流，使用图形直观呈现了研究检索结果、筛选过程、研究排除原因。系统评价种类和原始研究检索来源不同，选用的流程图也不同（图 17-2、图 17-3）。PRISMA 为针刺系统评价、诊断准确性系统评价、公平性系统评价、危害研究系统评价、生态与生物进化系统评价、单病例数据系统评价、网状 Meta 分析、概况性系统评价（scoping reviews）、系统评价摘要、系统评价方案、系统评价文献检索等制定了 11 个扩展版。

表 17-11　PRISMA 2020 条目清单

章节主题	条目	条目清单
标题 标题	1	明确本研究为系统评价
摘要 摘要	2	见 PRISMA 2020 摘要清单
背景 理论基础	3	基于现有研究描述该系统评价的理论基础
目的	4	明确陈述该系统评价的研究目的或待解决的问题
方法 纳排标准	5	详细说明纳入和排除标准，以及在结果综合时纳入研究的分组情况
信息来源	6	详细说明获取文献的所有来源，包括所有数据库、注册平台、网站、机构、参考列表以及其他检索或咨询途径。明确说明每一项来源的检索或查询日期
检索策略	7	呈现所有数据库、注册平台和网站的完整检索策略，包括用到的过滤器和限制条件
研究选择	8	详细说明确定一项研究是否符合纳入标准的方法，包括每项检索记录由几人进行筛选，是否独立筛选。如使用自动化工具，应作详细说明
资料提取	9	详细说明数据提取的方法，包括几人提取数据，是否独立提取，以及从纳入研究的作者获取或确认数据的过程。如使用自动化工具，应作详细说明
资料条目	10a	列出并定义需要收集数据的所有结局指标。详细说明是否收集了每一项纳入研究中与各结局相关的所有信息（例如所有效应量、随访时间点和分析结果）；若没有，需说明如何决定收集结果的具体方法
	10b	列出并定义提取的其他所有变量（例如参与者和干预措施的特征，资金来源）。须对任何缺失或不明信息所作假设进行描述
偏倚风险评价	11	详细说明评价纳入研究偏倚风险的方法，包括使用评价工具的细节，评价人数以及是否独立进行。如使用自动化工具，应作详细说明
效应指标	12	详细说明每个结局在结果综合或呈现中使用的效应指标，如风险比（risk ratio）、平均差（mean difference）
方法综合	13a	描述确定结果合并纳入研究的过程。例如，列出每个研究的干预特征，并与原计划在各项数据合并时进行研究分组的情况（条目 5）进行比较
	13b	描述准备数据呈现或合并的方法，例如，缺失合并效应量的处理或数据转换
	13c	描述对单个研究和综合结果使用的任何列表或可视化方法
	13d	描述结果综合使用的所有方法并说明其合理性。若进行 Meta 分析，则需描述检验统计异质性及程度的模型或方法，以及所使用程序包
	13e	描述用于探索可能造成研究结果间异质性原因的方法（如亚组分析、Meta 回归）
	13f	描述用于评价综合结果稳定性的任何敏感性分析
报告偏倚评价	14	描述评价因结果综合中缺失结果造成偏倚风险的方法（由报告偏倚引起）
可信度评价	15	描述评价某结局证据体的可信度（置信度）的方法

章节主题	条目	条目清单
结果 研究选择	16a	描述检索和研究筛选过程的结果，从检索记录数到纳入研究数，最好使用流程图呈现
	16b	引用可能符合纳入标准但被排除的研究，并说明排除原因
研究特征	17	引用每个纳入研究并报告其研究特征
研究偏倚风险	18	呈现每个纳入研究的偏倚风险评价结果
单个研究的结果	19	呈现单个研究的所有结果：（a）每组的合并统计值（在适当的情况下），以及（b）效果量及其精确性（例如置信度/可信区间），最好使用结构化表格或森林图
结果综合	20a	简要总结每项综合结果的特征及其纳入研究的偏倚风险
	20b	呈现所有统计综合的结果。若进行了 Meta 分析，呈现每个合并估计值及其精确性（例如置信度/可信区间）和统计学异质性结果。若存在组间比较，请描述效应量的方向
	20c	呈现研究结果中所有可能导致异质性原因的调查结果
	20d	呈现所有用于评价综合结果稳定性的敏感性分析结果
报告偏倚	21	呈现每项综合因缺失结果（由报告偏倚引起）造成的偏倚风险
证据可信度	22	针对每个结局，呈现证据体的可信度（置信度）评价的结果
讨论 讨论	23a	在其他证据背景下对结果进行简要解释
	23b	讨论纳入证据的任何局限性
	23c	讨论系统评价过程中的任何局限性
	23d	讨论结果对实践、政策和未来研究的影响
其他信息 注册与计划书	24a	提供注册信息，包括注册名称和注册号，或声明未注册
	24b	提供计划书获取地址，或声明未准备计划书
	24c	描述或解释对注册或计划书中所提供信息的任何修改
支持	25	描述经济或非经济支持的来源，以及资助者或赞助商在评价中的作用
利益冲突	26	声明作者的任何利益冲突
数据、代码和其他材料的可用性	27	报告以下哪些内容可公开获取及相应途径：资料提取表模板；从纳入研究中提取的资料；用于所有分析的数据、分析编码和其他材料

来源：Page M J，McKenzie J E，Bossuyt P M，et al. The PRISMA 2020 statement：an updated guideline for reporting systematic reviews. BMJ，2021，372.

七、卫生保健实践指南报告规范—— RIGHT

2017 年，卫生实践指南报告标准（reporting items for practice guidelines in healthcare，RIGHT）工作组正式发表适用于指导临床实践指南、公共卫生指南和卫生政策指南的 RIGHT 报告清单，旨在促进指南的报告质量。RIGHT 清单包括 22 个基本条目，涉及基本信息（条目 1~4）、背景（条目 5~9）、证据（条目 10~12）、推荐意见（条目 13~15）、评审和质量保证（条目 16~17）、资助与利益冲突

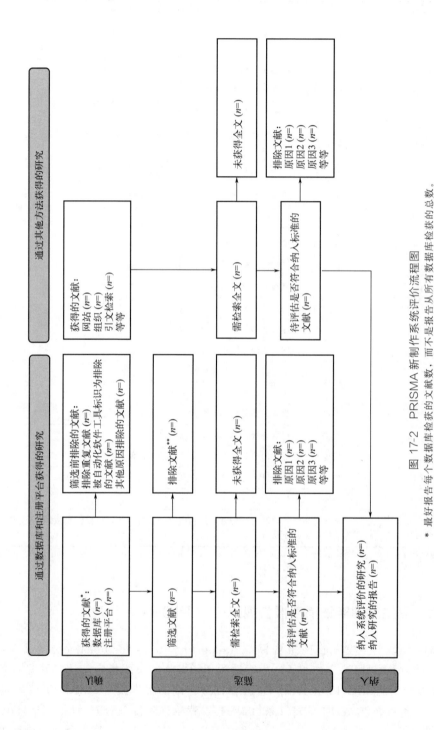

图 17-2 PRISMA 新制作系统评价流程图

* 最好报告每个数据库检索的文献数，而不是报告从所有数据库检索的总数。
** 如果使用了自动化软件工具，指出人工排除的文献数量和软件工具排除的文献数量。

来源：Page MJ, McKenzie JE, Bossuyt PM, Boutron I, Hoffmann TC, Mulrow CD, et al. The PRISMA 2020 statement: an updated guideline for reporting systematic reviews. BMJ 2021; 372: n71. doi: 10. 1136/bmj. n71.

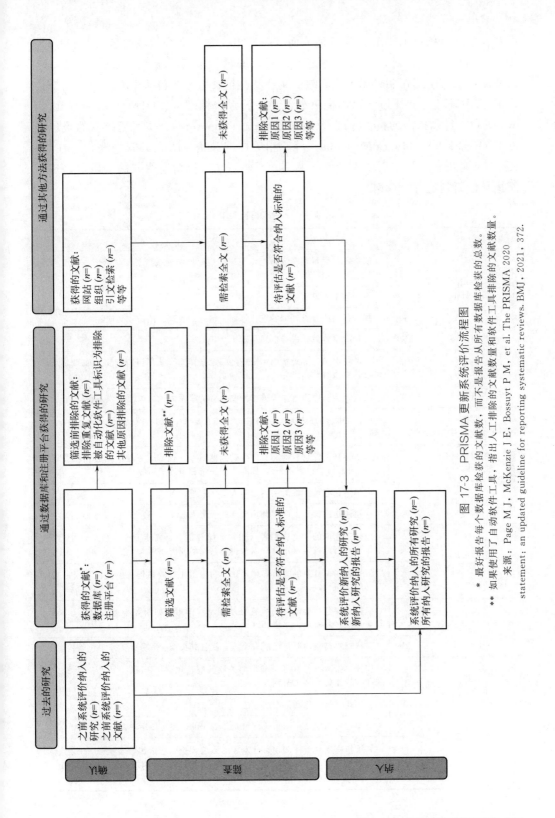

图 17-3　PRISMA 更新系统评价流程图

* 最好报告每个数据库检索获得的文献数，而不是报告从所有数据库检索获得的文献的总数。

** 如果使用了自动化软件工具，指出人工排除的文献数量和软件工具排除的文献数量。

来源：Page M J，McKenzie J E，Bossuyt P M，et al. The PRISMA 2020
statement：an updated guideline for reporting systematic reviews. BMJ，2021，372.

声明及管理（条目 18～19）和其他方面（条目 20～22）七个领域信息（表 17-13）。RIGHT 目标使用人群包括指南制定者、期刊编辑和指南实施者。为扩展 RIGHT 的使用，工作组正在制订 RIGHT 的子文件及其扩展版本，包括指南计划书的报告标准（RIGHT for Proposal），指南利益冲突的报告标准（RIGHT for conflicts of interest），针刺指南的报告标准（RIGHT for acupuncture）、中医药指南的报告标准（RIGHT for Chinese Medicine）等。相关标准和信息可在其官网获得。注意，RIGHT 是报告工具，而非质量评价工具，不能用来评价指南的方法学质量，也不能指导如何制定整个指南。

表 17-13　RIGHT 清单

领域/主题	编号	条目
基本信息 标题/副标题	1a	能够通过题目判断为指南，即题目中应该明确报告类似"指南"或"推荐意见"的术语
	1b	报告指南的发表年份
	1c	报告指南的分类，即筛查、诊断、治疗、管理、预防或其他等
执行总结	2	对指南推荐意见进行汇总呈现
术语和缩略语	3	为避免混淆，应对指南中出现的新术语或重要术语进行定义；如果涉及缩略语，应该将其列出并给出对应的全称
通讯作者	4	确定至少一位通讯作者或指南制订者的联系方式，以便于联系和反馈
背景 简要描述指南卫生问题	5	应描述问题的基本流行病学，比如患病率、发病率、病死率和疾病负担（包括经济负担）
指南的总目标 和具体目的	6	应描述指南的总目标和具体要达到的目的，比如改善健康结局和相关指标（疾病的患病率和病死率），提高生活质量和节约费用等
目标人群	7a	应描述指南拟实施的主要目标人群
	7b	应描述指南拟实施时需特别考虑的亚组人群
指南的使用者 和应用环境	8a	应描述指南的主要使用者（如初级保健供者、临床专家、公共卫生专家、卫生管理者或政策制定者）以及指南其他潜在的使用人员
	8b	应描述指南针对的具体环境，比如初级卫生保健机构、中低收入国家或住院部门（机构）
指南制订小组	9a	应描述参与指南制订的所有贡献者及其作用（如指导小组、指南专家组、外审人员、系统评价小组和方法学家）
	9b	应描述参与指南制订的所有个人，报告其头衔、职务、工作单位等信息
证据 卫生保健问题	10a	应描述指南推荐意见所基于的关键问题，建议以 PICO（人群、干预、对照和结局指标）格式呈现
	10b	应描述结局遴选和分类的方法
系统评价	11a	应描述该指南基于的系统评价是新制作的，还是使用现有已发表的
	11b	如果指南制订者使用现有已发表的系统评价，应给出参考文献并描述是如何检索和评价的（提供检索策略、筛选标准以及对系统评价的偏倚风险评估），同时报告是否对其进行了更新

领域/主题	编号	条目
评价证据质量	12	应描述对证据质量评价和分级的方法
推荐意见 推荐意见	13a	应提供清晰、准确且可实施的推荐意见
	13b	如果证据显示在重要的亚组人群中，某些影响推荐意见的因素存在重大差异，应单独提供针对这些人群的推荐意见
	13c	应描述推荐意见的强度以及支持该推荐的证据质量
形成推荐意见的原理和解释说明	14a	应描述在形成推荐意见时，是否考虑了目标人群的偏好和价值观。如果考虑，应描述确定和收集这些偏好和价值观的方法；如果未考虑，应给出原因
	14b	应描述在形成推荐意见时，是否考虑了成本和资源利用。如果考虑，应描述具体的方法（如成本效果分析）并总结结果；如果未考虑，给出原因
	14c	应描述在形成推荐意见时，是否考虑了公平性、可行性和可接受性等其他因素
从证据到推荐	15	应描述指南制订工作组的决策过程和方法，特别是形成推荐意见的方法（例如，如何确定和达成共识，是否进行投票等）
评审和质量保证 外部评审	16	应描述指南制订后是否对其进行独立评审，如是，应描述具体的评审过程以及对评审意见的考虑和处理过程
质量保证	17	应描述指南是否经过了质量控制程序，如是，则描述其过程
资助与利益 冲突声明及管理		
资金来源以及作用	18a	应描述指南制订各个阶段的资金资源情况
	18b	应描述资助者在指南制订不同阶段中的作用，以及在推荐意见的传播和实施过程中的作用
利益冲突的 声明和管理	19a	应描述指南制订相关的利益冲突的类型（如经济利益冲突和非经济利益冲突）
	19b	应描述对利益冲突的评价和管理方法以及指南使用者如何获取这些声明
其他方面 可及性	20	应描述在哪里可获取到指南、相应附件及其他相关文件
对未来研究的建议	21	应描述当前实践与研究证据之间的差异，和（或）提供对未来研究的建议
指南的局限性	22	应描述指南制订过程中的所有局限性（比如制订小组不是多学科团队，或未考虑患者的价值观和偏好）及其对推荐意见有效性可能产生的影响

报告规范的制定和推广可促进医学研究报告质量的提高，但还需加强对研究者、使用者、编辑的培训与学习，提升他们对报告质量的认识和报告规范的正确使用。报告规范在使用中不断完善和更新，新的报告规范方法更严谨、证据更充分、操作性更强，但报告规范的作用不应被无限夸大，对报告规范的使用也不应教条。

（刘珊珊　陈忠兰）

思 考 题

1.临床试验注册和报告规范对生产高质量研究证据的意义有哪些？
2.其他研究类型的报告规范还有哪些？

参 考 文 献

[1] 李幼平.实用循证医学.北京：人民卫生出版社，2018.

[2] 李幼平.循证医学.4 版.北京：高等教育出版社，2020.

[3] 胡雁，郝玉芳.循证护理学.2 版.北京：人民卫生出版社，2018.

[4] 李幼平.循证医学.北京：人民卫生出版社，2014.

[5] 孙鑫，杨克虎.循证医学.2 版.北京：人民卫生出版社，2021.

[6] 唐金陵.循证医学基础.北京：北京大学医学出版社，2011.

[7] 黄海溶.循证医学临床实践教材.北京：科学出版社.2019.

[8] 田金徽，陈杰峰.诊断试验系统评价：Meta 分析指导手册.中国医药科技出版社，2015.

[9] 赵秋利.护理测评工具的开发与应用.北京：人民卫生出版社，2014.

[10] 李幼平，杨克虎.诊断医学.北京：人民卫生出版社，2014.

[11] 陈洁.卫生技术评估.北京：人民卫生出版社，2013.

[12] 杨克虎.系统评价指导手册.北京：人民卫生出版社，2010.

[13] Sackett D L，Haynes R B，Tugwell P. Clinical epidemiology：a basic science for clinical medicine. Little，Brown and company，1991.

[14] Alba D，Gordon G，Donna C. Evidence-Based Nursing：A Guide to Clinical Practice. London：Mosby，2004.

[15] Gordon G，Drummond R，Maureen O M，et al. Users' Guides to the Medical Literature：A Manual for evidence-based clinical practice. 3rd edition. New York：McGraw Hill，2015.

[16] Jordan Z，Lockwood C，Munn Z，et al. Redeveloping the JBI Model of Evidence Based Healthcare. International Journal of Evidence-Based Healthcare. 2018，Publish Ahead of Print.

[17] 张俊华，孙鑫，杜亮，等."新时代循证医学发展"天津宣言.中国循证医学杂志，2018，18(10)：1017.

[18] 杨智荣，孙凤，詹思延.偏倚风险评估系列：（一）概述.中华流行病学杂志，2017，38(7)：983-987.

[19] Sterne J A C，Savović J，Page M J，et al. RoB 2：a revised tool for assessing risk of bias in randomised trials. BMJ，2019，366：l4898.

[20] Sterne J A C，Hernán M A，Reeves B C，et al. ROBINS-I：a tool for assessing risk of bias in non-randomized studies of interventions. BMJ，2016，355：i4919.

[21] Whiting P F，Rutjes A W S，Westwood M E，et al. QUADAS-2：A Revised Tool for the Quality Assessment of Diagnostic Accuracy Studies. Annals of Internal Medicine. 2011，155(8)：529-536.

[22] 黄玉香，沈建通，刘雨今.诊断准确性偏倚风险评价工具 QUADAS-C 解读.中国循证医学杂志.2022，22(9)：1108-1116.

[23] 李玉，叶志霞，刘佩玉，等.癌症患者治疗决策辅助的研究进展.中华护理杂志，2017，52(1)：28-33.

[24] 何电，郑媛，詹思延.患者决策辅助系统的发展与应用.中国循证医学杂，2015，15(12)：1484-1488.

[25] 刘洪娟，方汉萍，张海燕.患者决策参与的研究进展.护理学杂志，2013，28(03)：91-94.

[26] 郑红颖，胡嘉乐，董柏君，等.医患共享决策评估工具的研究进展.中华护理杂志，2018，53(5)：622-625.

[27] 王露，陈英，崔金锐.患者决策辅助研究进展.护理研究，2017，31(24)：2951-2955.

[28] 张鸣明，刘雪梅，何林，等.循证实践中患者的价值观及意愿初探.中国循证医学杂志，2004，4(10)：707-710.

[29] 丁媛.中国患者参与治疗决策现状及影响因素研究.中南大学，2011.

[30] Gordon Guyatt，刁骧，刘鸣，等.循证决策就是个体化的临床决策.中国循证医学杂志，2007(02)：93-98.

[31] 马丽莉，何仲.癌症患者参与治疗、护理决策的现状研究.中国实用护理杂志，2005(11)：12-14.

[32]　黄忠.患者自主与家庭决策的冲突情境及其解决策略.天津医科大学,2012.

[33]　Harrison M,Milbers K,Hudson M,et al. Do patients and health care providers have discordant preferences about which aspects of treatments matter most? Evidence from a systematic review of discrete choice experiments. BMJ open,2017,7(5):e014719.

[34]　Street R L,Elwyn G,Epstein R M. Patient preferences and healthcare outcomes:an ecological perspective. Expert Review of Pharmacoeconomics& Outcomes Research,2012,12(2):167-180.

[35]　Mühlbacher A C,Juhnke C. Patient preferences versus physicians' judgement:does it make a difference in healthcare decision making?. Applied health economics and health policy,2013,11(3):163-180.

[36]　Montgomery A A,Fahey T. How do patients' treatment preferences compare with those of clinicians?. BMJ Quality & Safety,2001,10(suppl 1):i39-i43.

[37]　Fallah A. Moving beyond evidence-based medicine:incorporating patient values and preferences. Epilepsy & Behavior,2015,53:209-210.

[38]　Barnato A E. Challenges in understanding and respecting patients' preferences. Health Affairs,2017,36(7):1252-1257.

[39]　Henderson A,Shum D,Chien W T. The development of picture cards and their use in ascertaining characteristics of Chinese surgical patients' decision-making preferences. Health Expectations,2006,9(1):13-24.

[40]　Sainio C,Lauri S. Cancer patients' decision-making regarding treatment and nursing care. Journal of advanced nursing,2003,41(3):250-260.

[41]　Mühlbacher A C,Juhnke C. Patient preferences versus physicians' judgement:does it make a difference in healthcare decision making?. Applied health economics and health policy,2013,11(3):163-180.

[42]　Stacey D,Légaré F,Lewis K,et al. Decision aids for people facing health treatment or screening decisions. Cochrane database of systematic reviews,2017(4).

[43]　Mulley A G,Trimble C,Elwyn G. Stop the silent misdiagnosis:patients' preferences matter BMJ,2012,345:e6572.

[44]　Jaul E,Menczel J. A Comparative,Descriptive Study of Systemic Factors and Survival in Elderly Patients With Sacral Pressure Ulcers. Ostomy wound management,2015,61(3):20-26.

[45]　EPUAP/NPUAP/PPPIA. Prevention and Treatment of Pressure Ulcers:Clinical Practice Guideline. National Pressure Ulcer Advisory Panel,Washington DC. 2014.

[46]　姚秀英,徐栩,陈霞,等.汉化版 Cubbin & Jackson 量表与 Braden 量表在 ICU 压疮风险评估中的应用比较.护理学杂志,2017,32(6):44-46.

[47]　Holger J Schunemann,Andrew D Oxman,Jan Brozek,et al.诊断性试验和策略的证据质量和推荐强度的分级.中国循证医学杂志,2009,9(5):503-508.

[48]　王云云,黄笛,曹英娟,等.诊断试验类证据在临床护理实践指南中的应用.护士进修杂志,2019,34(03):198-202,206.

[49]　Shea B J,Reeves B C,Wells G,et al. AMSTAR 2:a critical appraisal tool for systematic reviews that include randomised or nonrandomized studies of healthcare interventions,or both. BMJ,2017,358:j4008.

[50]　National Pressure Ulcer Advisory Panel,European Pressure Ulcer Advisory Panel and Pan Pacific Pressure Injury Alliance. Prevention and Treatment of Pressure Ulcers:Clinical Practice Guideline. Perth:Cambridge Media,2014:22-30.

[51]　李飞,邓波,朱世群,等.压疮危险人群翻身间隔时间最佳证据总结.护理学报,2018,25(11):21-25.

[52] 尹敏，李小麟.一例预防压力性溃疡最佳翻身策略的循证实践.中国循证医学杂志，2013，13（6）：773-776.

[53] 李飞，严莲，宋梅璇，等.气垫床翻身间隔时间对 ICU 压疮高危患者影响的 Meta 分析.护理学杂志，2018，33（2）：95-98.

[54] Stansby G，Avital L，Jones K，et al. Prevention and Management of Pressure Ulcers in Primary and Secondary Care：Summary of NICE Guidance. BMJ，2014，348：g2592.

[55] Gould L，Stuntz M，Giovannelli M，et al. Wound Healing Society 2015 Update on Guidelines for Pressure Ulcers. Wound Repair Regen，2016，24（1）：145-162.

[56] Gillespie B M，Chaboyer W P，Mcinnes E，et al. Repositioning for Pressure Ulcer Prevention in Adults. Cochrane Database Syst Rev，2014，4（4）：CD009958.

[57] 张玉红，蒋琪霞，郭艳侠，等.使用减压床垫的压疮危险者翻身频次的 meta 分析.中华护理杂志，2015，50（9）：1029-1036.

[58] Davidoff F，Haynes B，Sackett D，et al. Evidence based medicine. Bmj British Medical Journal，1995，310（6987）：1085-1086.

[59] Hayes S C，Steele M L，Spence R R，et al. Exercise following breast cancer：exploratory survival analyses of two randomized controlled trials. Breast Cancer Res Treat，2018，167（2）：505-514.

[60] Hayes S，Rye S，Battistutta D，et al. Design and implementation of the Exercise for Health trial—A pragmatic exercise intervention for women with breast cancer. Contemporary Clinical Trials，2011，32（4）：580-585.

[61] Eakin E G，Lawler S P，Winkler E A H，et al. A Randomized Trial of a Telephone-Delivered Exercise Intervention for Non-urban Dwelling Women Newly Diagnosed with Breast Cancer：Exercise for Health. Annals of Behavioral Medicine，2012，43（2）：229-238.

[62] Cochrane handbook for systematic reviews of interventions. Chichester，England：Wiley-Blackwell，2008.

[63] 张宏伟.定性研究的基本属性和常用研究方法.中国中西医结合杂志，2008（02）：167-169.

[64] 孙皓，时景璞.循证医学中 PICO 模型的扩展及其在定性研究中的应用.中国循证医学杂志，2014，5：505-508.

[65] 赵坤，郭君钰，杨光，等.Campbell 图书馆简介.中国循证医学杂志，2015（01）：120-124.

[66] 黄崇斐，拜争刚，吴淑婷，等.定性系统评价的撰写方法介绍.中国循证医学杂志，2015，15（9）：1106-1111.

[67] 钟珍梅，刘少堃，赵舒煊，等.提高定性研究合成报告透明度（ENTREQ）的指南解读.循证医学，2015，15（5）：309-313.

[68] 拜争刚，刘少堃，黄崇斐，等.定性系统评价证据分级工具——CERQual 简介.中国循证医学杂志，2015，15（12）：1465-1470.

[69] 李佩玲，常健博，许影，等.如何撰写 Campbell 系统评价.中国循证医学杂志，2015，15（5）：617-620.

[70] Bohren M A，Hunter E C，Munthe-Kaas H M，et al. Facilitators and barriers to facility-based delivery in low-and middle-income countries：a qualitative evidence synthesis. Reproductive Health，2014，11（1）：71.

[71] Bohren M A，Vogel J P，Hunter E C，et al. The Mistreatment of Women duraing Childbirth in Health Facilities Globally：A Mixed-Methods Systematic Review. PLoS Med，2015，12（6）：e1001847.

[72] 贾莉英.卫生政策系统综述方法研制与实例研究.山东大学，2009.

[73] 袁蓓蓓，孟庆跃，贾莉英.系统综述在卫生政策分析中的应用.中国卫生政策研究，2011，4（8）：11-15.

[74] World Health Organization. WHO Recommendations：Optimizing Health Worker Roles to Improve Access to Key Maternal and Newborn Health Interventions Through Task Shifting. Geneva：World Health Organization，

2012.

[75] Noyes J, Booth A, Cargo M, et al. Cochrane Qualitative and Implementation Methods Group Guidance Series-paper 1: Introduction. Journal of Clinical Epidemiology, 2017, 97: S0895435617313537.

[76] Pollock M, Fernandes R M, Becker LA, et al. Chapter V: Overviews of Reviews. In: Higgins JPT, Thomas J, Chandler J, et al. Cochrane Handbook for Systematic Reviews of Interventions version 6.0 (updated March 2020). Cochrane, 2020. Available from www. training. cochrane. org/handbook.

[77] Aromataris E, Munn Z (Editors). JBI Manual for Evidence Synthesis. JBI, 2020. Available from https://synthesismanual. jbi. global.

[78] Dawid P, Sunya-Lee A, Tim M, et al. Systematic review finds overlapping reviews were not mentioned in every other overview. Journal of Clinical Epidemiology. 2014, 67(4): 368-375.

[79] Konstantinos I B, Aris L, Apostolos T, et al. Preferred reporting items for overviews of systematic reviews including harms checklist: a pilot tool to be used for balanced reporting of benefits and harms. Journal of Clinical Epidemiology. 2018, 93: 9-24.

[80] Olivia R, Ilkka K, Georgios M, et al. Risk factors for endometrial cancer: An umbrella review of the literature. Int J Cancer. 2019, 145(7): 1719-1730.

[81] Santos J F, Duarte C, Marques A, et al. Effectiveness of non-pharmacological and non-surgical interventions for rheumatoid arthritis: an umbrella review. JBI Database System Rev Implement Rep 2019; 17(7): 1494-1531.

[82] 喻佳洁, 李琰, 陈雯雯, 等. 循证医学的产生与发展: 社会需求、学科发展和人文反思共同推动. 中国循证医学杂志, 2019, 19(01): 108-113.

[83] 欧盟 AdHopHTA 项目组. 医院卫生技术: 评估手册与工具包. 何江江, 王海银, 译. 上海: 上海交通大学出版社, 2017.

[84] 赵琨, 肖月, 池延花, 等. 英国 NICE 技术评估和临床指南的实施对我们的启示. 中国卫生资源, 2011, 14(3): 193-195.

[85] 杜春霖, 李晓松, 刘元元. 真实世界研究及国内文献综述. 中国卫生信息管理杂志, 2018, 15(05): 597-601.

[86] 卢静雅, 沈建通, 赵齐园, 等. 医院卫生技术评估的流程与方法新进展. 中国循证医学杂志, 2019, 19(11): 1367-1372.

[87] Hailey D. Toward transparency in health techology assessment. A checklist for HTA reports. 2003. Int J Technol Assess Health Care. 2003, 19: 1-7.

[88] International Network of Agencies for Health Techology Assessment. Health Technology Assessment Handbook 2007 http://www. inahta. org/Publications/Briefs-Checklist-Impact.

[89] 嵇承栋, 朱琳懿, 万悦竹, 等. 国际卫生技术评估机构协作网卫生技术评估报告清单解读. 中国循证医学杂志, 2016, 16(03): 369-372.

[90] 杨宗霞, 沈建通, 李幼平, 等. 螺旋断层放疗系统治疗肿瘤的快速卫生技术评估. 中国循证医学杂志, 2014, 14(09): 1052-1069.

[91] Adam R, Agnieszka B, Katarzyna J, et al. 12-Item Pruritus Severity Scale: development and validation of New Itch Severity Questionnaire. Biomed Res Int, 2017, 2017: 3896423.

[92] Cha E S, Kim K H, Erlen J A. Translation of scales in cross-cultural research: issues and techniques. J Adv Nurs, 2010, 58(4): 386-395.

[93] 徐琳, 徐慧文, 汪苏杭. 十二项目瘙痒量表的汉化及信效度评价. 护理学杂志, 2019(16): 26-29.

[94] Leung K, Trevena L, Waters D. Development of an appraisal tool to evaluate strength of aninstrument or outcome measure. Nurse researcher, 2012, 20(2): 13-19.

［95］ Upton D, Upton P. Development ofan evidence-based practice questionnaire fornurses. Journal of Advanced Nursing. 2006, 53(4): 454-458.

［96］ Schulz K F, Altman D G, Moher D, for the CONSORT Group. CONSORT 2010 Statement: updated guidelines for reporting parallel group randomised trials. Ann Int Med 2010, 152(11): 726-732.

［97］ Bossuyt P M, Reitsma J B, Bruns D E, et al. Stard 2015: an updated list of essential items for reporting diagnostic accuracy studies. BMJ, 2015, 351: h5527.

［98］ Fernandez E, Observational studies in Epidemiology (STROBE). Med Clin (Barc), 2005, 125 (Supl. 1): 43-48.

［99］ O'Brien B C, Harris I B, Beckman T J, et al. Standards for reporting qualitative research: a synthesis of recommendations. Acad Med. 2014, 89(9): 1245-1251.

［100］ Page M J, McKenzie J E, Bossuyt P M, et al. The PRISMA 2020 statement: an updated guideline for reporting systematic reviews. BMJ. 2021; 372: n71.